姜黄素
——功能、制备及应用研究

Curcumin

—research of function, preparation and application

JIANG HUANG SU

GONG NENG

ZHI BEI JI

YING YONG

YAN JIU

马自超 陈文田 李海霞 编 著

中国轻工业出版社

图书在版编目（CIP）数据

姜黄素：功能、制备及应用研究 / 马自超，陈文田，
李海霞编著 . — 北京：中国轻工业出版社，2020.1
ISBN 978-7-5184-2525-9

Ⅰ . ①姜… Ⅱ . ①马… ②陈…③ 李… Ⅲ . ①姜
黄 – 基本知识 Ⅳ . ①R282.71

中国版本图书馆 CIP 数据核字（2019）第 121061 号

责任编辑：钟 雨 责任终审：唐是雯 李克力 整体设计：锋尚设计
策划编辑：伊双双 责任校对：吴大鹏 责任监印：张 可

出版发行：中国轻工业出版社（北京东长安街6号，邮编：100740）

印 刷：三河市国英印务有限公司

经 销：各地新华书店

版 次：2020年1月第1版第1次印刷

开 本：720×1000 1/16 印张：18.75

字 数：350千字

书 号：ISBN 978-7-5184-2525-9 定价：68.00元

邮购电话：010-65241695

发行电话：010-85119835 传真：85113293

网 址：http://www.chlip.com.cn

Email：club@chlip.com.cn

如发现图书残缺请与我社邮购联系调换

170116K1X101ZBW

前言

姜黄自古就作为中药使用，最早收录于《唐本草》，有破血行气，通经止痛功效，常用于气滞血瘀症及风湿痹症。

姜黄的主要成分——姜黄素又作为食品添加剂中的着色剂使用，根据GB 2760—2014《食品安全国家标准　食品添加剂使用标准》规定，姜黄素可用于面包、糕点、饮料、米面制品，调味品，配制酒等食品的着色。我国《按照传统既是食品又是中药材物质目录管理办法》将姜黄列为既是食材也是中药材，并列入可作为保健食品的名单。历史经验表明，食用姜黄有良好的安全性和一定的药效作用。

近代随着科学技术的发展，姜黄素的生产方法和应用技术的研究受到青睐，研究表明，姜黄素具有丰富的生理活性和多种疗效作用，特别是1985年首次发现姜黄素具有抗癌作用，姜黄素作为抗癌药物的研究引起学术界广泛关注，发表论文5000余篇。但需要郑重说明的是姜黄素用作保健品，国外已有销售产品，但在国内医院和药店并无产品销售，特别是姜黄素在医药中的应用还只是处于研究阶段，而且大多是体外试验，还没有运用于大规模临床随机试验中，所以姜黄素还未受各国批准为临床使用新药，切不可擅自乱用，以防造成不良后果。

本书系统、全面地介绍了姜黄素的功能、制备方法及在食品、饲料、日化及医药中应用的研究。本书除了有一般性叙述，还收录许多原始试验方法和试验数据，以便使读者有正确的判断。

本书可作为高等院校食品、化工、中医、医药相关专业教学参考书，也可供有关企业、科研单位技术人员、管理人员参考，还可作为大众读者关注身体健康，食疗养生，选用保健食品的参考资料。

　　本书由南京林业大学化学工程学院马自超，珠海雅富兴原食品有限公司陈文田、李海霞共同编写。编者具有多年姜黄素生产及其在食品中应用的丰富经验，并参阅了大量国内外医学研究论文和报告。由于数量较多，不能一一列举，在此对这些论文的作者深表感谢。由于编者水平有限，书中难免存在错误和不妥之处，敬请批评指正。

编者
2019.3

目录

第一章

姜黄

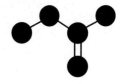

第一节 姜黄概述及使用历史

一、概述

姜黄素原料来源于姜黄属植物。姜黄属（*Curcuma L.*）植物属于被子植物门（*Angiospermae*）、单子叶植物纲（*Monocotyledoneae*）、姜亚纲（*Zingiberide*）、芭蕉目（*Scitamineae*）、姜科（*Zingiberaceae*）中的姜黄属。全世界约70种，主要分布于亚洲的热带和亚热带地区，如印度、马来群岛、琉球群岛、泰国、缅甸、中国等。其中印度约有姜黄属植物50余种，为姜黄属植物种类最丰富的地区，其姜黄产量占世界总量的90%，是世界姜黄的主要产地和出口国。

据初步统计，我国姜黄属包含各种变种在内约有20个分类群，其中已被确定分类学关系，已有形态描述，确定名称的共有12种。例如，姜黄（*Curcuma longa L.*）、温郁金（温莪术）（*Curcuma wenyujin Y.*）、广西莪术（*Curcuma Kwang siensis S.*）、篷莪术（*Curcuma Phaeocaulis valeton*）、川郁金（*Curcuma Sichuanensic C.*）、川黄姜（*Curcuma Chuanhuang jiang Z.*）等。姜黄属植物在我国东南、西南地区均有分布，主要产于台湾、云南、福建、广东、广西、四川、西藏等地。

姜黄属植物为多年生草本植物，株高1~1.5m，根茎很发达，很粗壮，末端膨大呈块根，叶片长圆形式椭圆形，叶顶端短渐尖，苞片卵形或长圆形，淡绿绿色，顶端钝，花冠淡黄色，花期8月份，如图1-1所示。

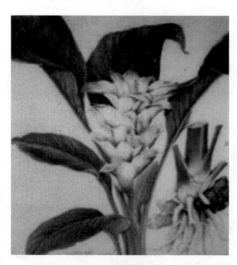

图1-1 姜黄属植物

姜黄，在茎叶枯萎时采挖其根茎，洗净，晒干，除去须根。如图1-2所示。

琉球群岛是姜黄的有名产地。这个地区的人们对姜黄的利用，特别是对姜黄在解酒、护肝方面的作用做了许多研究，开发了多种姜黄解酒护肝产品（见第三章）。琉球群岛的姜黄根据生长时间以及加工方式不同，分为以下几种：

1. 春姜黄

因春天开粉色花而得名，根茎切口淡黄色，有强烈的苦、辛味，精油含量较高，主要成分是莪术醇、姜黄烯、黄烷酮、茨烯等，而总姜黄素含量较低。

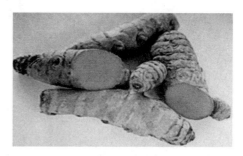

图1-2 姜黄

2. 紫姜黄

紫姜黄又称夏姜黄，由于开的花为紫红色而得此名。根茎切口是白紫色，有强烈的苦、辛辣刺激味。精油含量比秋姜黄、春姜黄都高。精油主要成分是桉叶油素、奥环醛或酮类、茨烯等。紫姜黄具有清香味，有健胃、消除疲劳、抗衰老等活性，曾配于芳香性健胃剂。基本不含姜黄素。

3. 白姜黄

叶长得比一般姜黄更漂亮，根茎外观相同，苦味大，自古以来为民间用药，有健脾功能。和紫姜黄相似，总姜黄素含量较低，精油含量较高，主要成分是酮类。

4. 秋姜黄

秋天开黄白色花，故称秋姜黄，也就是通常所指的姜黄，由于生长期日照时间长，接收紫外线多，总姜黄素含量最高可达3%~4%，根茎切片呈亮黄色，苦味较低，可作为咖喱配料之一。有护肝、保肝、抗炎、降脂、抗肿瘤等活性。

5. 发酵姜黄

使用秋姜黄为原料进行乳酸发酵，制得发酵姜黄。发酵姜黄的优点是去除姜黄原有的气味和苦味，明显改善了口感，发酵后，钙、锌元素含量提高，而且提高了肝脏对酒精的代谢能力，增强了对脂质的代谢和抗氧化性，有效降低谷氨酰转肽酶值，提高降脂能力等，在某些方面优于未发酵的姜黄。

二、使用历史

姜黄属植物在我国应用已有1000多年历史。据称大约在公元572年由波斯人通过贸易从印度带入我国，最初主要用于祭祀、染料和家禽治病，直至唐代才普遍用于中药，最早记载姜黄用于中药的是《新修本草》，简称《唐本草》；莪术，郁金始载于《药性赋》，故姜黄、莪术、郁金记载于中医古籍最早始于唐代。

唐代《新修本草》中记载，姜黄味辛、苦、大寒、无毒。主心腹结积症怜，下气破血，除风热，消痈肿，功力烈于郁金。《千金翼方》中记载姜黄味辛苦，大寒，无毒，主心腹结积症怜，下气，破血，除风热，消痈肿。功力烈。

宋代《太平圣惠方》中记载姜黄丸，姜黄3分，牡丹半两，赤芍药半两，桂心3分，芫花1分（醋拌炒干），当归半两（锉，微炒），鳖甲1两（涂醋炙令黄，去裙襕）。琥珀半两，延胡索半两，鬼箭羽半两，木香半两，石卤砂半两，凌霄花半两，京三棱3分（微炮，锉），水蛭1分（炙炒令微黄），䗪虫1分（炒令微黄，去翅足），川大黄1分（锉碎，微炒），干漆3分（捣碎，炒令烟出）。主治妇人虚冷，血气积聚，心腹烦闷，月候久不通，少思饮食，四肢羸瘦。每服7丸，食前以温酒送下。

元代《凡溪心法》中记载枳实丸，白术2两，枳实妨1两，半夏1两，神曲1两，麦芽1两，姜黄半两，陈皮半两，木香1钱半，山楂1两。上为末，荷叶蒸饭为丸，如梧桐子大。主治积聚痞块。每服100丸，食后姜汤送下。

明代《本草纲目》记载姜黄辛、苦，大寒，无毒。时珍曰："姜黄、郁金、术药三物，形状功用皆相近。但郁金入心治血，而姜黄兼入脾，兼治气。术药则入肝，兼治气中血，为不同尔"。古方五痹汤用片子姜黄，治风寒湿气手臂痛。"

清代《医宗金鉴》记载姜芩四物汤，用四物汤加姜黄，黄芩，丹皮香附，延胡。主治血涩少，其色赤者，乃热盛滞血。

姜黄属植物在东南亚有广泛的应用历史，菲律宾民间将其作为健胃药和驱虫药，印度将姜黄与石灰合用缓解关节痛，民间还有姜黄粉用于缓解皮肤病等。据悉，姜黄作药用已经得到奥地利、比利时、法国、德国、瑞士、美国、日本等国家的认证或载入药典，但大都以民间应用为主。

第二节 姜黄化学成分，结构

姜黄的化学成分包括三类，姜黄挥发油、姜黄素和其他成分。不同种姜黄属植物及同一种在不同地区生长的姜黄其化学成分都有区别，甚至在同一地区不同季节生长的姜黄其化学成分也有不同。所以不同品种、不同产地、不同时间采集的姜黄，由于化学成分的差异，其用途也不尽相同，药效也有差别。

姜黄的化学成分有几十种，从利用上可将其分为三类。

一、姜黄挥发油

一般指采用水蒸气蒸馏方法得到的成分（也有用超临界萃取方法得到），品种不同和产地不同其挥发油含量及成分有很大差异。表1-1所示为我国不同产地、不同品种姜黄的出油率。

表1-1 我国不同产地、不同姜黄原料挥发油出油率

分类	品种名称	产地	出油率/%
姜黄	姜黄 *Curcuma Longa* L.	四川双流	7.06
	姜黄 *Curcuma Longa* L.	四川遂宁	8.13
	姜黄 *Curcuma Longa* L.	四川乐山	5.23
	姜黄 *Curcuma Longa* L.	四川彭州	4.08
	姜黄 *Curcuma Longa* L.	贵州六枝	0.67
	姜黄 *Curcuma Longa* L.	贵州凯里	2.07
	姜黄 *Curcuma Longa* L.	贵州江口	2.51
黄丝郁金	黄丝郁金 *Curcuma Longa* L.	四川双流	1.92
	黄丝郁金 *Curcuma Long* L.	四川乐山	2.67
蓬莪术	蓬莪术 *Curcuma Phaeocaulis* V.	浙江温州	1.73
	蓬莪术 *Curcuma Phaeocaulis* V.	浙江永嘉	1.61
	蓬莪术 *Curcuma Phaeocaulis* V.	广西玉林	0.71
	蓬莪术 *Curcuma Phaeocaulis* V.	贵州六枝	1.27
	蓬莪术 *Curcuma Phaeocaulis* V.	广西横县	0.57
	蓬莪术 *Curcuma Phaeocaulis* V.	广西玉林	1.57
	蓬莪术 *Curcuma Phaeocaulis* V.	四川双流	2.29
	蓬莪术 *Curcuma Phaeocaulis* V.	四川遂宁	1.98
郁金	川郁金 *Curcuma Sichuanesis* C.	四川双流	0.27
	绿丝郁金 *Curcuma Phaeocaulise* V.	四川双流	1.61
	温郁金 *Curcuma Wenyujin* Y	浙江温州	0.35
	温郁金 *Curcuma Wenyujin*	云南瑞丽	0.47
莪术	温莪术 *Curcuma Wenyujin*	浙江温州	1.89
	温莪术 *Curcuma Wenyujin*	浙江瑞安	1.83
	温莪术 *Curcuma Wenyujin*	四川双流	2.94
	桂莪术 *Curcuma Wenyujin*	广西浦北	0.24
	桂莪术 *Curcuma Wenyujin*	广西玉林	0.74
	桂莪术 *Curcuma Wenyujin*	广西横县	0.80

从表1-1可以看出，不同品种、不同产地的莪术、郁金、姜黄的挥发油，出油率差别很大。同样，挥发油的化学成分也相差很大。目前从姜黄属植物挥发油经鉴定的成分有70余种。从江西姜黄原料用水蒸气蒸馏法得到的挥发油主要化学成分（含量>0.5%）及化学结构如表1-2所示。

表1-2 姜黄挥发油主要化学成分与结构（含量>0.5%）

化合物	结构式、分子式、相对分子质量		含量/%
莰烯 （camphene）		$C_{10}H_{16}$ M=136.2	1.27
β-蒎烯 （β-Pinene）		$C_{10}H_{16}$ M=136.2	0.618
柠檬烯 （limonene）		$C_{10}H_{16}$ M=136.2	11.46
β-芳樟醇 （β-linalool）		$C_{10}H_{18}O$ M=154.3	3.07
樟脑 （camphor）		$C_{10}H_{16}O$ M=152.2	6.22
异龙脑 （isobroneol）		$C_{10}H_{18}O$ M=154.2	3.06
龙脑 （broneol）		$C_{10}H_{18}O$ M=154.2	1.17
松油-4醇 （1-terpine-4-ol）		$C_{10}H_{18}O$ M=154.3	0.99
α-松油醇 （α-terpineol）		$C_{10}H_{18}O$ M=154.3	0.92

续表

化合物	结构式、分子式、相对分子质量		含量/%
β-榄香烯 （β-elemene）	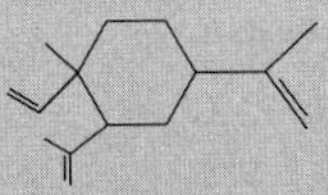	$C_{18}H_{24}$ M=204.4	1.28
美优酮 （mayurone）	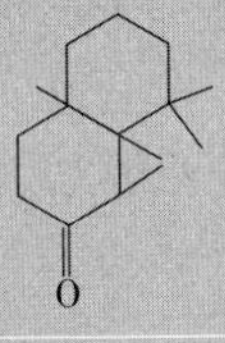	$C_{14}H_{22}O$ M=206.3	2.00
莪术酮 （curzenenone）	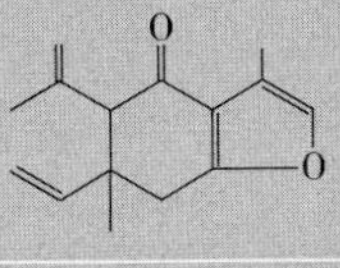	$C_{15}H_{18}O_2$ M=230.3	8.12
呋喃二烯酮 （furanodienone）	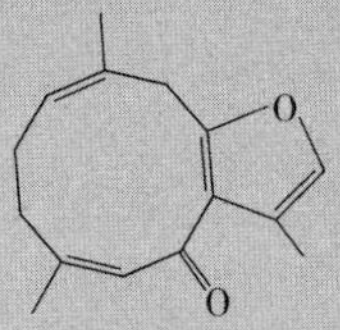	$C_{15}H_{18}O_2$ M=230.3	1.12
莪术醇 （curcumol）	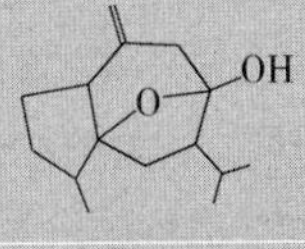	$C_{15}H_{20}O_2$ M=232.3	8.43
芳姜黄酮 （arturmerone）	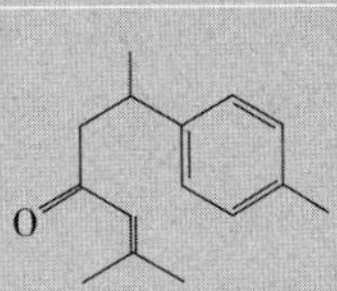	$C_{15}H_{20}O$ M=216.3	0.62
新莪术二酮 （neocurdione）	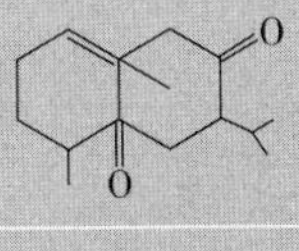	$C_{15}H_{24}O_2$ M=236.4	0.52
吉马酮 （germacrone）	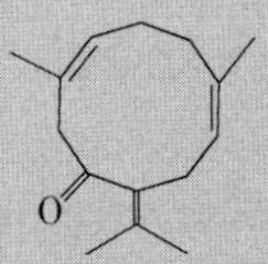	$C_{15}H_{20}O$ M=218.3	0.78
莪术二铜 （curdione）	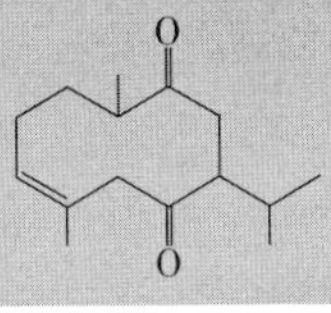	$C_{15}H_{24}O_2$ M=236.4	10.67

续表

化合物	结构式、分子式、相对分子质量		含量/%
莪术烯醇 （curcumenol）	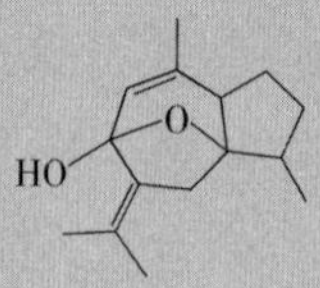	$C_{15}H_{20}O_2$ M=232.3	5.15
呋喃大牻儿酮 （furannogermenone）	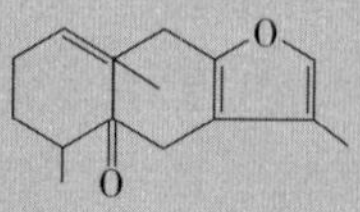	$C_{15}H_{20}O_2$ M=232.3	1.87
十六烷酸 （nexadecanoicacid）	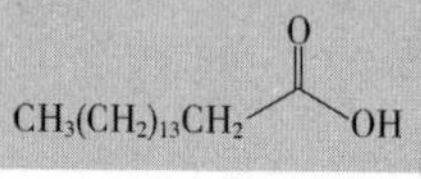 $CH_3(CH_2)_{13}CH_2$—COOH	$C_{16}H_{32}O_2$ M=256.4	0.656

除上表列出的化合物之外，在其他姜黄属植物挥发油中还鉴定出1，8-桉叶油素（1，8-cineole）$C_{10}H_{18}O$，M=154，含量9.3%；壬醇（2-nonanol）$C_9H_{20}O$，M=144，含量2.91%；莪术烯（curzerene）$C_{15}H_{20}O$，M=216，含量8.5%；吉马烯（germacrene）$C_{15}H_{24}$，M=204，含量3.7%等。以上是用水蒸气蒸馏方法提取的挥发油成分，如用超临界方法提取挥发油，其成分会有很大差别。

二、总姜黄素

主要包括姜黄素（curcumin）、脱甲氧基姜黄素（demethoxy-curcumin）及双脱甲氧基姜黄素（bisdemethoxycurcumin）。三种姜黄素的含量比例大约为Ⅰ:Ⅱ:Ⅲ=3:1:1.7。

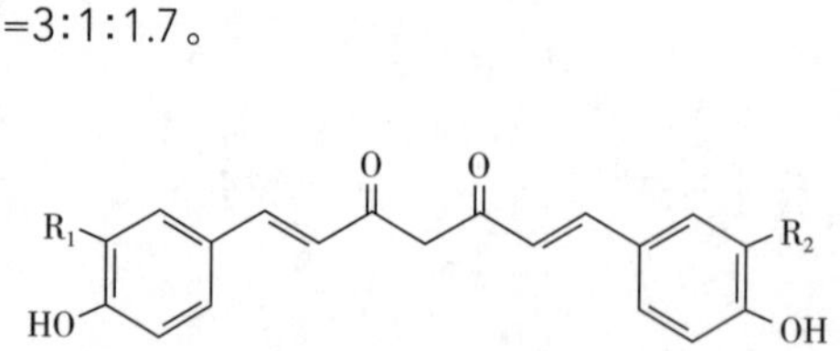

Ⅰ 姜黄素 $R_1=R_2=OCH_3$
Ⅱ 脱甲氧基姜黄素 $R_1=H,R_2=OCH_3$
Ⅲ 双脱甲氧基姜黄素 $R_1=R_2=H$

姜黄属不同种类植物总姜黄素含量相差很大，可达数十倍，同一种类的不同产地姜黄之间相差相对较小。总姜黄素含量最高的是姜黄（C.Longa）根茎，含量均在2%以上，其次为印尼莪术（C. Xanthorrhiza），川姜黄（C. Sichuanensis）和川郁金（C. Chuanyujin），其姜黄素含量为0.2%~0.5%，其余种类低于0.1%。同一种类不同部位总姜黄素含量差异很大，根茎最高在2%以上，须根为0.5%，块根为0.023%。

表1-3中所示为我国某些地区市售姜黄药材中总姜黄素的含量。

从表1-3可以看出，不同地区市售的姜黄中药材中总姜黄素含量差别很大，其中姜黄素、脱甲氧基姜黄素和双脱甲氧基姜黄素含量也不尽相同，我国以四川双流和广西桂林地区姜黄总姜黄素含量最高。

表1-3 我国部分地区姜黄中药材中姜黄含量　　　　　　　　　　　　　　　　　　　单位：%

原料来源	双脱甲氧基姜黄素	脱甲氧基姜黄素	姜黄素	总姜黄素
广东广州	0.06980	0.10820	0.34052	0.51852
安徽亳州	0.10626	0.11189	0.28309	0.50124
河北石家庄	0.15799	0.17733	0.49638	0.8317
河南南阳	0.13610	0.20603	0.49332	0.83545
湖北武汉	0.12447	0.14993	0.39476	0.66916
湖南湘潭	0.06757	0.07665	0.17210	0.31632
江西萍乡	0.31425	0.40843	1.13457	1.85725
江西樟树	0.27089	0.31003	0.71820	1.29912
湖南岳阳	0.16091	0.15151	0.33670	0.64912
山东德州	0.10867	0.12626	0.26515	0.50008
山东临沂	0.01829	0.03807	0.12810	0.18446
陕西西安	0.04188	0.04652	0.11400	0.2024
福建宁德	—	0.05	0.06	0.11
贵州贞丰	0.14	0.18	0.65	0.97
四川乐山	0.64	0.55	1.83	3.02
四川双流	1.27	1.23	3.82	6.32
广西桂林	1.74	1.38	2.96	6.08
浙江瑞安	0.50	0.46	1.52	2.48

三、其他类成分

姜黄还含有糖类物质（阿拉伯糖1.1%，果糖12%，葡萄糖28%）含豆固醇、β-谷固醇、脂肪酸、单烯酸、二烯酸等，还含有微量元素Mn、Cu、Zn、Mg、Fe等。此外还有约50%的淀粉，约5%的粗纤维等。

第三节 姜黄质量指标

一、中国药典（2015）

1. 姜黄

成分	含量	成分	含量
水分	≤16.0%	挥发油含量	≥7.0%（7.0mL/100g）
总灰分	≤7.0%	热稀乙醇浸出物	≥12.0%
酸不溶性灰分	≤1.0%	姜黄素含量	≥1.0%

2. 莪术

成分	含量	成分	含量
总灰分	≤7.0%	挥发油含量	≥1.5%（1.5mL/100g）
酸不溶性灰分	≤2.0%	热稀乙醇浸出物	≥7.0%

3. 郁金

成分	含量	成分	含量
水分	≤15.0%	总灰分	≤9.0%

二、WHO（1999）

1. 微生物指标

（1）沙门菌　阴性

（2）供煎煮用制品

需氧菌　　　　　　　　　　　$\leq 10^7$个/g

真菌　　　　　　　　　　　　$\leq 10^5$个/g

大肠杆菌　　　　　　　　　　$\leq 10^2$个/g

（3）供内服用制品

需氧菌　　　　　　　　　　　$\leq 10^5$个/g（或个/mL）

真菌　　　　　　　　　　　　$\leq 10^4$个/g（或个/mL）

肠杆菌和革兰阴性菌　　　　　$\leq 10^3$个/g（或个/mL）

大肠杆菌　　　　　　　　　　0个/g（或个/mL）

2. 理化指标

外来有机物	≤2%
水分	≤10%
总灰分	≤8.0%
酸不溶性灰分	≤1.0%
水溶性萃取物	≥9.0%
醇溶性萃取物	≥10%
农药残留（艾氏剂和狄氏剂总量）	≤0.05mg/kg
铅	≤10mg/kg
铬	≤0.3mg/kg
挥发油量	≥4.0%
姜黄素类物质	≥3.0%

第四节　中药姜黄的药理学研究

一、性味归经

性温、味辛、苦。归脾、肝经。

二、功能主治

破血行气，通经止痛。用于胸胁刺痛，闭经，癥瘕，风湿肩臂疼痛，跌扑肿痛。

三、药理作用

1. 姜黄中的姜黄素具有抗肿瘤活性

动物试验表明，姜黄素可抑制皮肤癌、胃癌、十二指肠癌、结肠癌及乳腺癌的发生，显著减少肿瘤数目，缩小瘤体，降低小鼠黑色素瘤细胞的肺转移及淋巴细胞生长。

2. 降血脂作用

姜黄的醇提取物、挥发油及姜黄素都有降血浆总胆固醇、β-脂蛋白和甘油三酯的作用。并能使主动脉中胆固醇和甘油三酯的含量降低，其中姜黄醇提取物及姜黄素的作用最强。

3. 抗凝作用

姜黄的醇提取物及姜黄素对血小板聚集功能有抑制作用，姜黄素还有增加纤溶活性的作用，是抗凝作用的有效成分。动物试验表明，姜黄的醇提取物对动物的动脉粥样硬化症有效。

4. 抗氧化作用

姜黄中的姜黄素为抗氧化有效活性成分。这是由于姜黄素具有双酮结构，能清除氧自由基。（详见第二章）

5. 对呼吸道作用

姜黄中的挥发油具有明显祛痰、止咳及预防哮喘发作的作用。

6. 抗菌作用

姜黄中的挥发油和姜黄素具有明显的抗菌作用，其中对黑曲霉的抑制作用最强。

7. 利胆、保肝作用

姜黄中的挥发油及姜黄素都有利胆作用，能增加胆汁的生成和分泌，并能促进胆囊收缩，而姜黄素的作用更强。动物试验表明，姜黄中的姜黄素在体内、体外对CCl_4造成的肝损伤具有明显的保护作用。姜黄素固体分散体对小鼠实验性肝损伤具有保护作用。

四、用法用量

煎服3～9g，外用适量。

五、用药宜忌

血虚无气滞血瘀及孕妇慎用。

六、现代应用举例

1. 姜黄治胃炎，胆道炎，腹胀闷，疼痛、呕吐、黄疸

姜黄一钱五分[①]，黄连六分，肉桂三分，延胡索一钱二分，广郁金一钱五分，绵茵陈一钱五分。水煎服（《现代实用中医》）。

2. 姜黄治产后腹痛

姜黄二分，没药一分，上为末，以水和童子尿各一盏入药煎至一盏半，分作三服，通口服，约入行五、七里，再进一服。（《普济方》姜黄散）。

3. 姜黄治心痛

姜黄（微炒）、当归（切焙）各一两，木香、乌药（微炒）各半两。上四味捣罗为散，每服二钱七，煎荼萸醋汤调下（《圣济总录》姜黄散）。

第五节　姜黄的栽培育种

姜黄的栽培育种技术关系到中药姜黄的活性成分含量及块根产量，直接影响中药姜黄药材的质量。

一、选种育种

姜黄可用种子繁殖，也可用根状茎无性繁殖，与番薯、山药一样，若用种子繁殖，苗则瘦弱，当年产量低，目前大多采用根茎无性繁殖。根茎繁殖特点是操作方便，植株生长健壮，成苗率高，收获较早，资金周转快。

---

① 1钱=3.25g，1分=0.3125g——译者注

1. 选种时间

选种应在播种前进行，姜黄虽然可以贮存，但长期贮存往往会造成种姜黄块失水，发芽力下降，甚至腐烂。种姜黄贮存期应越短越好，从11月到来年4月上半月是最适合收挖姜黄的时期，也是适宜埋姜种殖期。收挖后尽早选种，选种后，尽早埋殖，尽量缩短贮藏时间。

2. 选种

选择色泽新鲜、粗壮、生命力强、无冻害、无病害的根茎，截取离母姜较远的新生部分作种，每段4~5厘米长。因为离母姜越远，年龄越小的姜黄块发芽能力越强，姜黄素含量越低，所以在生产中要选用离母姜块远、新生出的部分作种，剩余部分留着药用或作为提取姜黄素的原料。

二、栽培

1. 温度

姜黄喜温，不耐寒。8~35℃均可生长，15~25℃生长最快。温度高，生长快，开花提早；温度低，生长慢，开花推迟。秋季霜降后，地上部茎叶枯死，地下根茎不受冻害，挖出的根茎贮存温度以2~9℃为宜，5℃最佳，温度高于9℃，根茎会萌芽，也易腐烂。

2. 日照

姜黄喜日照，若与果树间作，生长不良。若与玉米间作，虽然玉米茎秆为姜黄提供支架，可供姜黄攀缘，但也生长不良。因此选择栽培地应充分考虑光照条件。

3. 土壤

以土层深厚、排水良好、疏松肥沃的砂质土壤为佳。一般不须深耕，在种前将土地翻耙2~3次，整平作畦，施足基肥。

4. 种植

按行距33~40cm，株距25~33cm开穴，每穴放入姜种3~5个，覆盖细土2~3cm。注意防水分蒸发，防旱防冻，防土层板结，防杂草。栽后20d左右即可出苗。

5. 管理

苗高10~13cm时用稀人粪追肥一次，第2次追肥在处暑前后，第三次在白露前后，宜用饼肥及草木灰。每次追肥前，必先锄草、松土。如遇干旱时，须于早上或夜晚浇水，使苗叶生长正常。

6. 病虫防治

姜黄主要发生根腐病。发病初期侧根呈水渍状，后黑褐腐烂，并向上蔓延导致地上部分茎叶发黄，最后全株萎死。常用防治方法：①雨季注意加强田间排水，保持地下无积水。②将病株挖起烧毁，病穴撒上生石灰粉消毒。此处在幼苗期可能有地老虎、蛴螬等害虫咬食植物须根，使块根不能形成、降低产量。防治方法可用农药粉剂拌细土，撒于植株周围。

三、收获与加工

（1）收获　冬至前后茎叶逐渐枯萎，根茎已发育充实即可收获，也可以推迟到立春前收获。收获时割去地上部分，用锄深挖或犁翻出地下部分，抖去泥土，摘掉须根，将根茎运回加工。

（2）加工　收回的姜黄先放清水淘洗干净，再放入开水中潦熟，捞起略晾干水气，即可上炕烘干。如果不用开水潦熟，干燥慢，时间就拖得长，反而费工多，烘干后放在撞笼中进行摇撞，去掉粗皮，即成为外表深黄色的干姜黄。在摇撞时还可以少喷点清水在撞笼内，同时撒入少许姜黄细末，再摇撞片刻，可使姜黄外表变得金黄，色泽更鲜艳。

一般鲜姜黄7kg可加工成姜黄1kg，每亩产干姜黄约500kg。

参考文献

［1］彭文.姜黄素与肾脏疾病.上海：第二军医大学出版社，2015

［2］韩婷，宓鹤鸣.姜黄的化学成分及药理活性研究进展.解放军药学学报.2001，17（2）：95-97

［3］蒋永和，表继承，沈志滨.姜黄属植物化学成分的研究进展.亚太传统医药，2009，5（2）：124-127

［4］李锐，肖燕，和心依，等.中药姜黄化学成分，生物活性，及体内代谢研究进展.西华大学学报（自然科学版），2013，32（5）：98-104

［5］汤敏燕，王洪武，孙凌峰.中药姜黄挥发油化学成分研究.江西师范大学学报（自然科学版），2000，24（3）：274-277

［6］周欣.姜科姜黄属植物的质量评价体系及其抗肿瘤活性研究.博士学位论文，四川大学，2004.10

［7］王亨达，李清记.中医食方食品概论[M].上海：上海科学技术文献出版社，2016

［8］吴斌.姜黄油的提取，抑菌活性及姜黄色素纯化研究.硕士学位论文，中南林业科技大学，2009.6

［9］凌关庭.天然食品添加剂手册（第二版）[M].北京：化学工业出版社，2009

第二章

姜黄素及其生理活性

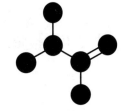

第一节 姜黄素概述

一、姜黄素的化学结构

姜黄素于1870年被分离出来，在1910年被成功合成，确定了其化学结构。

1. 化学名称

姜黄素：1，7-双（4-羟基-3-甲氧基苯基）-1，6-二烯-3，5庚二酮

脱甲氧基姜黄素：1-（4-羟基苯基）-7-（4-羟基-3-甲氧基苯基）-1，6-二烯-3，5庚二酮

双脱甲氧基姜黄素：1，7-双（4-羟基苯基）-1，6-二烯-3，5-庚二酮

2. 分子式与相对分子质量

姜黄素：$C_{21}H_{20}O_6$，相对分子质量368.39

脱甲氧基姜黄素：$C_{20}H_{18}O_5$，相对分子质量338.39

双脱甲氧基姜黄素：$C_{19}H_{16}O_4$，相对分子质量308.39

3. 结构式

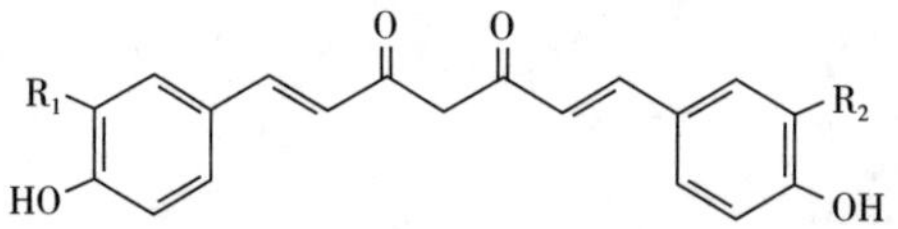

Ⅰ 姜黄素 $R_1=R_2=OCH_3$
Ⅱ 脱甲氧基姜黄素 $R_1=H,R_2=OCH_3$
Ⅲ 双脱甲氧基姜黄素 $R_1=R_2=H$

姜黄素（curcumin）、脱甲氧基姜黄素（demethoxy-curcumin）、双脱甲氧基姜黄素（bisdemethoxy-curcumin）三种成分在姜黄原料中的含量比例不是固定不变的，不同品种、产地会有很大差别但比例大约为Ⅰ：Ⅱ：Ⅲ=3:1:1.7。姜黄素的化学结构包含两个邻甲基化的酚，还有一个β-二酮功能基团，这两个单元可阻断自由基反应，姜黄素的抗氧化机制及多种生物活性都与此有关。

二、化学性质

1. 外观性状

橙黄色晶体或结晶性粉末，带有姜黄特有的气味。熔点179～182℃。

2. 溶解性

总姜黄素易溶于乙醇、丙酮、甲醇、乙酸乙酯，不溶于水。表2-1列出三种姜黄素成分在11种有机溶剂中溶解情况。

表2-1　三种姜黄素成分在11种溶剂中溶解情况

溶剂	姜黄素	脱甲氧基姜黄素	双脱甲氧基姜黄素
苯	微溶	微溶	不溶
四氢呋喃	易溶	易溶	易溶
二氯甲烷	可溶	可溶	不溶
乙酸乙酯	易溶	易溶	易溶
甲醇	易溶	易溶	易溶
无水乙醇	易溶	易溶	易溶
丙醇	易溶	易溶	可溶
氯仿	可溶	可溶	可溶
碱水（pH10）	可溶	可溶	可溶
乙醚	可溶	可溶	可溶
乙酸	可溶	可溶	可溶

3. pH的影响

总姜黄素乙醇溶液酸性时呈黄色，碱性时呈红色，而且在不同pH条件下，溶液的λ_{max}和A_{max}都有变化，如表2-2所示。列出了0.005%总姜黄素乙醇溶液在不同pH下色调及吸光度的变化。从表2-2中可以看出，pH为7.2时，色调仍是黄色，但开始产生沉淀，所以使用总姜黄素的pH小于7，一般为2~7。pH对总姜黄素乙醇溶液最大吸收波长λ_{max}无影响，但对吸光度A_{max}有影响，而且未加酸碱的原溶液A_{max}最大，加酸加碱都会降低A_{max}，加碱降低得更快。

表2-2　不同pH总姜黄素乙醇溶液色调及吸光度变化

pH	色调	最大吸收波长λ_{max}和吸光度A_{max}		A_{425nm}
		λ_{max}/nm	A_{max}	
1.4	黄色	425.0	3.530	3.530
2.3	黄色	425.0	3.690	3.690
2.8	黄色	425.0	3.790	3.790
4.5	黄色	425.0	3.850	3.850

续表

pH	色调	最大吸收波长 λ_{max} 和吸光度 A_{max}		A_{425nm}
		λ_{max}/nm	A_{max}	
5.3	黄色	425.0	3.830	3.830
6.1	黄色	425.0	3.900	3.900
7.2	黄色，有沉淀	425.0	3.620	3.620
8.5	黄色，有沉淀	425.0	3.500	3.500
9.9	红色，有沉淀	425.0	3.560	3.560
11.8	红色，有沉淀	425.0	3.070	3.070

4. 热稳定性

作者研究了0.05%总姜黄素水溶液和乙醇溶液温度从60~100℃，加热时间从10~120min，其色调、λ_{max}、A_{max}的变化结果表明：

（1）总姜黄素水溶液温度和加热时间对色调影响不大，但随温度升高，时间延长，色泽变深，在100℃下，加热时间超过70min后，溶液开始变浑浊。

（2）温度和加热时间加长，会使λ_{max}略有影响。

（3）温度和加热时间对总姜黄素水溶液的最大吸光度A_{max}影响较大，随着温度越高，加热时间越长，A_{max}值上升越高。对A_{425nm}值影响结果相似。

（4）温度和加热时间对姜黄素乙醇溶液的色调，λ_{max}、A_{max}都影响不大。由此可看出，总姜黄素在乙醇中要比在水中的稳定性要好。

5. 光稳定性

总姜黄素在光照射下不稳定，易分解。λ_{max}、A_{max}、A_{425nm}都会发生变化。据研究，0.05%总姜黄素水溶液在自然光照射下，24h后，色调仍是黄色，但λ_{max}为431.6~429.0nm，A_{max}下降到原始的83.8%，A_{425nm}下降到原始的84.8%。14d后，色调由原始的亮黄变为黄色，λ_{max}从431.6降至390.0nm，A_{max}下降到原始的67.8%，A_{425nm}下降到原始的58.8%。所以姜黄素应尽量避光储存。

6. 金属离子的影响

（1）Na^+对总姜黄素的乙醇溶液的色调、λ_{max}、A_{max}影响很小，但对总姜黄素水溶液的最大吸收波长λ_{max}有影响，略向长波方向移动，最大吸光度A_{max}和A_{425nm}都有明显降低，Na^+浓度越大，降低越多。

（2）Zn^{2+}对总姜黄素在乙醇溶液中的色调、λ_{max}、A_{max}影响很小。但对姜黄素水溶液最大吸收波长λ_{max}略有影响，对A_{max}有一定影响，使其下降，Zn^{2+}量越增加，下降越多。

（3）Cu^{2+}对姜黄素乙醇溶液最大吸收波长λ_{max}无影响，但会使A_{max}增加，并且会改变溶液色调，并产生沉淀。所以应避免接触铜器。

（4）Fe^{3+}对姜黄素乙醇溶液和水溶液影响都很大，色调变深，产生沉淀，λ_{max}和A_{max}都有变化，所以Fe^{3+}对姜黄的破坏是明显的，所以应严格避免接触铁器。

三、分析测定方法

1. 鉴别试验

（1）溶解性　不溶于水和乙醚，易溶于乙醇和冰醋酸。

（2）颜色反应　称取0.1g试样，溶于5mL氢氧化钠溶液中，此时呈玫瑰红色，滴加盐酸至酸性后，溶液变为亮黄色。另称取10mg试样，溶于5mL乙醇溶液中，颜色为纯黄色微带绿色荧光，再加少量硫酸就变为玫瑰红色。

2. 含量测定方法

（1）色价测定法　精确称取试样1g（精确至0.0002g）溶于95%乙醇溶液中并定容至100mL，然后将此溶液再稀释100倍，用分光亮度计，1cm比色皿，以95%乙醇溶液作空白，在425nm处测定试样溶液的吸光度A。

色价计算，如式（2-1）所示。

$$E_{1cm}^{1\%}425nm=\frac{A\times100}{m} \tag{2-1}$$

式中　A——试样溶液吸光度；

　　　m——试样质量，g。

（2）百分含量测定法　取约0.1g试样（精确到0.002g），置于100mL容量瓶加入95%乙醇，振荡溶解摇匀，用95%乙醇定溶混合。移取1.0mL溶液到250mL容量瓶，用95%乙醇定溶。用1cm比色皿，测定425nm下的吸光度，姜黄素含量质量分数W_1，按式（2-2）计算：

$$W_1=\frac{A\times250\times100}{m\times1607} \tag{2-2}$$

式中　A——试样吸光度；

250——试样换算系数；

100——容量换算系数；

m——试样质量，g；

1607——425nm处，姜黄素标品乙醇溶液的特定吸收系数。

3. 溶剂残留（正己烷、异丙醇和乙酸乙酯）的测定方法

使用气相色谱仪（具氢火焰离子化检测器）手动顶空方法。

（1）标准曲线绘制　取顶空瓶以微量移液器沿瓶壁注入500μL标准贮备液，迅速塞上橡胶反口塞，铝盖封口后，在80℃±2℃烘箱中，加热2h，取出冷却至室温，用100μL微量进样器按20μL、40μL，60μL、80μL和100μL取顶空气分别注入色谱仪，以其色谱峰高（峰面积）为纵轴，以对应的样品溶剂含量为横轴，制作标准曲线，或进行线性回归得到标准曲线方程。

（2）气相色谱参考条件

色谱柱：6%氰丙基/苯基和94%二甲基聚硅氧烷弹性石英毛细管柱60.0m×0.32mm（内径）×1.8μm，或相当者。柱温：40℃，保持3min，以2℃/min的速率升温至70℃，再以20℃/min的速度升温至180℃，保持4min，再以30℃/min的速率升温至280℃。汽化室温度：200℃。检测器温度：300℃。载气：氮气，纯度≥99.9%。燃气：氢气，纯度≥99.99%。载气流速：2.0mL/min。氢气流速：40mL/min。空气流速：450mL/min。尾吹气流量：20.0mL/min。进样方式：分流进样，分流比1:2。运行时间：28.17min。

（3）测定　取顶空瓶，称取2g（准确至0.0001g）样品，置于瓶底，加5mL N，N-二甲基甲酰胺，立即塞好橡胶反口塞，铝盖封口，然后在80℃±2℃烘箱内加热2h，样品瓶经加热气化后，冷却至室温，用微量进样器取100μL顶空气，进行色谱分析，由所得样品色谱峰高（峰面积），根据标准曲线上查得溶剂含量，计算出样品中各溶剂残留量。

（4）结果计算　各溶剂质量分数W_1（mg/kg），按式（2-3）计算：

$$W_1 = \frac{m_1}{m} \qquad (2-3)$$

式中　m_1——从标准曲线中得出的每种溶剂的质量，μg；

　　　m——试样的质量，g。

计算结果保留三位有效数字。在重复条件下获得的两次独立测定结果的绝对差值不得超过算术平均值的20%。

四、姜黄素成分的鉴定

1. 紫外光谱

图2-1、图2-2、图2-3分别列出姜黄素、脱甲氧基姜黄和双脱甲氧基姜黄素标准品的紫外–可见光扫描图，可依据此标准品图谱，对所做样品进行比较鉴定。

2. 红外光谱

姜黄素标准品的红外光谱图如图2-4所示。

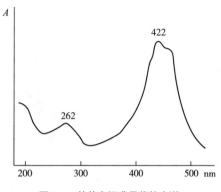

图2-1　姜黄素标准品紫外光谱

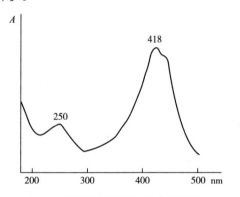

图2-2　脱甲氧基姜黄素标准品紫外光谱

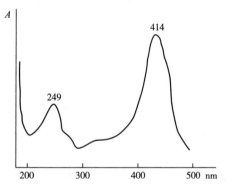

图2-3　双脱甲氧基姜黄素标准品的紫外光谱

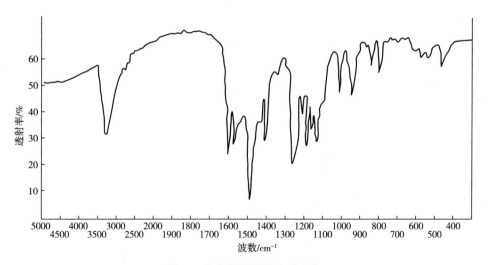

图2-4　姜黄素标准品的红外光谱

从图2-4可看出，3550~1740cm⁻¹显示酚羟基的伸缩振动，芳环C—H伸缩振动，烯烃的C—H伸缩振动。1615 cm⁻¹显示羰基C＝O及烯烃的C＝C的振动；1580cm⁻¹，1500cm⁻¹，1420cm⁻¹，显示苯环的骨架C＝C振动。2850cm⁻¹，显示甲氧基C—H伸缩振动；1270cm⁻¹，1020cm⁻¹显示芳醚C—O—C振动；1140cm⁻¹显示羰基振动；1200cm⁻¹显示酚的C—O振动，959cm⁻¹显示反式烯烃的双取代＝C—H；845cm⁻¹，800cm⁻¹芳环上的面外弯曲振动，显示1、2、4取代。

图2-5为脱甲氧基姜黄素标准品红外光谱图。据图1-7可看出，3530～1740cm⁻¹显示酚羟基，芳环＝C—H和烯烃的＝C—H；1620cm⁻¹显示羰基C＝O及烯烃的C＝C；1600cm⁻¹、1565cm⁻¹、1510cm⁻¹、1430cm⁻¹，显示碳骨架C＝C；1260cm⁻¹和1020cm⁻¹显示芳环中的C—O—C振动；1165cm⁻¹显示C—C—C；1235cm⁻¹显示酚的C—O；960cm⁻¹显示烯烃＝C—H，反式烯烃双取代；850cm⁻¹、815cm⁻¹显示芳环的面外弯曲振动，显示1、2、4取代；830cm⁻¹显示芳环的面外弯曲振动，显示对位取代。

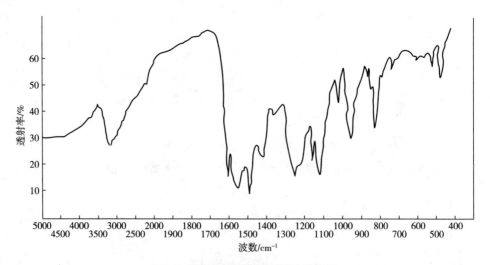

图2-5　脱甲氧基姜黄素标准品红外光谱

从图2-6可以看出3550～1740cm⁻¹酚羟OH，芳环的＝C—H，烯烃的＝C—H显示的振动；1620cm⁻¹显示C＝O，C＝C的振动；1600cm⁻¹、1560cm⁻¹、1515cm⁻¹、1440cm⁻¹显示骨架C＝C伸缩振动；1140cm⁻¹显示C—C—C羰基振动；1275cm⁻¹显示酚C—O的振动；960cm⁻¹显示烯烃＝C—H振动，显示反式烯烃双取代；820cm⁻¹显示芳环的＝C—H振动，显示对位取代。

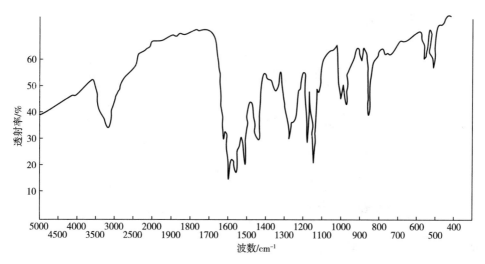

图2-6　双脱甲氧基姜黄素标准品红外光谱

3. 液相色谱

液相色谱条件，Waters高效液相色谱仪，以萘做内标，色谱柱为不锈钢柱200×4.6mm，固定相YWG—$C_{18}H_{35}$，10μm，高压匀浆冲填，流动相：四氢呋喃：冰醋酸=36：58：6，流速1mL/min，压力11MPa。分别取姜黄素、脱甲氧基姜黄素、双脱甲氧基姜黄素各10.0mg。用四氢呋喃溶解。再不同稀释倍数配成溶液。图2-7所示为姜黄素、

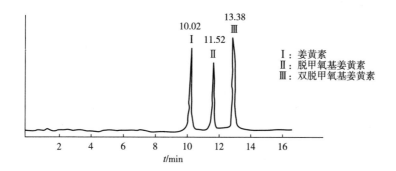

图2-7　姜黄素，脱甲氧基姜黄素，双脱甲氧基姜黄素液相色谱图

脱甲氧基姜黄素和双脱甲氧基姜黄素标准品的液相色谱图。

4. 薄层层析

采用薄层层析的方法，可在薄板上清晰的分出姜黄素的三个组分。使用的薄都是硅胶板。展开剂不同，各组分R_f值不同。图2-8和图2-9是用不同展开剂分离的姜黄素、脱

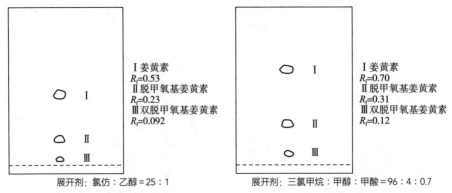

图2-8　姜黄色素薄层展开图　　　图2-9　姜黄色素薄层展开图

I 姜黄素
R_f=0.53
II 脱甲氧基姜黄素
R_f=0.23
III 双脱甲氧基姜黄素
R_f=0.092

展开剂：氯仿：乙醇 = 25∶1

I 姜黄素
R_f=0.70
II 脱甲氧基姜黄素
R_f=0.31
III 双脱甲氧基姜黄素
R_f=0.12

展开剂：三氯甲烷：甲醇：甲酸 = 96∶4∶0.7

甲氧基姜黄素和双脱甲氧基姜黄素斑点。

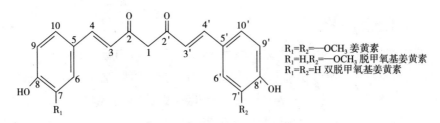

R_1=R_2=—OCH_3 姜黄素
R_1=H,R_2=—OCH_3 脱甲氧基姜黄素
R_1=R_2=H 双脱甲氧基姜黄素

图2-10　姜黄素的结构式

5. 核磁共振谱

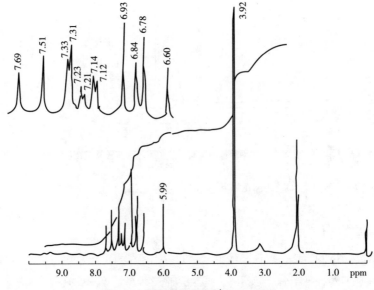

图2-11　姜黄素标准品的^{1}H NMR图谱

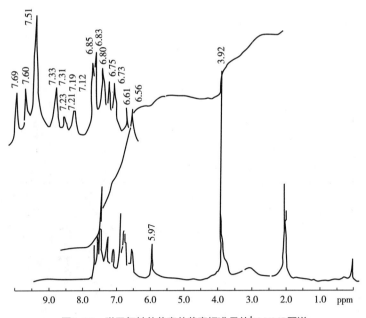

图2-12　脱甲氧基姜黄素姜黄素标准品的^{1}H NMR图谱

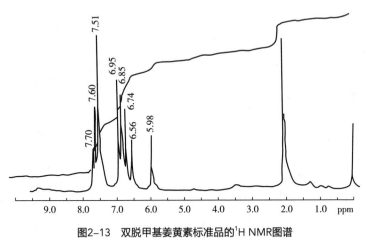

图2-13　双脱甲基姜黄素标准品的^{1}H NMR图谱

　　姜黄素中的三个主要成分的核磁共振图谱和数据已做出测定，这是鉴定纯品结构的重要依据。

　　图2-11，图2-12，图2-13，所示分别为姜黄素、脱甲氧基姜黄素和双脱甲基姜黄素标准品的^{1}H NMR图谱。

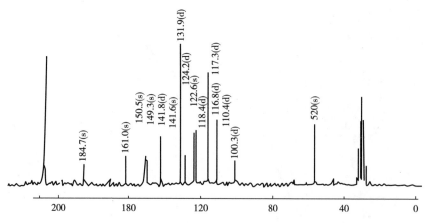

图2-14　脱甲氧基姜黄素^{13}CNMR图谱

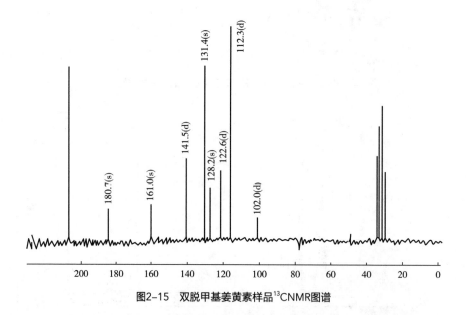

图2-15　双脱甲基姜黄素样品^{13}CNMR图谱

图2-14和图2-15分别为脱甲氧基姜黄素、双脱甲基姜黄素^{13}CNMR图谱。

为便于比较，将有关资料介绍的脱甲氧基姜黄素、双脱甲氢基姜黄素标准品的^{13}CNMR数据分别列于表2-3和表2-4。（编号见前姜黄素结构式）

表2-3　脱甲氧基姜黄素的^{13}CNMR数据

C位置	标准品/ppm	C位置	标准品/ppm
C_1	101.5（d）	C_7	150.0（s）
C_2	184.4（s）	C_8	148.8（s）

续表

C位置	标准品/ppm	C位置	标准品/ppm
C_3	130.8（d）	C_9	116.8（d）
C_4	141.2（d）	C_{10}	122.4（d）
C_5	128.2（s）	C'_2	123.7（s）
C_6	111.7（d）	C'_3	130.8（d）
C'_4	141.0（d）	C_6, C'_{10}	123.7（d）
C'_5	127.8（d）	C_7, C'_9	116.2（d）
C'_8	160.4（s）	OCH_3	56.4（q）

表2-4 双脱甲氧基姜黄素的^{13}CNMR数据

C位置	标准品/ppm	C位置	标准品/ppm
C_1	100.2（d）	C_6, C'_6	120.9（d）
C_2	183.2（s）	C_7, C'_7	115.5（d）
C_3, C'_3	120.9（d）	C_8, C'_8	159.1（s）
C_4, C'_4	139.7（d）	C_9, C'_9	115.5（d）
C_5, C'_5	129.6（s）	C_{10}, C'_{10}	122.6（d）

第二节　姜黄素的毒理学评价

姜黄素具有很好的生理活性及药效性，有广泛运用的前景，但前提是安全无毒，所以对姜黄素安全性毒理学评价是极为重要的，为此进行了许多动物试验。

一、急性毒性试验（毒性剂量测定）

测定某种试验物质对机体造成伤害的能力，毒性较高物质，较小剂量就会造成伤害，毒性较低的物质，必须用较大剂量才出现毒害。医学上规定用小鼠做试验得出致死量（LD），其中最常用的是半数致死量（LD_{50}）。根据《世界卫生组织推荐的急性毒性分级标准急性经口毒性试验》，可按LD_{50}将试验物质毒性分级，如表2-5所示。

表2-5 按LD$_{50}$物质毒性分级

毒性分级	小鼠一次口服LD$_{50}$/（mg/kg）	相当于人的可能致死量/（g/kg体重）
剧毒	<1	<0.05
高毒	1～50	0.05～0.5
中毒	51～500	0.5～5
低毒	501～5000	5～15
实际无毒	5001～	>15

按此标准规定的程序对姜黄素进行毒理学试验和评价，发表的研究报告有很多，现举例如下。

（一）哈尔滨医科大学公共卫生学院李然等的试验研究

采用最大耐受量（MTD）试验方法。将SD大鼠和昆明种小白鼠各20只，雌雄各半，体重（80～220g和18～22g），先放在实验室适应环境3d，禁食不禁水16h，按姜黄素样品人体推荐剂量的4000倍即12.0g/kg于1d内按照20mL/kg分别给大小鼠经口灌胃，观察大小鼠中毒表现及死亡时间，观察时间14d。结果，14d观察期间，两性别大、小鼠一般状态良好，未出现任何中毒症状，无动物死亡，可以认定大、小鼠经口服姜黄素最大耐受量>12.0g/kg，属实际无毒物质。

（二）浙江中医学院分子医学院沃兴德等的试验研究

实验动物20只ICR小鼠，7周龄，19.6～22.0g，雌雄各半，饲以固体饮料，自由饮水，禁食12h后（不禁水）开始给药。取1200mg总姜黄素用16mL 1%羧甲基纤维素钠水溶液配制成姜黄素混悬液，每只小鼠1次灌服0.8mL，相当于60mg总姜黄素，连续观察7d。结果，观察期间，无一动物死亡。灌胃前后体重无明显变化，小鼠每天饲料消耗量无明显变化，其他对神经系统、呼吸、心血管、胃肠、泌尿生殖系统、皮肤毛色、眼部的各种指标均属正常。结果表明姜黄素无急性毒性作用。

（三）广东省疾病预防控制中心李庆等的试验研究

采用小鼠口服，并测定三项遗传性毒性，污染物致突变性检测（Ames）实验，小鼠骨髓嗜多染红细胞（PCE）微核实验，成熟红细胞（RBC）检测结果如表2-6所示。

表2-6 姜黄素小鼠骨髓嗜多染红细胞微核实验结果

姜黄素剂量	动物数/只		PCE数/个		微核数/个		微核率/‰		PCE/RBC	
g/kg体重	雌	雄	雌	雄	雌	雄	雌	雄	雌	雄
10.0	5	5	5000	5000	9	10	1.8±0.8	2.0±1.0	0.69±0.01	0.73±0.02
5.0	5	5	5000	5000	8	10	1.6±0.5	1.4±0.5	0.71±0.03	0.70±0.02
2.5	5	5	5000	5000	8	9	1.6±0.5	1.8±0.8	0.69±0.01	0.69±0.02
0.0	5	5	5000	5000	7	7	1.4±0.5	1.4±0.5	0.72±0.01	0.72±0.03

　　从表2-6中可看出，光学显微镜下每只小鼠观察1000个嗜多染红细胞（PCE），计算含有微核的嗜多染红细胞数，计算微核率（‰），并求出嗜多染红细胞数/成熟红细胞比值（PCE/RBC），结果表明，喂食姜黄素骨髓嗜多染红细胞数的几项指标变化不大，呈阴性。

　　喂食姜黄素后小鼠精子畸形实验结果如表2-7所示。从表中可看出姜黄素不同剂量组与对照组在精子畸形类型、精子畸形总数和精子畸形率无明显差异，基本相同，结果为阴性。

表2-7 姜黄素对小鼠精子畸形影响的实验结果

姜黄素剂量/（g/kg体重）	动物数/只	精子数/条	精子畸形类型					精子畸形总数/条	精子畸形率/‰
			无钩	不定型	胖头	香蕉形	尾部畸形		
10.0	5	5000	10	38	9	6	13	76	15.2±1.6
5.0	5	5000	9	34	8	8	10	69	13.8±1.3
2.5	5	5000	7	35	9	6	13	70	14.0±1.6
0.0	5	5000	6	33	7	5	15	66	13.2±4.0

　　实验选用体重18~22g小鼠20只，雌雄各半。称取姜黄素21.5g加80mL蒸馏水，日间隔4h经口灌胃2次，每次灌胃量0.4mL/10g体重。累积剂量为21.5g/kg体重。灌胃后未见明显中毒症状，观察14d无死亡，结果表明姜黄素对小鼠急性经口毒性最大耐受量（MTD）大于21500mg/kg体重，属无毒级物质。

二、长期毒性试验

（一）浙江中医学院分子医学研究所活兴德等的小鼠试验研究

1. 实验动物

80只健康SD大鼠，雌雄各半，8周龄，雌性体重（216±10）g，雄性体重（257±18）g，动物自由饮水。

2. 实验药物

用1%羧甲基纤维素钠配制成50mg/mL总姜黄素和10mg/mL总姜黄素两种浓度液体备用。

3. 实验方法

健康大鼠分笼饲养，每笼6只，适应性饲养2周后，按性别随机分成3组。

（1）正常对照组28只　每天灌以自来水10mL/kg。

（2）姜黄素低剂量组，30只每天以100mg/kg总姜黄素灌胃。

（3）姜黄素高剂量组　30只，每天以500mg/kg总姜黄素灌胃，每天上午8：00～10：00给药。连续给药80d，处死一半大鼠，剩余动物停药后2周后处死。

4. 实验结果

（1）一般情况各剂量组在80d后和停药2周期间，外观正常，活动自如，毛泽光亮，大便成型，色泽正常，未见脓血便或腹泻。鼻、眼、口腔无异常分泌物等情况。3组动物随着时间延长，体重逐步增加，增长速度相近，实验期间无动物死亡。

（2）对血流生化指标肌酐（CREA）、尿素氮（BUN）、尿酸（URIC）的影响，结果如表2-8所示。从表2-8中可看出，雌鼠在80d给药喂养后，其血清尿酸稍有下降，其他指标变化不大。而雄鼠肌酐有所下降，尿素氮基本不变，尿酸略有提高，但均在正常范围中，说明姜黄素不会引起大鼠肾功能损害，而且低剂量给药可促进肌酐和尿素氮代谢和排泄作用，按高剂量给药，指标均在正常范围。

表2-8 姜黄素对各组动物血液CREA、BUN、URIC的影响　　　　　　　　单位：mmol/L

测定指标	雌鼠			雄鼠		
	正常组	低剂量组	高剂量组	正常组	低剂量组	高剂量组
CREA含量	62.8±7.4	53.9±6.7	64.9±7.3	59.9±10.3	64.7±7.5	57.2±7.4
BUN含量	12.0±2.4	9.9±1.2	12.1±2.0	9.52±2.56	10.5±2.5	9.4±1.1
URIC含量	155.6±31.0	148.1±22.2	141.4±38.2	131.4±57.9	159.3±29.5	166±33.4

（3）对血液生化指标丙氨酸氨基转移酶（ALT）、碱性磷酸酶（ALP）、血清总蛋白（TP）、血清白蛋白（ALB）的影响，结果如表2-9所示。

表2-9 姜黄素对各组动物血液ALT、ALP、TP和ALB的影响

测定指标	雌鼠			雄鼠		
	正常组	低剂量组	高剂量组	正常组	低剂量组	高剂量组
ALT/（IU/L）	68.1±28.1	71.0±26.5	73.5±21.8	81.4±15.4	81.9±12.1	62.7±22.2
ALP/（IU/L）	156.7±47.7	132.2±31.8	79.0±44.4	226.0±46.3	226.2±58.8	213.9±50.3
TP/（g/L）	74.4±19.8	81.6±5.5	83.8±5.1	68.9±22.9	74.0±5.4	76.8±4.7
ALB/（g/L）	41.8±3.5	48.2±4.6	42.8±2.1	34.5±5.0	47.5±1.7	40.7±6.4

从表2-9中可看出，经过80d喂药后，雌鼠和雄鼠的血清总蛋白显著升高，表明姜黄素长期使用后不但对肝脏无损害，并且有护肝作用，增加肝脏对血清蛋白的分泌。雌鼠碱性磷酸酶含量降低，是由于性别原因，但仍在合理范围中。雄鼠的ALP变化不大。其他指标变化不大，说明姜黄素对肝脏无毒副作用。

（4）对血液生化指标天门冬氨酸氨基转移酶（AST）、胆固醇（TC）、血糖（GLU）的影响，结果如表2-10所示。从表2-10中可看出，服用姜黄素后可降低天门冬氨酸氨基转移酶含量，而对胆固醇和血糖影响不大。

表2-10 姜黄素对各组动物血液AST、TC、CLU的影响

测定指标	雌鼠			雄鼠		
	正常组	低剂量组	高剂量组	正常组	低剂量组	高剂量组
AST/（U/L）	248.5±29.3	182.5±66.0	203.0±85.3	287.7±83.0	237.7±41.5	218.7±96.8
TC/（mmol/L）	1.99±0.55	1.99±0.30	2.25±0.44	1.99±0.44	1.89±0.42	1.86±0.24
GLU/（mmol/L）	2.56±0.62	3.38±0.72	2.10±1.14	1.71±0.86	3.08±1.18	1.77±0.81

（5）对血常规指标的影响。检测结果如表2-11所示。从表中可看出，除雌鼠白细胞数（WBC）略降低外，但仍在合理范围内，其他各项指标均无显著变化。

表2-11 姜黄素对各组动物血常规指标的影响

测定指标	雌鼠			雄鼠		
	正常组	低剂量组	高剂量组	正常组	低剂量组	高剂量组
白细胞数（WBC）/×10⁹/L	8.09±1.77	4.81±0.89	6.46±1.38	6.08±1.41	5.64±1.49	6.06±2.57
淋巴细胞（LYM）/%	93.81±1.17	92.01±1.59	93.71±1.44	87.50±10.92	91.46±1.60	86.66±7.20

续表

测定指标	雌鼠			雄鼠		
	正常组	低剂量组	高剂量组	正常组	低剂量组	高剂量组
单核细胞（M）/%	3.46±0.52	4.68±0.98	4.05±1.20	6.23±3.93	4.86±0.79	6.94±3.75
中性粒细胞（GRAM）/%	2.73±0.67	3.29±0.82	2.53±0.59	6.28±7.04	3.68±1.03	6.15±3.74
红细胞数（RBC）/×10¹²/L	6.81±2.66	7.13±0.30	7.12±0.49	7.59±0.65	7.37±0.51	7.13±0.69
血红蛋白（HGB）/（g/L）	146.1±9.7	141.7±3.9	145.7±4.7	142.6±15.7	140.7±9.2	146.9±6.4
血小板（PLT）/×10⁹/L	837±72.9	847.4±86.8	825.4±119.6	734.1±108.4	808.4±86.8	790.0±229.0
凝血时间/s	121.2±24.3	118.7±15.7	123.1±29.0	126.9±44.9	115.6±32.8	122.5±31.7

（6）内脏指数　将喂养姜黄素80d后，处死，解剖，按式（2-1）计算各内脏指数

$$内脏指数=内脏重量体重×100 \qquad (2-1)$$

检测结果如表2-12所示，从表中可看出，姜黄素喂养80d后，各内脏器官指数无明显变化。除称重各脏器外，还对各脏器进行切片，染色后显微镜检结果发现各脏器无明显病理变化。总结以上各项试验表明，小鼠喂养姜黄素80d后，小鼠血液各项指标正常，各器官脏器生长正常，无明显病理病变，说明姜黄素对小鼠无长期毒性。

表2-12 姜黄素对内脏指数的影响

测定指标	雌鼠			雄鼠		
	正常组	低剂量组	高剂量组	正常组	低剂量组	高剂量组
心	3.64±0.53	3.54±0.36	3.82±0.63	3.40±0.40	3.24±0.32	3.50±0.17
肺	4.25±0.49	4.39±0.38	4.33±0.21	3.66±0.26	3.61±0.39	4.02±0.74
脾	2.44±0.54	2.62±0.39	2.73±0.41	2.65±0.99	2.29±0.50	2.55±0.30
肝	30.79±3.97	30.34±2.24	32.52±2.72	34.64±1.74	29.00±2.91	31.94±2.24
肾	5.69±0.77	5.65±0.42	6.10±0.30	6.09±0.28	5.62±0.70	5.47±1.03
肾上腺	25.68±4.26	23.30±3.47	23.84±2.13	10.63±1.24	9.72±0.90	11.91±1.68
脑	6.38±0.87	6.52±0.44	6.67±0.50	4.63±0.38	4.48±0.43	5.09±0.42
甲状腺	5.05±0.27	5.03±0.32	5.07±0.34	3.79±0.23	3.85±0.39	3.89±0.16
睾丸（卵巢）	0.37±0.10	0.38±0.08	0.34±0.04	5.37±1.19	5.64±1.53	6.92±2.07
子宫（前列腺）	2.29±1.07	2.15±0.88	2.31±1.16	2.62±1.15	2.94±0.43	2.79±0.38

（二）对鱼类毒性的试验研究

广东省食品药品职业技术学校研究了姜黄素对奥尼非鱼（*Mossabica tilapia*）的毒性作用。分别进行了鱼最大耐受量和长期喂养中对鱼肝、胰脏血清指标的影响。

1. 鱼对姜黄素最大耐受量试验

（1）试验方法　取体长20cm，体重为（150±15）g同一批奥尼罗非鱼，鱼体健康，无体表负伤，作为试验对象。精确称取姜黄素30g，加入50mL蒸馏水，搅拌，得浓度为0.375g/mL姜黄素悬浮液80mL。采用医用静点胶管，一端套在注射器上，另一端插入鱼胃中，按剂量灌入鱼胃。按以下不同浓度剂量：320、960、1600、2240、3200、6400mg/kg体重进行灌胃，喂养96h，记录鱼死亡情况。

（2）试验结果　试验中，对照组和试验组均无一尾鱼中毒死亡。最大服用剂量已达6.4g/kg体重，大于5g/kg体重，药物不必准确测定其LD_{50}，毒性评级为无毒。

2. 姜黄素长期喂养中对鱼肝、胰脏血清指标的影响

（1）试验方法　设立试验组与对照组，灌胃方式与剂量同上，试验持续7d。处死，测定肝胰腺血清中的总抗氧化能力（T-AOC），过氧化物歧化酶（SOD）活性，过氧化氢酶（CAT）活性。

（2）试验结果。各项指标检测结果如表2-13所示，从表中可以看出，在96h的喂食姜黄素中，肝胰脏血清的总抗氧化能力有显著提高，SOD活性在48h以前也有相当提高，但在72h后略有降低。CAT活性的规律也是这样。说明鱼在96h一次性喂食6.4g/kg体重，姜黄素对肝、胰脏无中毒症状，其总抗氧化能力反而有所提高，SOD活性和CAT活性48h前明显提高，72h后略有下降。

表2-13　鱼在喂养姜黄素试验中肝胰脏血清指标变化　　　　　　　　　　单位：U/mg

肝胰脏血清指标	对照组	试验组（不同喂养时间）				
		12h	24h	48h	72h	96h
T-AOC	0.434	0.685	0.575	0.696	0.571	0.685
SOD活性	25.153	29.23	27.973	27.989	21.319	22.305
CAT活性	16.386	20.454	19.341	17.827	14.618	15.851

（三）姜黄素人体毒性临床试验

1. Lao C D等采用比例递增法（dose-escalation）测定姜黄素人体最大耐量

采用24位健康试验者口服姜黄素提取物粉末，剂量从500mg/次依次增加到12000mg/次，只有7人出现轻微非剂量性的轻微毒性反应，例如腹泻、头痛、皮疹或大便异常，其余正常，结果表明人体对姜黄素口服单剂量耐受性良好，可达8000mg/d。

2. Chen AL等通过临床前瞻性研究评估姜黄素安全性

采用对五种疾病的25位患者进行临床前瞻性研究，开始给药量500mg/d，未出现2级或2级以上的毒性反应，则依次增加剂量为1000、2000、4000和8000mg/d，结果发现，连续口服剂量8000mg/d姜黄素三个月，除了较轻腹泻和恶心外，机体未出现相关毒性反应。经检查发现，服用3个月后，对患者病变组织进行活检，发现病变组织得到明显改善。

3. 湖南省疾病预防控制中心胡春生等对姜黄素人体试食安全性试验

按照《保健食品检验与评价技术规范》（2003年版）。人体试食试验检验方法，对姜黄素人体试食安全性做了检测。受试者年龄45～65岁，身体健康情况良好，无明显脑、心、肝、肺、肾、血液疾病、无长期服药史，服用姜黄素胶囊，姜黄素含量43.0g/100g，0.35g/粒，2粒/次，2次/d，连续服用158d，了解受试者的精神、睡眠、饮食、大小便、血压情况，对所有受试者进行常规、血生化指标、心电图、腹部B超、胸透等检查。结果表明，各项指标均在正常范围之内，试食期间未见明显不良反应，表明姜黄素对人体具有安全性。

综上各种试验研究，结论是姜黄素是属无毒物质，对动物、人体均无毒副作用，在人体推荐服用剂量8g/d内是安全的。少数受试者会出现轻微腹泻和恶心，但并不属于毒性反应，姜黄素的安全性为其在药物和保健品中的应用提供良好应用基础。

第三节　姜黄素的生理活性

姜黄素具有广泛的生理活性，目前研究已表明姜黄素具有抗氧化、抑菌抗炎、降血脂、利胆保肝、抗肿瘤、抑制酪氨酸酶活性等生理活性，正是这些广泛的生理活性构建了姜黄素药物的药理基础。

一、抗氧化、清除自由基活性

（一）姜黄素对超氧阴离子$O_2^-\cdot$的清除作用

超氧阴离子$O_2^-\cdot$是人体内正常新陈代谢和病理条件下由氧衍生出来的第一个氧自由基，人体可继续衍生出过氧化氢（H_2O_2），羟自由基（$\cdot OH$）等，这些活性氧和自由基在人体正常情况下，其形成与消除可达成平衡，一旦由于某些原因使这种平衡丧失，就会诱发各种组织负伤。活性氧和自由基是一种因失去一个电子而形成的不对称、不稳定的原子或分子，具有很大能量，会攻击细胞组织中的脂质、蛋白质、糖类和DNA等物质，企图夺取一个电子以求得重新平衡，这就造成脂质、糖类氧化、蛋白质变性酶的失活，DNA结构的切断等种种变化，可导致细胞膜、遗传因子等的损伤，从而引发种种疾病如癌变、老化等。目前已报道的由氧自由基引起的疾病已有100余种，例如，高血压、炎症、动脉硬化、心肌梗死、癌症、白内障、糖尿病、老年痴呆症、癫痫症等。所以补充外源性抗氧化物质，可帮助消除人体内多余的活性氧和自由基，姜黄素就是一种具有抗氧化能力的外源性物质。

1. NBT（氯化硝基四氮唑兰）/PMS（吩嗪硫酸二甲酯）/NADH（还原型辅酶Ⅰ）体系产生$O_2^-\cdot$，用比色法测定姜黄素对$O_2^-\cdot$清除能力，并以SOD（超氧化物歧化酶）为比较物，测定结果如表2-14所示。从表2-14中可以看出，姜黄素具有与SOD相同的作用，可以有效清除$O_2^-\cdot$的作用，其清除$O_2^-\cdot$一半的浓度为$SC_{50}=82.8\mu mol/L$，相当于SOD $SC_{50}=10.3U$。

表2-14 姜黄素对超氧阴离子$O_2^-\cdot$的清除作用

组别	浓度	吸光度值A_{560nm}	清除率/%
对照组		0.418 ± 0.018	
超氧化物歧化酶（SOD）组/U	1	0.395 ± 0.017	5.30
	5	0.302 ± 0.019	27.62
	10	0.217 ± 0.013	48.01
	20	0.024 ± 0.002	94.26
姜黄素（Cur）组/（μmol/L）	20	0.306 ± 0.013	26.78
	40	0.293 ± 0.012	29.90
	60	0.276 ± 0.009	33.97
	80	0.238 ± 0.009	43.06
	100	0.146 ± 0.012	65.07

2. 光照姜黄素方法产生$O_2^-\cdot$，通过吸光度测定A_{560nm}测定，并以芦丁为对照，测定姜黄素对$O_2^-\cdot$清除能力。检测结果如图2-16所示，从图2-16中可以看出，姜黄素具有明显清除$O_2^-\cdot$作用，姜黄素$IC_{50}=10mg/mL$，当浓度为10mg/mL时，清除率可达62.38%，而芦丁$IC_{50}=50mg/mL$，当浓度为100mg/mL时，清除率可达76.92%。当质量浓度在0～60mg/mL范围时姜黄素对$O_2^-\cdot$的清除作用较好，优于芦丁。

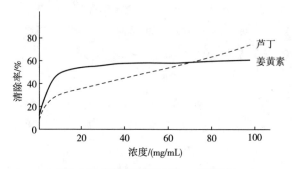

图2-16　姜黄素与芦丁对$O_2^-\cdot$清除能力

（二）姜黄素对羟自由基（·OH）的清除作用

采用亚铁离子催化过氧化氢产生羟基自由基（Fenton反应），并以芦丁为对照，检测姜黄素对羟基自由基的清除作用，结果如图2-17所示，从图2-17中可以看出，姜黄素清除·OH的$IC_{50}=0.6mg/mL$，质量浓度3mg/mL时，清除率达到97.9%。而芦丁$IC_{50}=2.5mg/mL$，当质量浓度为3mg/mL时清除率仅56.3%，这说明姜黄素对·OH清除能力明显优于芦丁。

（三）姜黄素对1，1-二苯基-2-苦基苯肼（DPPH）自由基的清除作用

通过试验的抗氧化物提供的1个电子和DPPH中自由基配对结合，使DPPH的特征紫

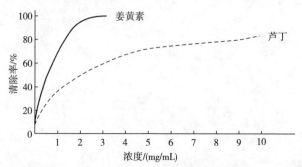

图2-17　姜黄素和芦丁对羟自由基的清除能力

色消失，评价该抗氧化物清除自由基能力，并通过测定在515nm处的吸光度，计算自由基清除率，并以IC_{50}衡量和比较各种化合物对DPPH自由基的清除能力。

（1）姜黄80%乙醇提取浓缩液（总固物含量1g/mL）对DPPH自由基清除能力IC_{50}=7.78mg/mL，姜黄水提取浓缩液（总固物含量1g/mL）对DPPH自由基清除能力IC_{50}=14.84mg/mL，维生素C对DPPH自由基清除能力IC_{50}=0.081mg/mL。测定结果表明三种化合物清除DPPH自由基能力比较，维生素C>姜黄80%乙醇提取浓缩液>姜黄水提取浓缩液。

（2）姜黄素与其他12种化合物对DPPH自由基清除能力的比较。通过测定计算姜黄素及各种化合物对DPPH自由基清除能力IC_{50}值进行比较，结果如表2-15所示。按照清除DPPH自由基能力从强至弱的排列顺序是：鞣酸苦参碱>甘草黄酮>原儿茶醛>槲皮素>维生素C>黑豆皮提取物=越桔提取物>芦丁>茶多酚提取物=异鼠李素>山奈素>姜黄素>水飞蓟素。

表2-15　**各种化合物对DPPH自由基的IC_{50}**　　　　　　　　　　　　　　　单位：mg/mL

化合物种类	半数抑制浓度IC_{50}	化合物种类	半数抑制浓度IC_{50}
姜黄素	7	黑豆皮提取物	1.8
鞣酸苦参碱	0.1	芦丁	2.0
甘草黄酮	0.5	茶多酚提取物	3.0
原儿茶醛	0.75	异鼠李素	3.0
槲皮素	0.8	山奈素	4.0
维生素C	1	水飞蓟素	25
越桔提取物	1.8		

（3）姜黄色素和其他几种天然色素DPPH法抗氧化作用比较，将姜黄素和其他几种天然色素分别配制成0.01%（体积比）的95%乙醇溶液，将BHT配制成0.01%（体积比）的25%乙醇溶液，将DPPH配制成$2×10^{-4}$mol/L的无水乙醇溶液，分别吸取各色素溶液2mL，分别与2mL DPPH溶液混合，放置30min，用分光光度计测定517nm处A值，并测出作用前A_2值，计算DPPH自由基抑制力，比较各天然色素的抗氧化能力，结果如表2-16所示。从表2-16中可以看出，在这几种天然色素中，对DPPH自由基抑制率姜黄色素最高，从高到低的排列顺序是：姜黄色素>高粱红色素（黑）>可可色素>葡萄皮色素>高粱红色素（棕）>洋葱色素>紫草色素>紫胶红色素。姜黄色素抑制率接近维生素C，优于BHT。说明姜黄素具有较强的清除DPPH自由基能力。

表2-16 姜黄素与其他天然色素对DPPH抑制率的比较 　　　　　　　　　　　　　单位：%

名称	DPPH自由基抑制率	相当于维生素C抑制率	相当于BHT抑制率
高粱红色素（黑）	87.10	88.65	104.44
高粱红色素（棕）	74.15	75.47	88.91
可可色素	84.26	85.76	101.03
洋葱色素	70.73	71.99	84.81
姜黄色素	90.23	91.84	108.18
葡萄皮色素	82.10	83.56	98.44
紫草色素	34.91	36.53	41.85
紫胶红色素	31.11	31.66	37.30
维生素C	98.25	100.0	117.80
BHT	83.40	84.98	100.0

（四）姜黄素对脂质过氧化的抗氧化能力

在超氧阴离子O_2^-·作用下，对人体各种不饱和脂肪酸进行氧化，从不饱和双键的α-亚甲基中夺取氢原子，成为脂类自由基，进一步氧化成过氧化自由基，再和未氧化的脂类形成氢过氧化和脂类自由基，如此连续反应下去，使脂类不断自由氧化，反应过程可用下面示意图表示。反应经过复杂的分裂与相互作用，最终可形成醛、酮、醇碳氢化合物，其中较典型的是分解为丙二醛（MDA）。所以常常通过测定血液中丙二醛含量来判定抗氧化剂对脂质过氧化作用的抑制能力。

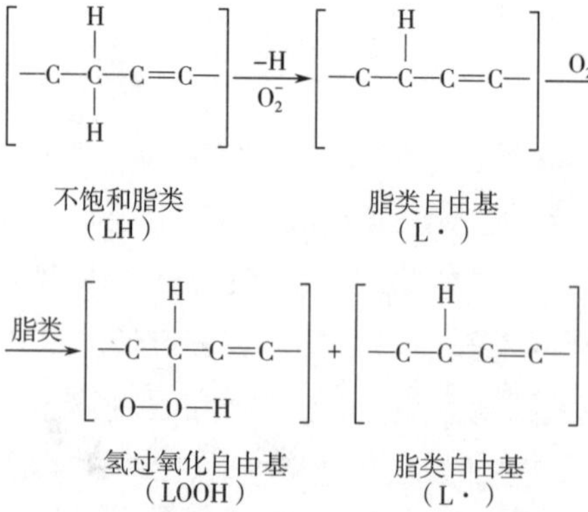

不饱和脂类（LH）　　脂类自由基（L·）　　脂类过氧化自由基（LOO·）

氢过氧化自由基（LOOH）　　脂类自由基（L·）

1. 几种类姜黄素成分对脂质过氧化抑制作用

经过测定以空白未加任何抗氧化剂的脂质过氧化率为100%，分别加入6种浓度为

100mol/L类姜黄素成分，都不同程度地抑制了脂质过氧化作用，效果如图2-18所示。从图2-18中可以看出，这几种类姜黄素成分的抗脂质过氧化能力，由弱到强的排列顺序为：双脱甲氧基姜黄素<双脱甲氧基四氢姜黄素<脱甲氧基姜黄素<姜黄素<脱甲氧基四氢姜黄素<四氢姜黄素=α–生育酚。此6种类姜黄素成分的化学结构式见图2-19。

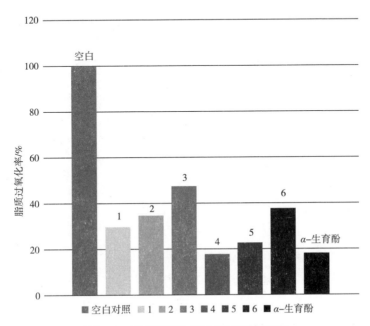

图2-18　6种类姜黄素成分对脂质过氧化效果

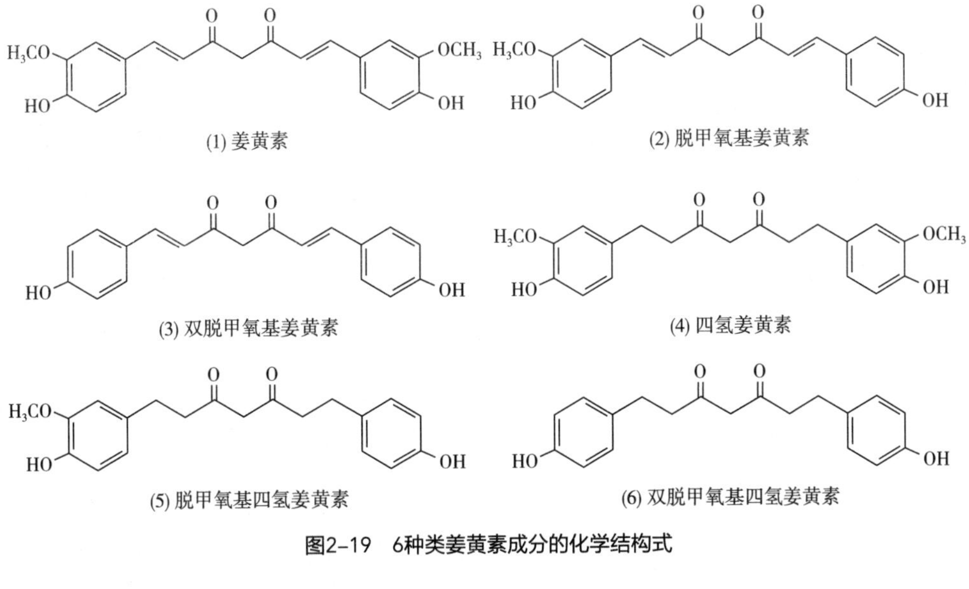

(1) 姜黄素

(2) 脱甲氧基姜黄素

(3) 双脱甲氧基姜黄素

(4) 四氢姜黄素

(5) 脱甲氧基四氢姜黄素

(6) 双脱甲氧基四氢姜黄素

图2-19　6种类姜黄素成分的化学结构式

2. 姜黄素对人血脂质过氧化物的抑制作用

　　研究曾采用姜黄素对10名脂质过氧化水平偏高患者，经服用姜黄素后，血清中脂质过氧化物含量（以丙二醛表示）均有不同程度下降，总有效率90%，结果如表2–17所示。从表2–17中可看出，除第一例病例服用姜黄素无效，血清中丙二醛含量在服用前后无变化以外，其余9例在服用姜黄素以后，都使血清中丙二醛含量有不同程度下降，下降幅度从20%～60%，这就充分说明姜黄素对人血清有明显的抗脂质过氧化作用。正是由于这一机制，姜黄素对动物和人体具有降脂功能，可降低总胆固醇、甘油三酯和低密度脂蛋白胆固醇。综上所述，姜黄素在对超氧阴离子$O_2^-\cdot$清除作用，对羟自由基·OH清除作用，对DPPH自由基清除作用和对脂质过氧化的抑制作用。已充分显示姜黄素的抗氧化作用。但评价化合物的抗氧化作用，通常采用总的抗氧化活性测定法。这些方法更能全面反应化合物抗氧化能力，优于各种单项测定法。现在常用的总的抗氧化活性测定法主要有以下几种。

（1）氧自由基吸收量（ORAC）测定法。

（2）总抗氧化活性（TAS）评价法。

（3）硫氰酸铁（FTC）测定法。

（4）抗氧化活性β–胡萝卜素–亚油酸乳化法。

（5）铁离子还原法（FRAP法）。各种方法的具体操作步骤可在有关资料查找。

表2-17 姜黄素对人血清脂质过氧化物抑制作用

病例编号	脂质过氧化水平（血清中丙二醛含量）/（mol/mL）		下降幅度/%
	服用前	服用后	
1	4.25	4.25	0
2	5.15	2.66	48.3
3	3.43	2.75	19.8
4	5.32	2.42	54.5
5	5.32	2.10	60.5
6	4.85	3.32	31.5
7	5.32	3.32	37.6
8	4.00	2.95	26.3
9	4.60	3.32	27.8
10	7.70	5.22	32.2

（五）姜黄素总抗氧化能力的研究

1. 姜黄素和BHT等化合物抗氧化能力的比较

研究使用ORAC测定法测定了姜黄素、BHT、姜黄素类化合物、葡萄糖提取物和松树皮提取物的氧自由基吸收量（ORAC），比较这几种化合物的抗氧化能力，结果如图2-20所示。从图2-20中可以看出这几种抗氧化物抗氧化能力由强到弱的顺序是：姜黄素衍生物>BHT>双脱甲氧基姜黄素>姜黄素>葡萄糖提取物=松树皮提取物。姜黄素抗氧化能力不及合成抗氧化剂BHT，但优于葡萄籽及松树皮提取物。而且适当方法将姜黄素制取姜黄素衍生物（详见第七章）可显著提高其抗氧化性能，抗氧化能力可超过合成抗氧化剂。

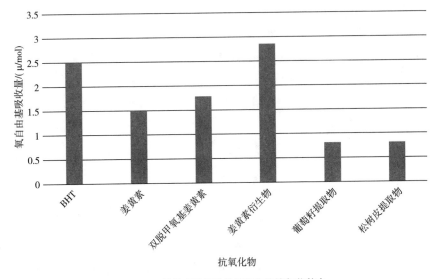

图2-20　姜黄素及几种抗氧化物的抗氧化能力

2. 姜黄素对小鼠心肌细胞的抗氧化作用

通过对培养的小鼠心肌细胞加入异丙肾上腺素（ISO）造成缺血缺氧损伤模型以及加入不同剂量姜黄素，对照正常空白组，检测各组培养液中超氧化物歧化酶（SOP）、丙二醛（MDA）和一氧化氮（NO）含量，研究姜黄素的抗氧化作用，结果如表2-18所示。从表2-18中可看出，当小鼠心肌细胞受到ISO损伤后，由于过氧化造成SOD显著下降，MDA、NO显著提高，说明受到ISO损伤细胞，脂质过氧化物大量生成，抗氧化能力大大下降。而添加姜黄素后，SOD显著提高，MDA和NO显著降低。这表明姜黄素明显具有增强细胞抗氧化作用，减轻自由基和脂质过氧化物导致的细胞受损。这一保护作用呈剂量依赖关系。

表2-18 姜黄素对小鼠心肌细胞培养液中SOD、MDA及NO的影响

级别	药物剂量	SOD含量/（kU/L）	MDA含量/（μmol/L）	NO含量/（mol/L）
空白对照组	—	98.52±11.67	5.63±1.04	89.37±9.46
ISO损伤组	100mg/L	52.21±7.64	19.68±2.11	144.73±12.51
姜黄素低剂量组	20μmol/L	57.69±8.31	17.32±1.85	145.32±11.06
姜黄素中剂量组	40μmol/L	67.34±8.96	13.25±1.54	120.42±10.97
姜黄素高剂量组	100μmol/L	82.65±9.37	8.76±1.22	91.78±9.35

3. 姜黄素与辛伐他丁降血脂及抗氧化作用比较

辛伐他丁为羟甲基戊二酰酶（HMG-COA）还原酶抑制剂，是治疗高胆固醇、高甘油三酯血症的临床常用药。自1988年在瑞典上市，使用至今。该药通过竞争性抑制HMG-COA还原酶，使内源性胆固醇合成减少，从而使血浆总胆固醇（TC）浓度，低密度脂蛋白胆固醇（LDL-C）水平，甘油三酯（TG）水平下降。同时提高高密度脂蛋白胆固醇（HDL-C）。辛伐他丁具有清除氧自由基能力，产生抗氧化作用，因此通过姜黄素和辛伐他丁用药进行比较，可对姜黄素降脂和抗氧化能力会有更加明确的认识。研究随机将试验小鼠分为5组，第一组正常对照组：以常规普通饲料喂养。第二组模型组：以高脂肪饲料喂养，建立高血脂小鼠模型。第三组：辛伐他丁组，造模同时给辛伐他丁用药0.02g/kg。第四组：姜黄素组：造模同时给姜黄素用药0.1g/kg。第五组：姜黄素固体分散剂组，按纯姜黄含量用药0.1g/kg（姜黄素固体分散体制备方法：将姜黄素与聚乙烯吡咯烷酮按1∶4比例溶于无水乙醇，再蒸去乙醇即得，粉碎后备用）。每天给药一次，灌胃。给药6周，颈动脉取血，检测各项指标，结果如表2-19所示，从表2-19中可以看出，在降低总胆固醇的作用，辛伐他丁组优于姜黄素及姜黄素固体分散剂组。在降低甘油三脂作用，姜黄素和姜黄素固体分散组优于辛伐他丁组，在提高HDL-C和降低LDL-C作用，辛伐他丁优于姜黄素和姜黄素固体分散剂组。在抗氧化作用姜黄素和姜黄素固体分散剂组优于辛伐他丁组。在所有的降脂和抗氧化作用，姜黄素固体分散剂组优于姜黄素组，这是由于姜黄素固体分散剂提高了姜黄素口服生物利用率。

表2-19 各种药物对小鼠血清各项指标影响

组别	TG	TC	HDL-C	LDL-C	MDA μmol/L	SOD U/mL
空白对照组	0.44±0.14	2.68±0.26	0.75±0.10	1.42±0.22	7.2±0.8	1054±4.5
模型组	1.11±0.06	8.65±0.22	0.42±0.07	5.68±0.24	16.4±0.8	639±7.4
辛伐他丁组	1.0±0.06	5.27±0.23	0.79±0.05	1.77±0.06	16.2±1.0	624±1.9
姜黄素组	0.84±0.05	7.51±0.13	0.65±0.12	3.71±0.14	12.2±0.7	648±4.4
姜黄素固体分散剂组	0.72±0.07	7.0±0.4	0.83±0.09	3.06±0.11	10.0±0.8	669±7.8

4.姜黄素抗氧化作用机制。姜黄素具有抗氧化作用，主要是由于结构中，两端苯环中的羟基和丙烯基连接的 β -二酮结构，它们可吸收自由基上的未配对电子而形成姜黄素自由基，以下图为示意。由于姜黄素自由基的共振稳定性，即使遇到不饱和脂肪酸也不会发生过氧化反应，起到了抗氧化作用。

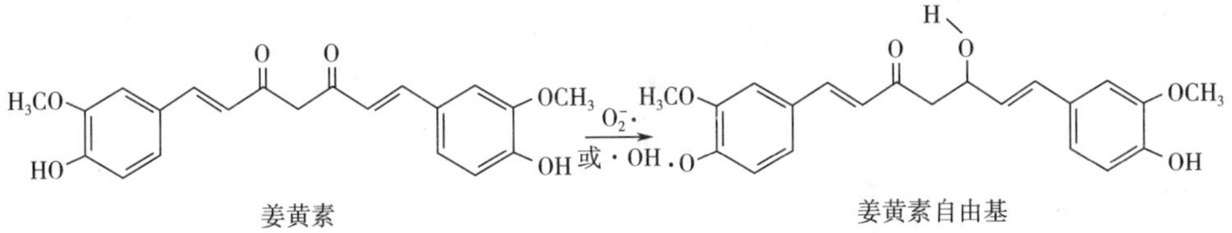

姜黄素　　　　　　　　　　　　　　　　　　　　　　　姜黄素自由基

二、抑菌、消炎活性

（一）姜黄素体外抑菌的研究

李晓鹏采用打孔法研究了姜黄素对细菌、霉菌、酵母菌的抑菌效果，并测定了其最低抑菌浓度，结果如表2-20和表2-21所示。

表2-20 姜黄素对几种细菌的抑菌作用

姜黄素浓度/（mg/mL）	孔大小/mm	抑菌圈直径/mm		
		大肠杆菌（Escherichia Coli）	枯草芽孢杆菌（Bacillus subtilis）	酵母菌（yeast）
25	6	14	12	12.5
12.5	6	14	10.5	11
6.25	6	12.5	10	11

续表

姜黄素浓度/（mg/mL）	孔大小/mm	抑菌圈直径/mm		
		大肠杆菌 （Escherichia Coli）	枯草芽孢杆菌 （Bacillus subtilis）	酵母菌（yeast）
3.13	6	11	9.5	10.5
1.56	6	10	9	—
0.78	6	10	—	—
0.39	6	—	—	—
最低抑菌浓度		0.78mg/mL	1.56mg/mL	3.13mg/mL

注：抑菌圈直径≤8mm定为无效，以"—"表示。

表2-21 姜黄素对霉菌的抑菌作用

抑菌圈直径/mm		黑曲霉 （Aspergillus niger）	白地霉 （Geotrichum Candidum）
姜黄素浓度/（mg/mL）	孔大小/mm		
100	6	15	15
50	6	13.5	12
25	6	12.5	12.5
12.5	6	12	11
6.5	6	11	10.2
3.3	6	9.5	—
1.56	6	9	—
0.78	6	—	—
最低抑菌浓度		1.56mg/mL	6.5mg/mL

注：抑菌圈直径≤8mm定为无效，以"—"表示。

从上面两表中可以看出，姜黄素对大肠杆菌，枯草芽孢杆菌、酵母菌以及黑曲霉、白地霉菌都有一定抑菌作用。其中以对大肠杆菌抑菌效果最为显著。

钟英英等也对姜黄素的抑菌作用做了研究，结果如表2-22所示，从表2-22中可以看出姜黄素对枯草杆菌、金黄色葡萄球菌、沙门氏菌均有抑菌作用。抑菌效果由强到弱排列是：枯草杆菌>金黄色葡萄球菌>沙门氏菌。

表2-22 姜黄素对细菌的抑菌作用

姜黄素浓度/（mg/mL）	抑菌圈直径/mm		
	枯草杆菌（Bacillus Subtilis）	金黄色葡萄球菌（Staphylococus aureus）	沙门氏菌（Salmonella）
200	13.0	12.0	12.0
100	12.0	12.0	10.0
阴性对照（无菌生理盐水）	7.0	7.0	7.0
阳性对照（漱口水）	6.0	6.0	6.0

注：抑菌圈直径≤8mm，无抑菌作用。

（二）姜黄素消炎的研究

姜黄素具有抑制多种炎症因子的作用，与非甾体抗炎药的疗效相近。近年来许多研究者进行了动物体用姜黄素治疗各种炎症的试验，主要有以下几种情况。

1. 对溃疡性结肠炎（UC）消炎作用

研究表明姜黄素可以通过调节细胞因子的释放，从而抑制核因子κB（NF-κB）的活化，激活过氧化物酶增殖物激活受体（PPARr）的表达及下调环氧化酶-2（COX-2）和诱导型一氧化氮合成酶（iNOS）的表达等途径发挥抗炎作用，在UC治疗中产生效果。Hanai等对89名UC患者进行了姜黄素和柳氮磺吡啶或氨基水杨酸治疗对比，治疗期6个月，结果姜黄素治疗组，6个月后患者复发率4.65%，而柳氮磺吡啶或氨基水杨酸对照组，患者复发率为20.5%，而且姜黄素组患者临床活动指数和内镜指数评分都得到改善。这表明姜黄素是缓解UC患者复发的安全、有一定疗效的药物。

2. 保护关节软骨抑制骨关节炎作用

研究表明，骨关节炎的病理和发展中，主要活性物质为NO、过氧硝酸盐、超氧化物阴离子，它们是参与和促使软骨细胞凋亡的有害物质。姜黄素的抗氧化作用可清除这些有害物质，并可通过抑制氧化作用酶、螯合金属离子，同时增加超氧化物歧化酶（SOD），过氧化氢酶等的活性以保持抗氧化活力。

在骨关节炎中，白细胞介素（1L-1β），可下调软骨细胞Ⅱ型胶原的表达，并通过基质金属蛋白酶促进软骨退变，姜黄素可通过抑制转录因子核因子κB的激活而抑制白细胞介素1L-1β，缓解软骨细胞分解，保护间充质干细胞免受促炎症因子的损害，有助于软骨再生。

Kulkarm等的许多临床试验表明，姜黄素能改善患者疼痛和关节活动度，治疗效果和采用布洛芬一样有效，但要比布洛芬对肠胃道的副作用小。

3. 抑制哮喘慢性氧道炎作用

研究表明细胞外信号调节蛋白激酶1/2（ERK1/2）是促进细胞增殖的一条重要细胞信号传导途径，ERK1/2磷酸化被激活成P-ERK1/2，它能介导多种生长因子和炎症介质参与呼吸道平滑细胞增殖，促进哮喘及呼吸道炎症的发生。研究发现姜黄素可通过抑制ERk1/2的磷酸化作用，下调P-ERK1/2的生成，起到抑制哮喘及慢性呼吸道炎作用。糖皮质激素是目前治疗哮喘最主要的药物，口腔念珠菌感染是目前慢性哮喘激素治疗中最常见的不良反应。使用姜黄素治疗哮喘不但能减轻哮喘病情，而且能抑制真菌生长，是替代激素类药物的首选药物。

4. 抑制帕金森病（PD）的炎症反应

研究发现正常情况下，脑内小胶质细胞处于静止状态，而帕金森疾病中中山胶质细胞异常激活，它除了吞噬清除变性死亡的神经元外，还分泌促炎因子，这些因子促使炎症反应发生，并损害神经元损伤的修复。研究还发现幽门螺旋杆菌感染等多种途径损害多巴胺能神经元，进而参与帕金森病神经元的变性过程。所以，炎症在PD中的作用日益被人们所认识。研究认为，姜黄可抑制炎症反应可保护黑质纹状体，避免多巴胺神经元丧失，这是姜黄素治疗帕金森病的机制之一。但这方面研究刚刚开始，研究还有很多工作可做。

综上所述，姜黄素具有显著抗菌消炎生理活性，正是基于此生理活性，形成姜黄素作为有效的新型非甾体消炎药的药理基础。

三、抗肿瘤作用

自1985年印度Kuttan等首次提出姜黄素抗肿瘤作用可能性后，大量研究表明姜黄素可以抑制多种肿瘤细胞的生长。体外实验结果显示，姜黄素对前列腺癌细胞株PC-3M、LNCap，人鼻咽癌细胞株NCE，胃腺癌细胞株SGC7901、CNE2Z-H5，人结肠癌细胞株SW480、HepG2，人肝癌细胞株BEL-7402及其他许多肿瘤细胞都有明显抑制作用。姜黄素抗肿瘤的作用表现在三个方面。

（一）诱导肿瘤细胞凋亡

姜黄素可以抑制肿瘤细胞生长，可导致肿瘤细胞变性、坏死、诱导其凋亡。姜黄素诱导肿瘤细胞凋亡的途径主要有以下几种情况。

1. 调控癌基因蛋白和凋亡调控蛋白表达

姜黄素能够上调一些抗癌基因蛋白表达而诱导肿瘤细胞凋亡。

2. 诱导细胞周期停滞

姜黄素可诱导癌细胞阻滞在G2、M细胞周期，干扰细胞周期进程，细胞不能进入下一周期进程，诱导癌细胞凋亡。

3. 调控细胞凋亡信号

细胞凋亡受到来自细胞内外诸多信号的调控，姜黄素可以下调细胞信号通路，最终减少核内转录因子的含量，诱导癌细胞凋亡。

（二）抑制肿瘤的侵袭与转移

姜黄素抑制肿瘤的侵袭和转移作用的机制如下几个作用。

1. 抑制肿瘤血管的形成

血管生成是促进肿瘤发展的重要因素，并为肿瘤细胞进入循环转移、扩散提供方便，姜黄素具有抗血管生成作用，可明显抑制内皮细胞增殖迁移，是一种特异性血管生成抑制剂。

2. 抑制金属蛋白酶

En^{2+}基质金属蛋白酶（MMP）在肿瘤侵袭和转移中发挥重要作用，姜黄素可下调基质金属蛋白酶水平和上调金属蛋白酶组织抑制剂水平，从而抑制癌细胞转移。

3. 抑制肿瘤细胞黏附和运动

姜黄素可阻止细胞对内皮细胞的黏附，表面细胞间黏附分子和血管细胞黏附分子等表达均下降，从而抑制了肿瘤细胞的侵袭。

（三）提高肿瘤细胞对化疗的敏感性和降低化疗的毒副作用

许多研究表明采用姜黄素和化疗联合使用，可提高化疗的治愈效果，降低化疗的毒副作用。例如，姜黄素和阿霉素联合使用治疗膀胱癌，姜黄素和顺铂联合使用治疗卵巢癌，姜黄素联合尼美舒利治疗胰腺癌等，这些联合使用产生治疗协同作用，提高抗癌效果。

四、降血脂作用

姜黄素有调节血脂新陈代谢的作用，研究表明，高血脂大鼠在服用姜黄素后其血脂指标总胆固醇（TC）、甘油三脂（TG）、低密度脂蛋白胆固醇（LDL-C）都会下降、高密度脂蛋白胆固醇（HDL-C）有所提高。其降脂机制可能是姜黄素可提高肝素化血浆总脂酸酶（PHTA）、脂蛋白脂酶（LPL）肝脂酶（HL）和卵磷脂胆固醇酰基转移酶（LCAT）的活性。它们活性的提高促进了脂蛋白的代谢，提高胆固醇的酯化率，胆固醇的清除效果提高。姜黄素的降血脂生理活性，得到多次研究的证实，目前姜黄素已被应用到护肝降脂的保健品中。

五、对酪氨酸酶的抑制作用

酪氨酸酶，又称儿茶酚氧化酶，属于多酚氧化酶的一种，是种含铜蛋白的氧化还原酶，广泛存在于人体、香蕉、苹果、马铃薯苯植物中。酪氨酸酶可催化酪氨酸及其他酚类化合物代谢形成黑色素，具体是催化L-酪氨酸羟基变为L-多巴胺，再形成多巴醌，多巴醌进一步反应形成二羟基吲杂醌，再聚合为黑色素，所以酪氨酸酶异常过量可导致人体黑色素过度沉积如雀斑、褐斑等，人体美白产品中酪氨酸酶抑制剂是重要成分，此外在食品上还可用作防止食品褐变的保鲜剂。化妆品中常用的酪氨酸酶抑制剂做为美白成分的有：曲酸及衍生物；维生素C、熊果苷、多酚黄酮等。近年来许多研究表明姜黄素具有很好抑制酪氨酸酶的作用，姜黄素及其衍生物是一种高效酪氨酸酶抑制剂。几种姜黄素对酪氨酸酶抑制活性如表2-23所示，以IC_{50}为指标，即抑制率为50%时的抑制剂浓度，IC_{50}值越低，抑制活性越好。从表中可以看出，姜黄素具有明显的抑制酪氨酸酶活性，是熊果苷抑制能力近10倍。这几种姜黄素成分抑制酪氨酸酶的能力由强到弱排列顺序为：姜黄素乙酸化合物>单脱甲氧基姜黄素>四氢姜黄素>双脱甲氧基姜黄素>姜黄素>熊果苷。

表2-23 几种姜黄素对酪氨酸酶的IC_{50}

化合物	$IC_{50}/$（mmol/L）
姜黄素	0.570
单脱甲氧基姜黄素	0.076
双脱甲氧基姜黄素	0.182
姜黄素乙酸化合物	0.056
四氢姜黄素	0.138
熊果苷	5.636

六、抗凝血与抗血栓作用

中药早有姜黄具有活血化瘀的记载，研究表明有抗凝血抗血栓的作用，试验以家兔血浆体外血浆复钙时间、凝血酶时间、血栓溶解率、全血凝块溶解率为指标，考察姜黄素及类化合物体外抗凝血与抗血栓的活性，试验结果如表2-24所示。从表2-24中可以看出，姜黄素、单脱甲氧基姜黄素、双脱甲氧基姜黄素3种成分都能延长家兔血浆复钙时间和凝血酶时间，且作用强度随着质量浓度增大而增强。但其中以单脱甲氧基姜黄素作用最强，而姜黄素和双脱甲氧基姜黄素虽有效果，但作用不如单脱甲氧基姜黄素。

表2-24 姜黄素类化合物对家兔血浆抗凝血试验

组别	加药量/（mg/mL）	血浆复钙时间/s	凝血酶时间/s
姜黄素组	0.208	57.7±2.3	126.6±3.6
	0.104	58.3±2.0	117.7±2.1
	0.052	53.5±1.9	112.4±2.7
单脱甲氧基姜黄素组	0.202	75.3±3.1	162.8±3.9
	0.101	62.1±2.9	146.1±3.0
	0.051	57.2±2.7	144.1±2.1
双脱甲氧基姜黄素组	0.226	60.8±2.2	124.5±2.6
	0.113	57.7±2.6	119.6±1.8
	0.057	55.5±2.4	117.2±2.4

表2-25中，列出了三种姜黄素化合物体外血栓和全血凝块溶解作用情况，表达了对家兔血抗血栓的效果。从表2-25中可以看出，三种姜黄素化合物均表现出较强溶解血凝

块作用，且随着给药时间的延长，给药浓度加大，全血凝块溶解率增加，血栓溶解率提高，其中单脱甲氧基姜黄素作用效果最好，姜黄素次之，双脱甲氧基姜黄素最后。

表2-25 姜黄素类化合物对体外血栓与全血凝块的溶解作用

组别	用药浓度/（mg/mL）	全血凝块溶解率/%			血栓溶解率/%			
		12h	24h	48h	4h	12h	24h	48h
姜黄素组	0.208	37.4±3.2	54.6±5.6	78.5±4.5	22.9±4.5	54.1±5.2	78.5±5.8	81.4±4.8
	0.104	35.2±3.9	54.4±3.8	72.3±5.6	23.0±3.1	49.2±3.8	70.2±6.6	76.9±3.8
	0.052	35.7±2.9	55.6±3.6	72.1±4.3	20.7±4.7	51.3±6.2	75.9±3.9	78.8±5.5
单脱甲氧基姜黄素组	0.202	53.2±5.0	63.7±6.0	86.3±6.1	62.1±5.3	74.1±4.3	82.2±6.1	91.7±6.2
	0.101	47.1±2.1	64.2±5.3	82.7±5.7	59.2±3.3	76.9±5.9	83.0±4.4	93.6±7.3
	0.051	48.2±4.3	60.1±4.2	83.1±3.6	60.8±4.8	72.6±8.1	80.9±7.1	88.7±7.3
双脱甲氧基姜黄素组	0.226	39.7±3.3	52.6±6.9	76.2±4.9	21.3±4.7	53.9±3.9	58.3±4.7	79.3±5.4
	0.113	36.1±3.1	53.8±4.4	74.4±5.1	20.1±3.9	52.6±6.4	63.7±5.7	76.6±4.6
	0.057	34.3±6.4	52.9±5.2	61.2±4.8	18.6±6.3	50.7±7.7	59.6±6.9	79.5±5.7

总之，上面试验证明姜黄素这三种化合物都具有不同程序的抗凝血与抗血栓的作用。

七、利胆作用

姜黄素利胆作用主要表现在可增强胆囊收缩，胆汁分泌量增加，胆汁中主要成分，如胆盐、胆红素、胆固醇分泌量均有增加，而脂肪酸成分保持恒定。姜黄素能促进胆汁的分泌和排泄，并抑制存在于胆囊中的大部分微生物，不但降低了人们患胆囊炎、胆结石风险，而且对肝也起到保护作用。

八、调节机体免疫功能

（一）通过上调淋巴细胞增殖提高免疫力

机体正常免疫功能依赖于各种正常功能的免疫细胞和细胞之间的相互作用，其中主要定居在脾脏和淋巴结等外周淋巴器官的T淋巴细胞与B淋巴细胞是特异性免疫作用主要实施细胞。研究表明姜黄素对淋巴细胞有保护作用，在姜黄素用量为0～6.25μmol/L，可明显上调ConA（刀豆蛋白）和LPS（脂多糖）诱导的脾脏T、B淋巴细胞的增殖，增殖最高达30%～40%，但姜黄素浓度>6.25μmol/L反而会抑制淋巴细胞增殖。所以适量姜黄素用量是很重要的。

（二）通过提高巨噬细胞吞噬作用提高免疫力

单核—巨噬细胞具有多种免疫功能，其吞噬能力是衡量机体免疫功能的重要标志之一。研究表明姜黄素用量在0～200μmol/L范围内能增强巨噬细胞的吞噬作用。而在50μmol/L时吞噬功能为最高，和不加姜黄素相比，吞噬功能为原来的3倍，显著提高了机体免疫功能。

九、抗免疫缺陷病毒（HIV）作用

研究表明姜黄素具有抗HIV活性，姜黄素可抑制HIV复制，具有抗HIV-1和HIV-2活性，临床已将姜黄素用于艾滋病（AIDS）患者试验性治疗。姜黄素抗HIV活性的机制主要有以下几点。

（一）抑制HIV整合酶（IN）和蛋白酶（PR）

姜黄素分子可优先和IN及PR活性中心结合。姜黄素分子的羟基及酮烯醇基由此抑制了IN和PR的活性。

（二）抑制HIV病毒DNA中长末端基因重复序列（LTR）的活性，进而阻断HIV-1的复制。

（三）抑制特异性的组蛋白乙酰化转移酶（HAT）活性

HAT可使HIV病毒由潜伏状态转为活化状态，姜黄素是HAT活性抑制剂，进而抑制HIV。

（四）抑制细胞转录因子NF-κB活化，NF-κB的活化可激活HIV转录

姜黄素可通过抑制NF-κB活化而下调HIV相关细胞因子的表达，进而抑制HIV-1的复制。

十、降血糖作用

研究表明，按200mg/kg给药姜黄素，对正常大鼠血糖没有影响，但对患者有Ⅱ型糖尿病大鼠，能显著降低患病大鼠血糖和减少尿量。姜黄素治疗后血糖含量下降至原来的45%，尿量减少至原来65%。

综上所述，姜黄素具有丰富的生理活性，这些活性为开发姜黄素新药提供了药理学基础。

参考文献

［1］李然，刘晓红，孔天，等.姜黄素的安全性毒理学评价.卫生研究，2011，6：747-759.

［2］沃兴德，洪行球，高承贤.姜黄素最大耐受量试验.浙江中医学院学报，2000，24（2）：55-56.

［3］李庆，杨颖，李欣等.姜黄素的急性经口毒性和遗传毒性和遗传毒性研究.中国卫生检验杂志，2011，7：1707-1709.

［4］沃兴德，洪行球，高承贤，等.姜黄素长期毒性试验.浙江中医学院学报，2000，24（1）：61.

［5］卢婉怡.姜黄素毒性作用研究.亚太传统医药，2014，10（12）：12-14.

［6］苏旬，贺秀丽，刘秀菊，等.姜黄素的临床研究进展.食品与药品，2012，14（5）：193-198.

［7］Lao C D，Ruffin M T，Normolle D，et al. Dose escalation of a curcuminoid formulation [J]. BMC complement Altern Med，2006，6：10.

［8］Cheng AL，HSu CH，Lin JK，et al. Phase I Clinical traial of Curcumin，a chemopreventive agent，in patients with high-risk or pre-malignant lesions [J]. Anticancer Res，2001，21（413）：2895-2900.

［9］胡春生，陈炜林，易佳祝，等.姜黄素抗氧化作用人体试食研究.湖南中医药大学学报，2007，27（5）：63-64.

［10］王雪梅，张建胜，高云涛，等.姜黄素体外清除活性氧自由基及抗氧化作用研究.食品工业科技，2008：94-96.

［11］王建舜，容维琪，康九红.姜黄素对超氧阴离子的清除作用.西北国防医学杂志，1999，20（3）：213.

［12］王笑晴.基于DPPH自由基清除能力的姜黄提取物抗氧化活性评价.药物评价研究，2011，34（5）：360-363.

［13］杨毅恒，田宁，翟所迪.20种中药提取物清除羟自由基和DPPH自由基的作用比较试验.北京中医药学会2013年学术年会论文汇编，262-266.

［14］王威.常用天然色素抗氧化活性研究[J].食品科学，2003，24（6）：96-100.

［15］凌关庭.抗氧化食品与健康.化学工业出版社，北京，2004，5.

［16］M.Majeed，et al. Curcuminods:antioxidant phytonutr, ents. New Jersey: Nutri Science Publishers，1995.

［17］姚国肾，傅静皮，韩刚.姜黄素与辛伐他丁降血脂及抗氧化作用比较.中国医药学杂志，2010，30（3）：204-206.

［18］钟英英，黄晓畅，陈世益.姜黄素的体外抑菌活性研究.安徽农业科学，2010，38（34）：19369-19370.

［19］李晓鹏.姜黄素的提取分离及抑菌.抗肿瘤活性研究，硕士学位论文，山东师范大学，2008，4.

［20］夏承东，黄汉辉，何之广.姜黄素体外抑制淋球菌活性研究.中国医药科学，2012.

［21］Hanai H, Iida T, Takeuchi K, et al. Curcumin maintenance therapy for ulcerative colitis: randomized, multicenter, double-blind, placebo-controlled trail. Clin Gastroenterol Hepatol 2006: 1502-1506.

［22］张锐，刘亚清.姜黄素保护关节软骨抑制骨关节炎的作用和机制.中国组织工程研究，2015，19（2）：277-282.

［23］Kulkarni RR, Patkl PS, Jog VP, et al, Treatment of osteoarthritis with a herbomineral fomulation：a double-blind，placebo-controlled，cross-over study. [J] Ethnopharmacol, 1991, 33（1~2）：91-95.

［24］徐丽丹，王凯旋，季秀梅，等.姜黄素对慢性哮喘大鼠氧化炎症及P-ERK1/2表达的影响.中华中医药学刊，2015：419-421.

［25］陈思砚，任慧，陈卫东.帕金森病炎症反应与姜黄素抗炎作用的实验研究.中国实用神经疾病杂志，2009，12（23）。

［26］潘国凤，张晓东，朱晓新.姜黄素抗肿瘤作用及其机制研究最新进展，中药药理与临床，2007，23（5）：247-252.

［27］沃兴德，崔小强，唐利华.姜黄素对食饵性高脂血症大鼠血浆脂蛋白代谢相关酶活性的影响.中国动脉硕化杂志，2003，11（3）：223-226.

［28］涂增清，杜志云，张火昆，等.姜黄素多酚类似物对酪氨酸酶抑制活性的研究.日用化学工业，2011，41（1）：27-31.

［29］杨柳依，曹煜，魏羽佳，等.14种中药提取成分对酪氨酸酶活性的抑制作用.中华皮肤科杂志，2003，36（4）：207-209.

［30］涂增清.姜黄素类似物的合成及其对酪氨酸酶抑制活性的研究.硕士学位论文，广东工业大学，2011，5.

［31］张妲，金城，骆骄阳，等.姜黄素类化合物体外抗凝血与抗血栓作用研究.中草药，2011，42（10）：2070-2073.

［32］寿撷兰."利胆排石胶囊"治疗胆囊炎、胆结石130例.上海中医药杂志，1993，29.

［33］郝左太，王起福.姜黄、郁金为主治疗慢性胆囊炎100例疗效对比观察.中医药研究，

1994.

[34] 李新建，刘晓城.姜黄素调节小鼠免疫功能的实验研究.中国组织化学与细胞化学杂志，
        2005，14（2）：132-135.

[35] 叶翩，张淑玲.姜黄素抗HIV的分子机制研究进展.国际中医中药杂志，2006，28（4）：
        199-201.

[36] 石磊.姜黄素对二型糖尿病大鼠血糖影响.河北医学，2008，14（10）：1195-1197.

第三章

姜黄素在食品中的应用研究

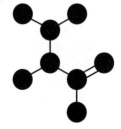

第一节 食品着色剂的应用研究

姜黄素在溶解后，溶液呈亮黄色，色泽鲜黄、明亮，使用安全，多年来我国和国外作为食品着色剂使用，是食品行业常使用的天然食用色素之一。

一、我国使用情况

（一）使用规范

我国《食品安全国家标准 食品添加剂使用卫生标准》（GB 2760—2014）中规定如下：

1. 姜黄（turmeric）

具体情况如表3-1所示。

表3-1 姜黄使用规范（GB 2760—2014）CNS编号08.102，INS编号100ii，功能着色剂

食品分类号	食品名称	最大使用量/（g/kg）	备注
01.03.02	调制乳粉和调制奶油粉	0.4	以姜黄素计
03.0	冷冻饮品（03.04食用冰除外）	按生产需要适量使用	
04.01.02.05	果酱	按生产需要适量使用	
04.01.02.08.02	凉果类	按生产需要适量使用	
04.01.02.09	装饰性果蔬	按生产需要适量使用	
04.02.02.03	腌渍的蔬菜	0.01	以姜黄素计
04.05.02.01	熟制坚果与籽类（仅限油炸坚果与籽类）	按生产需要适量使用	
05.0	可可制品、巧克力和巧克力制品（包括代可可脂巧克力及制品）以及糖果	按生产需要适量使用	
06.05.02.04	粉圆	1.2	以姜黄素计
06.06	即食谷物，包括碾轧燕麦（片）	0.03	以姜黄素计
06.07	方便米面制品	按生产需要适量使用	
07.0	焙烤食品	按生产需要适量使用	
12.0	调味品	按生产需要适量使用	

续表

食品分类号	食品名称	最大使用量/（g/kg）	备注
14.0	饮料类（14.01包装饮用水除外）	按生产需要适量使用	固体饮料按稀释倍数增加使用量
15.02	配制酒	按生产需要适量使用	
16.01	果冻	按生产需要适量使用	如用于果冻粉，按冲调倍数增加使用量
16.06	膨化食品	0.2	以姜黄素计

2. 姜黄素（curcumin）

具体如表3-2所示。

表3-2 姜黄素使用规范（GB 2760—2014）CNS编号08.132，INS编号100i，功能着色剂

食品分类号	食品名称	最大使用量/（g/kg）	备注
03.0	冷冻饮品（03.04食用冰除外）	0.15	
04.05.02.01	熟制坚果与籽类（仅限油炸坚果与籽类）	按生产需要适量使用	
05.0	可可制品、巧克力和巧克力制品（包括代可可脂巧克力及制品）以及糖果	0.01	
05.02	糖果	0.7	
05.04	装饰糖果（如工艺造型，或用于蛋糕装饰）、顶饰（非水果材料）和甜汁	0.5	
06.03.02.04	面糊（如用于鱼和禽肉的拖面糊）裹粉、煎炸粉	0.3	
06.07	方便米面制品	0.5	
06.10	粮食制品馅料	按生产需要适量使用	
11.05	调味糖浆	0.5	
12.10	复合调味料	0.1	
14.04	碳酸饮料	0.01	固体饮料按稀释倍数增加使用量
16.01	果冻	0.01	如果果冻粉，按冲调倍数增加使用量
16.06	膨化食品	按生产需要适量使用	

（二）产品质量标准

1. 姜黄（详见第一章）

2. 姜黄素

《食品安全国家标准　食品添加剂　姜黄素》（GB1886.76—2015）规定了姜黄素的质量标准。食品添加剂姜黄素是以姜科植物姜黄（*Curcuma longa L.*）的根茎为原料，经有机溶剂提取，再经物理方法精制而得的产品，对产品规定见表3-3和表3-4。

表3-3 感官要求

项目	要求	检验方法
色泽	橙黄色	取适量试样置于白色瓷盘中，在自然光线下观察其色泽、状态，嗅其气味
状态	晶体或结晶性粉末	
气味	带有姜黄特有的气味	

表3-4 理化指标

项　目	指标	检验方法
总姜黄素含量% ≥	90.0	附录A中
溶剂残留（正己烷、异丙醇和乙酸乙酯）mg/kg ≤	50.0	附录A中
总砷（以As计）mg/kg ≤	3.0	GB5009.11
铅（Pb）mg/kg ≤	2.0	GB5009.12
提取溶剂为乙醇、丙酮、异丙醇、正己醇和/或乙酸乙酯		

（三）姜黄色素在食品着色中使用技术要点

（1）产品不溶于水，属油溶性天然色素，如需用于水溶性食品着色（例如，饮料等）可选用适当的乳化剂，将产品乳化后即可使用。

（2）产品适用pH范围为2～7，≤2产品会产生沉淀，≥7色素色调发生变化，颜色由黄变红，且不稳定，所以本产品适合pH范围为酸性，不适用于碱性食品。

（3）产品耐光性差，长时间曝露在日光下，易分解褪色，故应避光保存。为了提高姜黄色素的耐光、耐热稳定性，可采用微胶囊化处理，可大大提高姜黄色素的耐光性和耐热性。

（4）水溶性姜黄色素，色调黄而鲜亮，相比较之下，水溶性栀子黄色素色调黄而有些发暗。在食品调色工艺中，可利用此色调，进一步调配出橙色，鸡蛋黄色等各种色调。

（四）食品着色剂应用举例

1. 彩色巧克力着色

先配制白巧克力基料，配料有可可脂+白砂糖+全脂乳粉+卵磷脂+单甘脂+香兰素+食盐少许，调配彩色使用天然色素，红色：辣椒红色素；绿色：叶绿素；黄色：油溶姜黄色素。配制方法，先将白巧克力基料依次加入，融后添加色素。再经过精磨、过滤、调温、浇模、冷却等操作，制成各种颜色的巧克力产品。

2. 蔬菜面中补充着色

蔬菜面中是蔬菜粉或蔬菜汁保持营养和色调的，但为了保证面条色调，应添加少量天然色素。例如，下面几种蔬菜面需要使用姜黄色素。

（1）鸡蛋面　鲜鸡蛋+少量姜黄素。

（2）青菜面　青菜粉或青菜汁+少量（姜黄色素+叶绿素铜钠盐）。

（3）胡萝卜面　胡萝卜粉或胡萝卜汁+少量（姜黄色素+红曲红色素），也可用辣椒红色素。

（4）南瓜面　南瓜粉或南瓜汁+少量（姜黄色素+红曲色素）。

3. 色香油中着色剂成分

色香油是将食用香精和食用色素调配好的添加剂，使用方便快捷，常使用在膨化食品、烘焙食品上。例如，①天然柠檬色香油是由姜黄色素+红曲色素+护色剂（维生素C）+乳化剂+柠檬酸+柠檬香精调配而成。②天然香蕉色香油，首先将姜黄素乳化成水溶性姜黄色素+香蕉香精调制而成。

4. 腌渍蔬菜中使用姜黄素

先将蔬菜盐渍好，挤干水分，再加入由姜黄素预先调制好的水溶性姜黄色素（加入量≤0.01g/kg，以姜黄素汁），再加入防腐剂和料酒，着色均匀后，再加入其他调料。应注意的是先着色后加辅料，控制用量，用量过大产品会发红，产品避光阴凉保存。产品中添加护色剂异维生素C、钠，可减少褪色发生。

二、国外使用情况

在20世纪70年代，姜黄、姜黄素就被EEC，FAO/WHO，日本、美国等组织和国家列为准许使用的食品着色剂

1. 质量标准

如表3-5所示。

表3-5 姜黄质量标准（JECFA 2006）

指标名称	指标
总色素含量	≥90%
残留溶剂	
丙酮	≤30mg/kg
甲醇、异丙醇、乙酸乙酯	均≤50mg/kg
乙醇	≤50mg/kg
己烷	≤25mg/kg
铅	≤2mg/kg

2. 国外法定编号与参放用量

（1）姜黄 CAS编号[8024-37-1]-[977052-44-0]；C.I 75300；FEMA 3085 EEC No.163；KFDA No.157-255。

使用量限定，FAO/WHO 酸黄瓜300mg/kg。FEMA布丁类0.05 mg/kg，调味品760mg/kg，汤料30~50mg/kg，肉类200mg/kg，腌菜690mg/kg。

（2）姜黄素 EEC No. E100；CAS编号[458-37-7]；FEMA 3085

使用量限定，FDA/WHO食用油脂、奶油、乳清奶油、人造奶油、加工干酪等，以GMP为限；即食肉汤、羹（暂定）、冷饮（最终产品，色素总量300mg/kg）限量均为50 mg/kg。FEMA布丁类0.05 mg/kg，调味品，760 mg/kg；汤料，30~50 mg/kg；肉类，200 mg/kg，腌菜，690 mg/kg。

第二节　在咖喱粉中的应用

咖喱是以姜黄和其他多种香辛料如芫荽籽、桂皮、辣椒、胡椒、小茴香、八角、孜然等配制而成的复合调味料。其味辛辣带甜，具有一种特别香气。主要用于烹调牛羊肉、鸡、鸭、螃蟹、土豆、花椰菜、汤羹等。最早起源于印度，后传至各国，结合各国不同饮料习惯，形成不同的咖喱配料。

一、咖喱粉的种类与配方

（一）咖喱粉的种类

咖喱使用历史悠久，多年的使用使其形成很多品种。按颜色区别有：红、青、黄、白多种。按辣度分有：强辣、中辣、微辣几种。按不同国家食用习惯分有：印度咖喱——辣度强烈兼香味浓郁；泰国咖喱——鲜香特浓。因为在其中加了椰酱降低了辣味和增强香味，并且额外加入了香茅、鱼露、月桂叶等香料，大大增加了其香气；马来西亚咖喱——清新平和，也使用椰浆降低辛辣味，并增加了许多香料，如罗望子，月桂叶以及香芋等，使辣中带点清润；新加坡咖喱——温和清香，新加坡和马来西亚邻近，咖喱口味有些雷同；斯里兰卡咖喱——独特香味，其中添加了一些本国产的优质香料，有一种独特的香味；日本咖喱——偏甜、辛辣感较缓和，日本咖喱多加苹果酱或番茄酱，口味偏甜。

（二）咖喱配方举例

由于咖喱种类很多，不同地区饮食习惯不同，所以咖喱配方也有许多种，现按不同辣度举例几种。

1.配方1（强辣）：姜黄30g，芫荽10g，枯茗8g，白胡椒5g，黑胡椒5g，洋葱5g，陈皮5g，胡芦巴3g，肉豆蔻3g，肉桂3g，甘草3g，小豆蔻3g，辣椒3g，月桂叶2g，小茴香2g，丁香2g，姜2g，葛缕子2g，大茴香1g，大蒜1g，众香子1g，百里香1g。

2.配方2（中辣）：姜黄20g，芫荽37g，枯茗8g，胡芦巴4g，肉桂4g，小豆蔻5g，辣椒4g，小茴香2g，丁香2g，姜4g，众香子4g。

3.配方3（微辣）：姜黄35g，芫荽5.2g，枯茗9g，胡芦巴1.7g，肉豆蔻1.7g，甘草5.22g，小豆蔻1.4g，辣椒1.7g，丁香44g，芥菜子8.7g。

4.配方4（微辣）：姜黄45.7g，芫荽22.8g，枯茗5.7g，白胡椒3.4g，黑胡椒3.4g，胡芦巴4g，肉豆蔻2g，小豆蔻5.7g，辣椒0.6g，月桂叶1.2g，丁香3.4g，姜1.3g。

5.配方5（简便强辣）：姜黄100g，胡荽子100g，小豆蔻100g，小茴香子100g，葫芦巴100g，黑胡椒100g，大蒜100g，芝麻子100g。

6.配方6（简便微辣）：姜黄100g，胡荽子100g，干姜100g，小茴香子100g，葫芦巴100g，小豆蔻100g，芥子100g，芹菜子100g。

二、咖喱粉中姜黄素的含量

咖喱是一种受很多人欢迎的调料，咖喱粉中要加姜黄粉，各不同地区生产的咖喱粉，由于添加的姜黄粉原料产地不同，姜黄粉用量也不同，咖喱粉中总姜黄素的含量也相差很大。如表3-6所示，列出了某些地区生产的咖喱粉中姜黄素的含量。

表3-6 某些地区生产的咖喱粉中姜黄素含量

样品名	产地	双脱甲氧基姜黄素/%	脱甲氧基姜黄素/%	姜黄素/%	总姜黄素/%
理想牌咖喱粉	广东东莞	0.09301	0.10794	0.33559	0.53654
味好美咖喱粉	上海	0.19146	0.21892	0.61563	1.02601
鸿兴源咖喱粉	山东德州	0.08132	0.09574	0.31023	0.48729
王守义咖喱粉	河南驻马店	0.12551	0.15944	0.55121	0.83616
唯佳咖喱粉	江苏苏州	0.02796	0.02012	0.03447	0.08355
味达佳咖喱粉	福建泉州	0.19283	0.23899	0.74272	1.17454
友嘉咖喱粉	四川成都	0.18930	0.23342	0.77748	1.2002
爱思必金牌咖喱块	辽宁大连	0.00095	0.00107	0.00292	0.00494
鲜野香辣咖喱块	内蒙古呼和浩特	0.00498	0.00562	0.01582	0.02642
可达怡咖喱粉	奥地利	0.13327	0.17982	0.50968	0.82277
不倒翁原味咖喱粉	韩国	0.01403	0.01973	0.05598	0.08974
椰嘉咖喱调味料	马来西亚	0.01202	0.01590	0.04333	0.07125
妙多咖喱粉	印度	0.04544	0.05922	0.16735	0.27201

从表中可以看出，因不同品牌产地不同使用的姜黄粉原料不同，再加各地饮食习惯不同，添加姜黄粉的用量不同，所以不同品牌咖喱粉中的姜黄素、脱甲氧基姜黄素和双

脱甲氧基姜黄素含量相差很大。综上所述，在使用姜黄粉作原料时必须考虑由于不同产地姜黄中精油、总姜黄素的含量不同，可能对产品产生影响。

第三节 食品中作为天然香料应用的研究

一、姜黄油（curcuma oil；turmeric oil）

1. 国内外法定编号

GB2760–2014（No.76）；FEMA 3086；CAS编号[8024–37–1]、[977083–26–3]；EEC No.163。

2. 性状

橙黄色液体，有特殊辛辣气味。溶于乙醇。

3. 主要成分

有姜黄酮、姜黄烯、姜烯、芳姜酮、桉叶素等50余种成分组成，其主要成分及含量（GC法）如表3–7所示。

表3–7 姜黄油主要成分 单位：%

成分	含量	成分	含量
姜黄酮	23~25	芳姜酮	17~19
姜黄烯	11~13	吉马酮	11~12
姜烯	8~9	桉叶素	2~3
松油烯	2~3	莪术醇	2~3
莪术酮	2	莪术二酮	1~2
丁香烯	1~2	γ–蒎烯	0.5~0.7
β–蒎烯	0.2~0.3	柠檬烯	0.2~0.25
芳樟醇	0.15~0.17	樟脑	0.05~0.07
松油醇	0.04~0.06		

4. 生产工艺

由姜黄原料的干燥根茎，经水蒸气蒸馏而得（蒸汽压力100~200kPa）。得率1.5%~5.5%。

5. 质量指标

（1）中国企标

相对密度（d_4^{15}）：0.938~0.967；折射率（n_D^{20}）：1.512~1.517；旋光度[α]$_D^{20}$：+5°~+20°。

（2）美国Burdock Co.企标

酯值：9.8；乙酰化后酯值：36.6；酮类含量（以姜黄酮汁）：53%；旋光度：+14°4″；折射率（n_D^{20}）：1.5118；醇中溶解度：1:0.6于90%乙醇中；相对密度（d_{15}^{15}）：0.9348

6. 使用限量，FEMA

饮料，0.78mg/kg；调味料，59 mg/kg汤。30~40 mg/kg；肉类，43mg/kg；酸渍品40mg/kg。

二、姜黄油树脂（turmeric deoresin）

1. 国内外法定编号

GB2760—2014；INS编号100；CAS编号[8024-37-1][129828-29-1]；FEMA 3087；日本天然No.48；EEC No.163；KFDA No.39。

2. 性状

黄橙色至红棕色黏性液体，具有特殊香气。姜黄素含量一般根据不同要求确定不同规格，一般含姜黄素类37%~55%，挥发油在25%以上。不溶于冷水和乙醚，溶于乙醇、乙酸和丙二醇，微溶于油脂。在碱性中呈暗红褐色，酸性中呈淡黄色。遇铁离子变深色。

3. 主要成分

姜黄酮、姜黄色素、姜酮、桉油酚和冰片等。

4. 制造方法

由姜黄（curcuma longa）原料的干燥根茎，用温的乙醇、热油脂或丙二醇、己烷、丙酮之类有机溶剂萃取而得，得率15%~20%。

5. 质量指标

JECFA

砷（As计）：≤3mg/kg；铅：≤2mg/kg；残存溶剂：轻汽油（己烷类）：≤25mg/kg；丙酮：≤30mg/kg；异丙醇：≤50mg/kg；甲醇、乙醇：各≤50mg/kg；二氯甲烷及1.2二氯乙烷：（单体或联合量）30mg/kg。

6. 使用限量，FEMA

调味料640mg/kg，肉类100 mg/kg，腌渍制品200mg/kg，含醇饮料90mg/kg，油脂2.9mg/kg，加工蔬菜200mg/kg，汤类1279mg/kg。

第四节 ▶ 作为保健食品的研究

由于姜黄素具有许多生理活性，这些生理活性往往有益于人体健康。2002年国家原卫生部发布的可用于保健食品的药食同源物品中，共114种，其中第45种为姜黄。2014年国家卫计委发布新增按照传统既是食品又是中药材物质共计14种，其中第13种也为姜黄。这些为姜黄作为保健食品应用提供了依据。

按照《食品安全国家标准　保健食品》（GB 16740—2014）中的定义：保健食品是声称并具有特定保健功能或者以补充维生素、矿物质为目的的食品。适用于特定人群食用，具有调节机体功能，不以治疗疾病为目的，并且对人体不产生任何急性、亚急性或慢性危害的食品。所以需要郑重指出的是，本节介绍的一些种类的保健品、功能，皆不能对疾病有治疗作用，患病必须送医就诊。目前以姜黄素为主配制其他各种辅助成分，研制了具有不同保健功能的保健食品，以适于不同特定人群食用。按保健功能不同可分为以下几种（每种以几个产品为例）。

一、解酒、保肝、护肝保健食品应用

（一）解酒、保肝、护肝的作用机制

1. 加速酒精在体内的代谢与分解，降低酒精中毒风险

饮酒后，酒中酒精少量在胃里被吸收，80%在十二指肠和空肠被吸收，被吸收进入体内的酒精，90%被运抵肝脏进行代谢，剩余的10%由尿液、呼吸、汗液一道排出。酒精在体内被分解过程示意如图3-1所示。

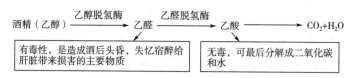

图3-1　解酒、保肝、护肝的作用机制

姜黄素可提高肝脏的分解能力，加快酒精分解过程。

2. 姜黄素对酒精性肝损伤具有修复和保护作用

（详见第六章，第四节，三肝病中，姜黄素对酒精性肝病的保护作用）。以上两方面作用构成姜黄素解酒护肝、保肝机制。

（二）解酒、保肝、护肝保健品举例

1. 日本产House Foods姜黄之力

保健功能为促进排除体内烟酒毒素、恢复消化系统受损细胞粘膜，有解酒护肝功效，去除头痛、缓解胃部不适。主要成分：姜黄素、维生素C、维生素E、维生素B_6、有机镁、大豆异黄酮、发酵后产生的活性物质等。

2. 日本产姜黄素姜黄精片

保健功能：促进解酒，通过诱导γ-谷氨酰半胱氨酸连接酶（γ-GCL）基因表达，增加其活性，进而加速酒精分解，紫姜黄中富含桉叶醇，能加速酒精分解，姜黄素可加速谷胱甘肽过氧化物酶（GSH）的合成起到保肝、护肝效果。主要成分：姜黄素、糊精、麦芽糖、乳糖、结晶纤维素、甘油酯、虫胶等。

3. 日本产ISDG高浓素姜黄素胶囊

保健功能：解酒护肝保肝，姜黄素可提高乙醇脱氢酶和乙醛脱氢酶活性，促进酒精分解。产朊假丝酵母含谷胱甘肽过氧化物酶，可清除酒精代谢产生的自由基，起到护肝作用，牡蛎提取物可平肝潜阳，起到护肝作用，L–鸟氨酸盐酸盐对肝硬化疾病有恢复功效，还能适当恢复体能作用。主要成分，姜黄素为主导，朊假丝酵母，牡蛎提取物，L–鸟氨酸盐酸盐为辅料，另加明胶、紫胶、二氧化硅、硬脂酸钙制成。姜黄素95mg/粒，产朊假丝酵母80mg/粒，牡蛎提取物12.5mg/粒，L–鸟氨酸盐酸盐25mg/粒。

4. 美国美安Curcumin Extreme姜黄素胶囊

保健功能：解酒、护肝保肝。主要成分及功能：硒代蛋氨酸100mg/粒，为人体补充硒元素，硒本身没有抗氧化能力，但它是机体许多抗氧化酶的构成因子，机体产生足够的抗氧化酶，可及时修补受氧化而损伤的器官。姜黄素400mg/粒，有解酒护肝作用。花椰菜籽提取物167mg/粒，其他成分还有纤维素、硬脂酸、二氧化硅、硬脂酸镁等。

5. 日本DHC浓缩姜黄精华胶囊

保健功能：解酒护肝、保肝。主要成分：琉球群岛春姜黄、紫姜黄、白姜黄三种原料混合提取物，提取物含姜黄素和姜黄精油。每粒含姜黄素提取物120mg+总姜黄素25mg，维生素E（脂溶性抗氧化剂）、大豆卵磷脂、橄榄油、蜂蜡等营养物质以及明胶、甘油等成分。

6. 日本FANCL浓缩姜黄素

姜黄素30mg/粒。其他成分：食盐、甘油、羟丙基甲纤维素柠檬酚（稳定剂），在新版产品中加入牡蛎提取物等。

7. 美国Jarrow Formulas姜黄素胶囊

保健功能：解酒、利胆、保肝护肝、抗氧化。主要成分：姜黄素500mg/粒。

8. 美国New Chapter姜黄素护肝片

保健功能：解酒、护肝、降压、利胆、抗菌消炎作用。主要成分：纯天然有机姜黄素100mg/粒姜黄乙醇提取物320mg/粒，姜黄超临界提取物80mg/粒。

9. 美国健安喜GNC姜黄素片

保健功能：有清除肝炎病毒，修复损伤肝细胞，抗炎抗氧化作用，可保护胃肠道，清除淀粉状蛋白质沉积，预防老年痴呆，保护神经系统。主要成分：总姜黄素1000mg/片，做为膳食补充剂。

10. 美国Doctors best姜黄素复合片

保健功能：有解酒排毒、护肝、抗氧化降血脂作用。主要成分：每片含总姜黄素1000mg，（其中姜黄素占75%~81%，脱甲氧基姜黄素占15%~19%，双脱甲氧基姜黄素占2.2%~6.5%），胡椒碱6mg/片，可提高姜黄素人体吸收度。辅料，微品纤维羧基乙酸淀粉酶，植物硬脂酸镁，二氧化硅。

11. 中国肝净姜黄素胶囊

主要成分：姜黄提取物（经特殊工艺提取，提取物含有姜黄素、姜黄烯、姜黄酮营养成分）。氨基酸（专为脂肪肝患者而补充需要的氨基酸）、B族维生素、微量元素锌等。保健功能：加速脂肪代谢，减少脂肪肝促进肿瘤坏死、抑制甘油三脂在肝细胞的合成与积聚、有强氧化特性、促进谷胱甘肽合成、防止脂肪肝维维化和肝硬化。洛阳益生堂生物科技有限公司生产，批准文号：豫洛龙卫食字（2008）00538。

12. 美国Puritan Pride（普瑞登）姜黄素胶囊

保健功能：降脂、护肝抗肿瘤、利胆、消炎。主要成分：姜黄素4mg/粒。

各国使用姜黄素的解酒、护肝、保肝产品还有很多，在此不能一一列举，可进一步查阅有关资料进行了解。

二、降脂降胆固醇保健食品应用

1. 美国时刻（US TIME）姜黄素胶囊

保健功能：降低胆固醇、甘油三脂。具有抗脂质过氧化作用，可减少动脉脂质沉积，延缓动脉粥样硬化发生发展。60粒/瓶，665mg/粒，姜黄素活性成分。

2. 澳大利亚Blooms天然姜黄素胶囊

保健功能：降血脂、抗肿瘤、抗炎、利胆、抗氧化。主要成分：总姜黄素600mg/

粒，胡椒碱5mg/粒。

3. 美国诺奥（NOW）姜黄素胶囊（CurcuBrain）

50粒/瓶，400mg/粒LongVida姜黄素。保健功能：本产品对姜黄素进行Longvida生物利用度优化，优化后的姜黄素提高65倍生物利用度。Longvida姜黄素由胃肠道吸收，然后以游离姜黄素形成（体内活性形式）输送到身体各部位，而且克服了姜黄素不能穿透血脑屏障的缺点。此药可以穿透血脑屏障，为脑部神经系统提供健康支持。除降血脂外还有抗肿瘤、抗炎、利胆功能。

4. 美国Swanson姜黄素椰子油胶囊

保健功能：有抗氧化、降血脂、美容美颜利胆护肝、促进新陈代谢、帮助控制体重等作用。主要成分：500mg姜黄素/粒，500mg椰子油/粒，椰子油主要成分（占50%）为月桂酸，可提高身体免疫力，有杀菌和抗病毒能力。

三、抗肿瘤，提高免疫功能保健食品应用

1. 美国Life extension起效活性姜黄素素食胶囊

保健功效：加强血液循环，抗菌、抑菌、抗病毒、抗氧化作用，明显提高机体免疫力，有抑制肿瘤产生、生长转移效能。可辅助放化疗对肿瘤杀灭任务。适合患癌病化疗人群使用。

2. 德国Paramirum姜黄素胶囊或精华口服液

保健功效：提高免疫力，防癌抗癌，缓解炎症、抗菌、长期持久、降血压、降血脂。适合肿瘤病患者，正在接受化疗，服用后减少化疗副作用，提高免疫力，防止癌变复发。经常口腔溃疡病患者，牙痛牙龈发炎，严重口臭，服用后可减轻溃疡、提高牙龈炎治愈效果。长期体质虚弱、腹胀，脸黄、易困、无力者，服用后，大便更通畅，全身感觉更轻松，脸色开始发红。主要成分：姜黄素，黑胡椒提取物（胡椒碱），沙棘油，天然维生素E，麝香草油，薄荷油，橙精油等。由于添加胡椒碱，姜黄素吸收能力为单独服用的20倍。所有成分皆为天然植物提取成分。由于产品是油状可在口中含几分钟后吞咽。胶囊成分可直接由口腔粘膜吸收。对口腔疾病更为显著。产品规格：口服液50mL/瓶（1.5个月用量），胶囊60粒/瓶（1个月用量），每粒含姜黄提取物18g（其中

95%为姜黄素）。服用方法，口服液，3次/d，10滴/次含几分钟后吞咽。胶囊2次/d，1粒/次。

3. 美国Youtheory姜黄素片

保健功能：有抗氧化、抗癌、提高免疫力功效，可抑制肝炎病毒、恢复肝功能、橄榄叶提取物（主要含橄榄苦苷）有抗病毒、真菌、霉菌、酵母菌作用，有改善慢性疲劳综合症和肌纤维痛患者病情效果。适合：免疫力低下、感觉疲劳、无力、精神不振人群。主要成分：姜黄提取物（95%姜黄素）150mg/粒，油橄榄叶提取物100mg/粒，黑胡椒提取物5mg/粒，180粒/瓶，1粒/次，3次/d。

四、抗菌消炎保健食品应用

1. 美国Nature's Lab姜黄素止痛消炎保健品

保健功能：姜黄素具有抗氧化和抗炎作用，可减少炎症细胞产生，如前列腺素和环氧合酶–2，具有抗炎效果，用于关节炎患者，减少关节肿胀、疼痛、促进关节修复，并可促进皮肤健康。适合关节炎，皮肤不健康人群，做为膳食补充剂。主要成分：总姜黄素950mg/粒，黑胡椒碱5mg/粒，辅料羟丙甲基纤维素（胶囊），纤维素，硬脂酸镁（植物来源）。服用方法：1次/天，2粒/次。

2. 美国Organic India姜黄素保健消炎片

保健功能：有营养价值、能净化血液和淋巴系统、消除炎症、增强免疫力反应。主要成分：有机姜黄粉370mg/粒、总姜黄素80 mg/粒、生姜粉50 mg/粒。

3. 澳大利亚Herbs of gold公司Bio Curcumin 4800+姜黄素关节止痛消炎片

保健功能：姜黄素具有抗炎和抗关节炎作用。本品采用新技术提取的姜黄素比普通姜黄素提高了27倍吸收率。可有效缓解关节疼痛，关节火症状。主要成分：姜黄素。

4. 加拿大Natura Factors姜黄素胶囊

保健功能：抗衰老、改善炎症、抗风湿作用。主要成分姜黄素300mg/粒，纤维素。

5. 美国Willner Phytotech姜黄根精华提取液/滴剂

保健功能：抗氧化，对关节疼痛、动脉粥样硬化和患有自身免疫性疾病，包括类风湿关节炎、克罗恩化病、溃疡性结肠炎等人群有效。主要成分：姜黄根提取物、酒精、水。

五、国内姜黄素保健食品应用研究状况

姜黄素保健食品国外市场十分活跃，国内产品很少，总体状况是：

（1）2002年国家原卫生部发布的114种可用于保健食品的药食同源物品中，第45种为姜黄，确认的药理作用研究主要是：①姜黄素的抗肿瘤活性；②降血脂作用；③抗凝作用，对血小板聚集有抑制作用；④抗氧化作用。此处确认姜黄可用于保健食品中。

（2）国内目前正式批准的姜黄保健食品很少，且多是以姜黄提取物为添加成分，以姜黄素为添加成分的尚无。据唐仕欢等参加国家食品药品监督管理总局公布的国产保健食品配方，对配方原料齐全的保健食品进行筛选，经过整理和规范后，总结得出26种保健功能，6千余配方。其中已使用姜黄为保健品配方的是对化学肝损伤有辅助保护功能的保健食品，在此项保健功能中配方共有216个，采用配方的原料有230种，采用频次在5次以上的有41种，频次最高的98次为葛根，频次最低的第41种金银花频次为5次。（低于频次5次的品种不在统计范围），而姜黄则为第39种，使用频次为5次。这就说明姜黄在我国已批准使用的保健食品中很少，相比较国外众多的研究，我国的研究工作还有很多需要去做。

根据中共中央国务院关于深化改革加强食品安全工作的意见（2019年5月9日），到2020年基于风险分析和供应链管理的食品安全监管体系初步建立，到2035年基本实现食品安全领域国家治理体系和治理能力现代化。为此实施保健品行业专项清理整治行动，全面开展严厉打击保健品欺诈和虚假宣传、虚假广告等违法犯罪行为，对进口食品实施"国门守护"行动，开始科学有效的进口食品监督抽检和风险监控，严厉打击食品走私行为。这些整治将会促进我国姜黄素保健食品研究和健康发展。

综上所述，姜黄素保健食品虽然在国外市场很活跃，但许多产品并未经过我国有关部门审核批准，国内正式批准的产品也很少，为此郑重友情提示，保健食品不能以治疗为目的，姜黄素保健食品只有保健功能，适合不同人群，切勿在网上随便购买、盲目使用，以免延误疾病治疗。

参考文献

[1]凌关庭.天然食品添加剂手册（第二版）[M].北京：化学工业出版社.2009.

[2]曹雁平，刘玉德.食品调色技术[M].北京：化学工业出版社.2003.

[3]张春红.食品着色剂手册[M].北京：中国计量出版社.2006.

[4]唐仕欢，卢朋，杨洪军.保健食品配方组方规律研究[M].北京：科学技术出版社，2016.

[5]朱海涛、吴敬涛、范涛.最新调味品及其应用（第三版）[M].山东：山东科学技术出版社.2011.

[6]中华人民共和国国家标准GB2760-2014.食品安全国家标准，食品添加剂使用标准.

[7]中华人民共和国国家标准GB1886.76-2015.食品安全国家标准食品添加剂姜黄素.

第四章

姜黄素在饲料中的应用研究

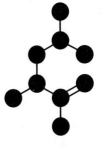

由于姜黄素的抗氧化、降脂、抗菌、消炎等生理活性，近年来姜黄素作为动物饲料添加剂加入动物饲料应用的研究有了发展，已在鱼、鸡、猪等饲料中进行试验，以提高饲养效率，改善肉质，提高动物免疫力，改善动物色泽等目的。现将试验情况介绍如下。

一、鱼饲料应用的研究

（一）大黄鱼（*Pseudosciaena Crocea*）饲料应用研究

1. 姜黄素对大黄鱼生长指标的影响

试验将大黄鱼（规格约30g）分为4组，1组是空白对照组，按基本饲料喂养，不加姜黄素，其他3组在基础饲料中分别加入0.02%、0.04%、0.06%的姜黄素。基础饲料营养成分如表4-1所示。

表4-1 大黄鱼饲料基础饲料营养成分 　　　　　　　　　　　　　　　　　　单位：%

项目	空白对照组	试验1组	试验2组	试验3组
水分	8.02	8.06	7.98	8.01
粗蛋白	46.23	45.88	46.36	46.51
粗脂肪	11.53	11.02	11.05	11.69
粗灰分	9.35	9.31	10.01	9.17
粗纤维	1.05	1.02	1.08	1.10
钙	2.31	2.32	2.35	2.29
磷	1.52	1.56	1.49	1.52
姜黄素	0	0.02	0.04	0.06
总能（kJ/kg）	19.548	19.541	19.552	19.556

喂养期间记录鱼体吃食，死亡情况，每隔1月检查鱼体重量，计算增重率=（平均终重-平均始重）/平均始重。试验结束后，从各组取20尾大黄鱼，分别剥取背部皮肤和切取背部肌肉进行姜黄素含量测定。结果如表4-2、图4-1所示。

从表4-2中可以看出，饲料中添加姜黄素可以提高大黄鱼成活率，平均体重，平均增重率，降低饲料系数。

表4-2 试验中各组大黄鱼生长指标情况

项目	空白对照组	试验1组	试验2组	试验3组
平均鱼体始重/g	30.50 ± 0.82	31.50 ± 0.89	29.80 ± 0.96	31.20 ± 1.02
平均鱼体终重/g	130.20 ± 5.06	145.60 ± 6.32	150.20 ± 7.28	161.30 ± 5.69
平均增重率/%	3.27 ± 0.06	3.62 ± 0.10	4.04 ± 0.07	4.17 ± 0.12
成活率/%	91.23 ± 1.03	91.56 ± 1.68	92.35 ± 1.98	93.10 ± 2.01
饲料系数	1.89 ± 0.05	1.78 ± 0.06	1.65 ± 0.09	1.59 ± 0.10

2. 姜黄素对大黄鱼肤色的影响

图4-1表示，添加姜黄素喂养鱼，可使鱼的皮肤和肌肉中增加姜黄素含量，姜黄素呈金黄色，可明显改善大黄鱼的肤色。研究表明饲料中姜黄素添加量以0.06%（试验3组）为最佳。

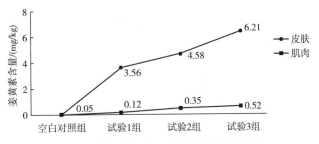

图4-1　试验各组大黄鱼皮肤和肌肉姜黄素含量

3. 促进肠道发育

研究还发现，姜黄素对大黄鱼肝脏无显著影响，不会导致肝脏肥大，相反姜黄素用量300mg/kg时，肝脏指数相对照组反而略有下降。随着姜黄素剂量增加，肠重肠长及肠长指数总体呈增长趋势，结论是一定剂量的姜黄素可促进肠道发育。

4. 姜黄素对大黄鱼非特异性免疫力的影响

鱼类的特异性免疫系统较低级，主要依靠非特异性免疫系统进行自身免疫保护，姜黄素通过提高鱼的非特异性免疫力而增强大黄鱼对病原菌的抵抗能力。其主要表现在以下几个方面。

（1）姜黄素可提高血液中白细胞吞噬活性　通过测定吞噬百分比（100个白细胞中参与吞噬细胞的比例），吞噬指数（100个白细胞内吞噬的总菌数比例）表示吞噬活性大小。结果如表4-3所示。从表4-3中可以看出，饲料中添加姜黄素对白细胞吞噬指数或吞噬百分比都有提高，而且随用量增加效果更显著，而且喂食45d效果比30d更好，喂养时间长，效果更显著。

表4-3 姜黄素对大黄鱼吞噬活性影响

指标	喂食30d				喂食45d			
	姜黄素用量/（mg/kg）				姜黄素用量/（mg/kg）			
	0	100	150	300	0	100	150	300
吞噬指数	2.3	3.0	3.5	3.6	2.3	3.5	4.1	5.3
吞噬百分比/%	14.2	25.3	23.6	37.2	14.2	27.6	28.7	42.1

（2）姜黄素可提高血清碱性磷酸酶（AKP）和酸性磷酸酶（ACP）活性，通过磷酸苯二钠法进行测定，结果如表4-4所示。从表4-4中可看出，姜黄素可提高血清AKP，但效果不显著，但对ACP活力有明显提高，且明显呈剂量正比关系。

表4-4 姜黄素对大黄鱼AKP和ACP影响

指标（金氏单位）	喂食30d				喂食45d			
	姜黄素用量/（mg/kg）				姜黄素用量/（mg/kg）			
	0	100	150	300	0	100	150	300
AKP活力	16.2	20.1	20.3	22.1	16.2	20.5	23.8	21.5
ACP活力	13.6	16.3	14.0	25.1	13.6	21.2	25.7	33.8

（3）姜黄素可提高血清超氧化物歧化酶（SOD）活性　采用黄嘌呤氧化酶法进行测量，结果如表4-5所示。从表4-5中可以看出，投喂姜黄素后，大黄鱼血清SOD活性显著提高，且与剂量有明显依赖关系。

表4-5 姜黄素对大黄鱼SOD活性影响　　　　　　　　　　　　　　　单位：mg/kg

指标	喂食30d				喂食45d			
	姜黄素用量				姜黄素用量			
	0	100	150	300	0	100	150	300
SOD活力/（U/mL）	105	148	160	215	105	150	172	240

（4）姜黄素可降低血清中NO含量，采用硝酸还原酶法测定，结果如表4-6所示。

表4-6 姜黄素对大黄鱼NO含量关系
单位: mg/kg

指标 μmol/L	喂食30d				喂食45d			
	姜黄素用量				姜黄素用量			
	0	100	150	300	0	100	150	300
NO含量	42.1	40.6	41.5	38.0	43.2	37.2	28.5	14.7

从表4-6中可以看出，姜黄素可使血清中NO含量下降，但在30d喂养中不明显，喂养45d后，NO呈明显下降趋势，呈用量越大，下降趋势越显著。NO可参与血液循环、神经传递等生理活动，但也会与超氧阴离子自由基结合生成过氧亚硝基而损伤细胞。研究认为姜黄素可能抑制大黄鱼血清中一氧化氮合酶（NOS）的活性进而抑制NO生成，从而提高免疫力。

（5）姜黄素对大黄鱼抗病能力的影响

试验将喂养45d后大黄鱼，注射0.3mL溶藻弧菌悬液（6.2×10^7CFU/mL），记录中毒后10d内死亡情况，计算死亡率结果是：空白组84.5%；姜黄素100mg/kg，63.6%；姜黄素150mg/kg，60.6%；姜黄素300mg/kg，48.9%。

结果表明，姜黄素提高了大黄鱼对溶藻弧菌抗感染能力，降低了死亡率。综上所述，姜黄素能有效提高大黄鱼生长性能，非特异性免疫力，长期喂养效果更佳。

5. 姜黄素大黄鱼饲料配方举例

表4-7中列出某地饲养大黄鱼饲料配方。

表4-7 大黄鱼饲料配方
单位: %

原料	含量	原料	含量
鱼粉	50.0	无机盐混合物（1）	2.10
豆粕粉	9.0	维生素混合物（2）	2.10
鱼油	3.0	卵磷脂	2.10
豆油	2.50	诱食剂	0.28
小麦粉	26.0	防霉剂（3）	0.12
酵母粉	2.80	姜黄素	0.03～0.06

此配方营养物质含量为：粗蛋白44.5%，粗脂肪11.5%，粗灰分11.3%，粗纤维1.7%。

（1）无机盐混合物包括　氟化钠2.5mg/kg，碘化钾0.2mg/kg，氯化钴（1%），48.0mg/kg，硫酸铜2.0mg/kg，硫酸铁85.0mg/kg，硫酸锌45.0mg/kg，硫酸锰60.0mg/kg，硫酸镁1.1mg/kg，磷酸二氢钙3.5g/kg，氯化钠0.1mg/kg，沸石粉14.5g/kg。

（2）维生素混合物包括　维生素$B_1$28.0mg/kg，核黄素48.0mg/kg，维生素B_6（盐酸吡哆醇）20.0mg/kg，维生素B_{12}0.2mg/kg，维生素K 8.0mg/kg，肌醇0.85g/kg，维生素B_3（汽酸）58.0mg/kg，烟酸0.2mg/kg，叶酸19.0mg/kg，生物素1.2mg/kg，维生素A 30.0mg/kg，维生素$D_3$5.0mg/kg，维生素E 0.13g/kg，维生素C 2.5g/kg，氧乙基喹啉0.15g/kg，次粉16.4g/kg。

（3）防霉剂包括　50%丙酸钙+50%富马酸。

（二）草鱼饲料应用的研究

1. 姜黄素对草鱼生长的促进作用

将100尾体重为200g草鱼随机分为4组，一组为空白对照组，其他3组，按0.02%、0.04%、0.06%将姜黄素加入草鱼饲料中，喂养1个月，测定体重，计算生长率和饲料系数，结果如表4-8所示。从表4-8中可看出，姜黄素有促进草鱼生长的作用，草鱼饲料中分别添加0.02%，0.04%和0.06%的姜黄素，其相对生长率分别提高14.67%，16.22%和22.93%，同时降低了饵料系数，分别降低13.29%，9.79%和18.8%。

表4-8　姜黄素对草鱼生长性能的影响

项目	空白对照组	姜黄素添加组		
		0.02%姜黄素	0.04%姜黄素	0.06%姜黄素
日增重/g	16.2±0.16	1.81±0.26	1.95±0.14	2.02±0.12
相对生长率/%	23.86±0.45	27.36±0.58	27.73±0.53	29.33±0.62
饲料系数	1.43	1.24	1.29	1.16

2. 姜黄素对草鱼消化酶活力的促进作用

饲料中添加不同量的姜黄素，喂养30d后，测定肠道中蛋白酶和淀粉酶活力，测定结果如表4-9所示。从表4-9中可以看出，添加姜黄素后，草鱼肠道蛋白酶活力有所提高，0.06%用量时，蛋白酶活力提高了30%。而淀粉酶活力，也比空白有所提高0.04%用量时可提高48%，但用量达到0.06%用量时，蛋白酶活力提高了约30%。

表4-9　姜黄素对草鱼生长性能的影响　　　　　　　　　　　　　　　　　　　　单位：U/g

项目	空白对照组	姜黄素添加组		
		0.02%姜黄素	0.04%姜黄素	0.06%姜黄素
蛋白酶	955.7±165	1200.4±421	1097±235	1247±362
淀粉酶	705±249	936.2±156	1047±172	863.3±123

3. 姜黄素对草鱼肝损伤有修复作用

草鱼在饲养中由于水环境污染、渔药滥用、饲料营养失衡等原因，加重鱼肝脏解毒负担，部分鱼肝脏损伤严重，出现肝脏呈绿色、花斑状、质地脆化症状，俗称"肝胆综合症"。将这些鱼分为3组，第一组为空白对照组，只喂基础饲料，第二组饲料中按2‰量加入渔药肝胆利康散。第三组饲料按1‰量加入姜黄素，喂养7d后，解剖，检查肝胆情况，从尾静脉取血，按规定方法测定血清谷丙转氨酶（AST）、谷草转氨酶（ALT）、乳酸脱氢酶（LDH）、总超氧化物歧化酶（SOD）、过氧化氢酶（CAT）、谷胱甘肽过氧化物酶（GSH-Px）、丙二醛（MDA），测定结果如表4-10所示。

表4-10　添加姜黄素草鱼血清生化指标的影响（n=15）

组别	AST/ （U/L）	ALT/ （U/L）	LDH/ （U/L）	T-SOD/ （U/mgprol）	CAT/ （U/mL）	GSH-Px /U	MDA/ （nmol/mL）
空白 对照组	62.30±0.74	4.17±0.33	6846.5±200.34	76.17±4.94	2.23±0.87	73.85±2.15	11.45±0.14
肝胆利 康散组	33.20±0.67	2.13±0.29	2576.74±231.45	138.27±3.68	12.46±1.57	154.37±2.31	5.57±0.14
姜黄 素组	25.5±0.79	1.85±0.31	2381.40±186.58	154.75±3.49	15.86±1.23	198.15±2.84	3.05±0.21

（1）肝外观肉眼观察　患"肝胆综合症"草鱼肝颜色变淡或呈黄色，部分呈绿色易碎。另两组服药组，肝颜均匀，呈血红色。

（2）肝切片病理检查　患"肝胆综合症"草鱼肝细胞的细胞核偏离中心，肝细胞间界限不清，部分出现肝细胞形态消失，细胞膜、细胞核不可分辨，细胞变性。使用姜黄素组，肝细胞索以中央静脉为中心，向四周呈放射状排列，细胞核位于中心，只有少数细胞核偏离，细胞形态正常，这表明姜黄素对肝损伤草鱼肝组织病理改变有明显的修复和改善作用。

（3）明显下调血清中AST，ALT，LDH含量

从表3-10中可看出，患"肝胆综合症"草鱼血清AST、ALT和LDH三种酶含量显著上升，症状越重，值越高。使用肝胆利康散组和姜黄素组都可明显下调这三种酶的含量，反映肝的损伤得到修复，肝健康状况得到改善，而且姜黄素效果更优于渔草肝胆利康散。

（4）明显提高草鱼机体抗氧化活性

许多研究表明机体抗氧化能力常常和疾病的发生有密切关系。添加姜黄素可提高SOD、CAT、GSH-PX活性，降低MDA含量，这表明在姜黄素作用下草鱼机体清除自由基活力增强，肝脏脂质过氧化作用得到抑制，避免肝脏细胞受氧激化，促进机体自我修复。而姜黄素效果比肝胆利康散效果更好。

4. 姜黄素草鱼饲料配方举例

（1）表4-11中列出某地使用的姜黄素草鱼饲料配方

表4-11 姜黄素草鱼饲料配方及营养成分（风干基础）

成分	含量/（g/kg）	成分	含量/（g/kg）	饲料营养成分（实测值）/%	
小麦	170	膨润土	20	水份	12.72
米糠	70	沸石粉	20	粗蛋白	28.74
豆粕	78	大豆油	21	粗脂肪	3.49
菜粕	200	面粉	121	总能/（KJ/g）	15.56
棉粕	200	预混料[1]	10		
进口鱼粉	70	姜黄素	1.4		
磷酸二氢钙	20				

注：每kg预混料中加有：Cu 5mg，Fe 180mg，Mn 35mg，Zn 120 mg，I 0.65mg，Se 0.5 mg，Co 0.07mg，Mg 300mg，K 80mg，维生素A 10 mg，维生素B_1 10 mg，维生素B_2 8 mg，维生素B_6 20mg，维生素B_{12} 0.1mg，维生素C 250 mg，乳酸钙 20mg，烟酸 25mg，维生素D_3 4mg，维生素K 6 mg，叶酸 5mg，肌醇 100mg。

（2）表4-12为某地使用的姜黄素草鱼饲料配方

表4-12 姜黄素草鱼饲料配方及营养成分   单位：%

成分	含量	成分	含量	成分	含量
鱼粉	13.0	菜籽油	1.0	粗脂肪	4.5
豆粕	20.4	大豆磷脂	1.0	粗灰分	7.9
棉粕	19.1	姜黄素	0.04～0.06	钙	1.30

续表

成分	含量	成分	含量	成分	含量
菜粕	16.0	复合预混料	2.0	总磷	0.70
次粉	15.0	营养成分	含量/%	赖氨酸	1.66
麸皮	12.0	粗蛋白质	31.6	蛋氨酸+胱氨酸	1.10
				磷酸二氢钙	0.5

（三）罗非鱼饲料应用的研究

罗非鱼（Tilapia）又称非洲鲫鱼，是从国外引进的鱼种。目前我国是世界上最大的罗非鱼养殖国，近年来有许多研究者对姜黄素运用于罗非鱼的养殖进行了许多研究，取得许多成果，主要包括几个方面。

1. 姜黄素对罗非鱼生长性能的促进作用

在罗非鱼的饲料中，分别添加不同量的姜黄素200mg/kg，500mg/kg和800mg/kg经过60d饲养，称重，计算相对体重增长率=（终末体重－初始体重）/初始体重×100%，结果如表4-13中所示。从表4-13中可看出，添加姜黄素可促进罗非鱼生长，鱼体增重更加明显，尤其×500mg/kg和800mg/kg组，相对体重增长率都超过30%，而空白组只有19%，这充分表明姜黄素对罗非鱼生长的促进作用。

表4-13 姜黄素对罗非鱼相对体重增长率的影响　　　　　　　　　　　　　　　　单位：%

组别	相对体重增长率			
	15d	30d	45d	60d
空白对照组	1.945±0.08	1.580±0.66	6.841±3.49	19.487±5.05
姜黄素组200mg/kg	1.384±0.96	1.753±1.75	10.162±2.63	22.679±6.65
500mg/kg	2.693±1.18	5.746±2.87	14.923±4.24	33.082±3.93
800mg/kg	2.291±0.66	4.960±1.40	15.008±1.44	32.08±2.55

2. 姜黄素可提高罗非鱼肠道组织淀粉酶（AMS）

蛋白酶和脂肪酶的活力添加不同剂量姜黄素，在60d内对肠道三种酶的活力进行测定。结果如表4-14所示。

表4-14 姜黄素对罗非鱼肠道淀粉酶、蛋白酶和脂肪酶活力的影响　　　单位：U/mg

组别		酶活力			
		15d	30d	45d	60d
淀粉酶（AMS）	空白对照组	1.38 ± 0.11	1.35 ± 0.09	1.11 ± 0.03	0.93 ± 0.06
	姜黄素组 200mg/kg	1.46 ± 0.10	1.42 ± 0.07	1.03 ± 0.29	1.35 ± 0.21
	500mg/kg	1.46 ± 0.13	1.70 ± 0.24	1.10 ± 0.29	1.07 ± 0.28
	800mg/kg	1.63 ± 0.18	1.59 ± 0.11	1.04 ± 0.13	1.28 ± 0.17
蛋白酶	空白对照组	12.71 ± 3.46	17.45 ± 1.44	9.90 ± 0.53	10.63 ± 1.00
	姜黄素组 200mg/kg	16.14 ± 1.33	14.35 ± 5.18	10.65 ± 4.31	17.61 ± 3.63
	500mg/kg	16.55 ± 2.23	22.42 ± 5.29	12.50 ± 2.89	12.09 ± 3.33
	800mg/kg	19.48 ± 2.18	20.91 ± 0.58	10.98 ± 0.41	17.06 ± 2.09
脂肪酶 LPS	空白对照组	5.27 ± 0.30	5.37 ± 2.10	3.84 ± 0.36	8.88 ± 0.85
	姜黄素组 200mg/kg	4.47 ± 0.36	6.12 ± 1.22	9.76 ± 4.19	2.30 ± 2.89
	500mg/kg	5.94 ± 2.00	4.95 ± 2.47	15.53 ± 4.52	7.8 ± 1.80
	800mg/kg	4.41 ± 0.71	7.76 ± 2.18	9.07 ± 2.59	11.82 ± 0.83

从表4-14中可以看出，各剂量姜黄素组，除45d外，其余淀粉酶的活力均大于空白组，淀粉酶的活力直接影响鱼对淀粉饵料的消化能力。特别是800mg/kg组，淀粉酶活力有较大提高。同样姜黄素也提高了肠道蛋白酶和脂肪酶的活力，这对鱼消化吸收饵料中蛋白质和脂肪类食物有促进作用，正是由于此机制，姜黄素促进罗非鱼的生长功能。

3. 姜黄素可提高罗非鱼的抗氧化能力

为了抑制氧化作用对机体的损伤，机体内抗氧化物活性是很重要的，主要是超氧化物歧化酶（SOD）、谷胱甘肽过氧化物酶（GSH-Px）等其他抗氧化酶，饵料中添加姜黄素可提高三种酶的活性，从而提高了罗非鱼的抗氧化能力，并降低了氧化降解产物丙二醛（MDA）量，试验结果如表4-15所示。从表4-15中可以看出，添加姜黄素可显著提高GSH-Px和SOD活性，以500~800mg/kg效果最佳，而且明显降低肝脏和血清中MDA含量。这些指标表明，姜黄素可提高罗非鱼的抗氧化能力，减少了氧化作用对鱼体的损伤，提高了鱼的抗病能力。

表4-15 姜黄素对罗非鱼的GSH-Px、SOD及MDA的影响 单位：U/mg

	组别	GSH-Px活性	SOD活性	MDA含量
肝脏	空白对照组	10.67±1.20	90.41±5.86	1.00±0.10
	姜黄素组 200mg/kg	10.50±1.67	104.14±4.62	0.83±0.08
	500mg/kg	13.95±0.98	97.57±10.66	0.87±0.17
	800mg/kg	15.62±3.44	111.03±6.23	0.46±0.04
血清	空白对照组	851.55±188.98	79.37±0.65	5.74±0.56
	姜黄素组 200mg/kg	828.87±174.19	83.09±2.70	7.18±0.80
	500mg/kg	1096.91±160.80	92.50±1.80	7.70±0.20
	800mg/kg	1035.05±120.38	85.70±1.86	4.34±0.24

4. 姜黄素可提高罗非鱼的免疫功能

鱼类是较低等的脊椎动物，它的特异性免疫机制很不完善，非特异性免疫起着重要作用，鱼类非特异性免疫有三部分构成。

（1）鱼类黏液是一种胶体状的细胞，能限制细菌动物和可以杀灭病原体。

（2）鱼类血液和次级淋巴组织存在消化特别物质的吞噬细胞如多核白细胞和巨噬细胞等，能捕捉和消化侵入机体中的微生物和病原体，在抗炎症过程中发挥重要作用。

（3）体液中存在许多免疫成分，如免疫球蛋白（IG）、溶菌酶、天然抗体、干扰素、C反应蛋白等。研究表明，添加姜黄素可使罗非鱼血清蛋白提高。血清蛋白是很多免疫细胞和肌钙蛋白巨噬细胞等的载体，姜黄素提高了血清蛋白，间接提高了罗非鱼的免疫力。试验结果如表4-16所示。

表4-16 姜黄素对罗非鱼血清蛋白和血清溶菌酶（LZM）的影响

组别	血清蛋白含量/（g/L）		血清LZM活性/（μg/mL）	
	45d	60d	45d	60d
空白对照组	124.60±16.46	98.98±12.54	14.14±0.92	12.95±0.88
姜黄素组 200mg/kg	123.64±8.34	76.88±6.66	12.51±1.33	15.75±1.23
500mg/kg	136.45±15.39	126.36±21.62	16.68±1.52	14.87±0.04
800mg/kg	143.82±17.49	115.96±6.89	11.83±0.38	8.54±1.93

从表4-16中可以看出，添加姜黄素可使罗非鱼血清蛋白含量升高，在饲养45d时

800mg/kg组达到最高值，饲养60d时以添加500mg/kg组达最大值，800mg/kg组反而下降。同样，姜黄素可提高罗非鱼LZM活性，在45d中以500mg/kg组最好，而60d饲养中则以200mg/kg组最好。这说明这两项指标的提高和姜黄素用量有关，但不是越多越好，过多量姜黄素反而会使指标下降。而且姜黄素用量和饲养时间有关，饲养时间长，姜黄素用量减少，这样才能具有最大的免疫活性。

5. 姜黄素对罗非鱼体表颜色影响不大

通过各组饲养后体表β-胡萝卜素测定，表面含量变化不大，姜黄素对体表颜色影响也较小。

6. 姜黄素罗非鱼饲料配方

某地姜黄素罗非鱼保健饲料配方，如表4-17所示。

表4-17 姜黄素罗非鱼饲料配方

单位：%

成分	含量	成分	含量	成分	含量
次粉	21.05	菜粕	17	预混料①	1.0
米糠	5	植物油	2.0	姜黄素	0.05~0.08
鱼粉	5	食盐	0.3	膨润土	3.0
花生粕	8	磷酸二氢钙	1.5	营养水平②	
豆粕	21	氯化胆碱（50%）	0.15		
棉粕	13	滑石粉	2.0		

①预混料中各组分之比：鱼多维:鱼矿:饲料香味剂=1:5:1;
②营养水平：粗蛋白28.36%，脂肪3.06%，粗灰分23.64%，水分5.52%，钙3.69%，磷0.93%。

二、鸡饲料应用的研究

由于姜黄素具有生理活性。许多研究者证实了以姜黄素做为鸡饲料添加剂，可促使鸡具有更好的生长性能和更优良的品质。

（一）姜黄素蛋鸡保健饲料应用的研究

蛋鸡饲养目的主要是产蛋，评定蛋鸡的生产性能的指标主要有平均蛋重、产蛋率、产蛋量、料蛋比。为了研究姜黄素对蛋鸡生产性能的作用，研究选用420只，48周龄处于产蛋高峰的伊莎褐壳系母鸡，随机分为7组，第一组：空白对照组，只喂饲基础饲粮，不加姜黄素。第二组：喂饲粮+5%姜黄渣。第三组：喂饲基础饲粮+100mg/kg姜黄素。第四组：喂饲基础饲粮+150mg/kg姜黄素。第五组：喂饲基础饲粮+200mg/kg姜黄素。第六组：喂饲基础饲粮+250mg/kg姜黄素。第七组：喂饲基础饲粮+300mg/kg姜黄素。喂饲8周，计算各时间段生产性能指标。确定了姜黄素对蛋鸡的作用，如下所述。

1. 对枚蛋重、采食量没有显著影响。

2. 可提高产蛋率每周计算一次，试验结果如表4-18所示。

从表4-18中可以看出不同剂量姜黄素对产蛋有一定影响，喂养时间4、5、6、7周期间300mg/kg姜黄素组和150mg/kg姜黄素组产蛋率都比空白对照组有提高，其余几组提高不大，有的反而降低，因此初步确定姜黄素添加量应选用300mg/kg或150mg/kg。并且发现8周添加姜黄素并未见不良影响，说明姜黄素可以做为饲料添加剂使用。

表4-18　姜黄素对产蛋率的影响　　　　　　　　　　　　　　　　　　　　　单位：%

组别	喂养时间							
	1周	2周	3周	4周	5周	6周	7周	8周
空白对照组	82.1	85.0	86.2	75.4	79.0	76.1	75.0	74.1
姜黄素组 5%姜黄渣	80.0	80.6	78.1	72.1	69.0	72.3	73.1	62.4
100mg/kg	75.0	77.8	76.1	81.6	73.5	72.1	70.0	66.8
150mg/kg	78.6	80.0	82.6	84.7	80.6	78.0	76.1	73.0
200mg/kg	76.1	77.0	78.4	77.8	72.3	72.5	72.4	72.0
250mg/kg	73.6	76.8	79.0	76.2	77.0	68.0	66.8	62.1
300mg/kg	80.1	84.8	86.2	88.0	84.6	84.2	80.0	71.6

3. 可降低鸡蛋中胆固醇含量

一般普通鸡蛋的胆固醇含量为1200mg/100g，采用姜黄素喂养的鸡产的蛋，其胆固醇含量下降30%~60%。

4. 蛋鸡饲养经济效益分析

姜黄素按市场价800元/kg，鸡蛋按市场价6.4元/kg，添加姜黄素后鸡蛋胆固醇含量下降，蛋价格可提升至6.8元/kg。由于添加姜黄素使各组饲料价格为1.2，1.28，1.28，

1.32，1.36，1.40，1.44元/kg，每组蛋鸡60只，生产时间8周，经济分析如表4-19所示。从表中4-19中可以看出，姜黄素150mg/kg组300mg/kg。

表4-19 姜黄素饲养蛋鸡经济效益分析

组别	产蛋量/kg	鸡蛋收入/元	消耗饲料量/kg	饲料成本/元	获利/元
空白对照组	169.24	1083.14	387.44	464.72	618.21
姜黄素组 5%姜黄渣	158.45	1077.46	365.21	467.47	609.99
100mg/kg	151.09	1027.41	377.55	483.26	544.15
150mg/kg	180.00	1224.00	375.80	496.06	727.94
200mg/kg	165.57	1125.88	374.90	509.86	616.01
250mg/kg	153.26	1042.17	375.61	525.86	516.31
300mg/kg	176.31	1198.91	366.74	528.11	670.80

组具有较好经济效益，获利比空白组分别提高17.8%和8.5%。结论是从经济分析看姜黄素添加量应为150mg/kg为最佳。

5. 姜黄素蛋鸡饲料配方

某地蛋鸡姜黄素饲料配方如表4-20所示。预混料主要配方：维生素混合剂1%，甲硫氨酸4.5%，甜菜碱2.5%，胆碱4.0%，碳酸氢钠5%，抗氧化剂0.25%。

表4-20 某地蛋鸡姜黄素保健饲料配方   单位：%

成分	含量	成分	含量	成分	含量
玉米	61.90	石粉$CaCO_3$	8.65	食盐	0.30
豆粕	26.53	姜黄素 mg/kg	150		
磷钙$CaHPO_4$	1.62	预混料	1.00		

（二）姜黄素肉鸡饲料的研究

采用艾维茵肉仔鸡为试验对象，雏鸡饲养1周后，称重选用重量相近的120只健康雏鸡，随机分为4组，30只/组，第一组：空白对照组，只喂基础日粮。第二组：基础日粮+姜黄素150mg/kg。第三组：基础日粮+姜黄素200mg/kg，第四组：基础日粮+姜黄素

250mg/kg。饲养49d后，测定各项有关指标，得到的结果是：

1. 姜黄素可提高肉鸡的生长性能和屠宰结果

试验结果如表4-21所示。从表4-21中可以看出，饲料中添加姜黄素可提高肉鸡净增重，净肉重，降低料肉比，提高屠宰率，但以200mg/kg组有较好效果。

表4-21 姜黄素对肉鸡生长性能的影响

组别	生长性质					屠宰结果	
	始重/g	末重/g	净增重/g	耗料量/g	料肉比	净肉重/g	屠宰率/%
空白对照组	86.9	2459.6	2372.6	4816.4	2.03	1795.9	73.02
姜黄素组 150mg/kg	87.0	2392.8	2392.6	4713.8	1.97	1837.8	74.11
200mg/kg	86.8	2482.8	2482.8	4667.7	1.88	1975.8	76.89
250mg/kg	86.9	2411.8	2411.8	4582.4	1.90	1902.0	76.12

2. 姜黄素可降低脂肪含量

试验以测定肉鸡腹脂和肝脂重为指标进行测定，结果如表4-22所示。从表3-22中可看出，姜黄素试验组、腹脂重、肝脂重都有不同程度下降，脂重占体重比例也都有所下降，效果最明显的为姜黄素200mg/kg组。

表4-22 姜黄素对肉鸡腹脂和肝脂的影响

组别	腹脂重/g	腹脂/体重/g	肝重/g	肝脂重/g	肝脂重/体重/%
空白对照组	52.65 ± 2.10	2.14	59.65 ± 1.27	24.01 ± 0.89	0.98
姜黄素组 150mg/kg	52.32 ± 2.14	2.11	62.3 ± 2.64	23.56 ± 0.47	0.95
200mg/kg	50.36 ± 2.33	1.96	61.5 ± 2.87	20.55 ± 0.62	0.80
250mg/kg	50.22 ± 2.23	2.01	60.87 ± 3.12	20.73 ± 1.31	0.83

3. 姜黄素可提高鸡肉中蛋白营养成分含量

试验结果如表4-23所示。从表4-23中可以看出，姜黄素200mg/kg组可提高胸肌、腿肌的精蛋白含量，降低其脂肪含量，提高其含水量，使肉鸡肌肉营养价值增高，提高鸡肉风味和口感。其余组影响不明显。

表4-23 姜黄素对肉肌肌肉营养成分影响　　　　　　　　　　　　　　　　　　单位：%

组别	粗蛋白		粗脂肪		含水量	
	胸肌	腿肌	胸肌	腿肌	胸肌	腿肌
空白对照组	22.13±0.56	17.23±0.54	0.98±0.12	7.88±0.78	70.12±2.54	70.87±1.01
姜黄素组 150mg/kg	21.89±0.32	17.45±0.34	0.96±0.32	6.55±0.32	71.10±2.11	71.03±0.12
200mg/kg	22.54±0.21	20.13±0.43	0.93±0.12	5.64±0.21	74.21±1.23	75.12±0.32
250mg/kg	22.05±0.65	19.32±0.21	0.95±0.23	6.12±0.31	73.38±1.73	73.18±1.25

4. 姜黄素可保护鸡肉色泽

按照比色法，国内通用5分评定法评定肉色，1分为灰白色，2分为轻度灰白色，3分为鲜红色（正常肉色），4分为稍深红色（正常肉色），5分为暗红色。试验结果如表4-24所示。从表4-24中可以看出，无论是胸肌肉或腿肌肉，在屠宰后45min时，其肉质颜色均为正常肉色，姜黄素无显著影响。

表4-24 比色卡法测定姜黄素对鸡屠宰后肉色的影响

组别	胸肌		腿肌	
	45min	24h	45min	24h
空白对照组	3.69±0.12	4.68±0.51	3.78±0.21	4.56±0.27
姜黄素组 150mg/kg	3.67±0.23	4.31±0.40	3.81±0.18	4.55±0.18
200mg/kg	3.58±0.27	3.72±0.34	3.72±0.17	3.79±0.22
250mg/kg	3.50±0.31	3.82±0.12	3.70±0.18	3.94±0.28

但在4℃冰箱中储存24h后，肉色发生变化。空白对照组肉色逐步变深，向暗红色变化，但添加姜黄素后，肉色仍能保持正常肉色。姜黄素150mg/kg组效果不明显，姜黄素200mg/kg，250mg/kg组效果明显，而且随着姜黄素用量增加，肉色越向好趋势变化。这说明姜黄素对肉色有较好保护作用。

5. 维生素E和姜黄素联合使用对饲养鸡有协同效应，效果更显著

研究将小鸡分为3组。第1组，空白对照组，只喂基础日粮，第2组，基础日粮+姜黄素100mg/kg+维生素E 75mg/kg，第3组，基础日粮+姜黄素200mg/kg+维生素E 150mg/kg。饲养49d屠宰后，对有关指标进行检测，结果如表4-25所示。从表4-25中可以看出，在

饲料中添加姜黄素并联合添加维生素E后可进一步提高肉鸡生长性能，提高屠宰率，降低肉鸡腹部脂肪含量，保护24h冷藏后肉色，而且以姜黄素200mg/kg+维生素E150mg/kg，效果最为显著，这表明维生素E对姜黄素做鸡饲料添加剂有很好的协同效应。

表4-25 维生素E和姜黄素联合使用对肉鸡生长性能和屠宰结果影响

组别	全净膛重/g	屠宰率/%	腹脂重/g	腹脂/体重	24h后比色卡法测定鸡肉色	
					胸肌	腿肌
空白对照组	1.654	73.34	53.88±2.10	2.39	4.65±0.51	4.87±0.28
姜黄素100mg/kg+维生素E 75mg/kg	1.705	74.16	52.21±2.14	2.27	4.41±0.40	4.65±0.14
姜黄素200mg/kg +维生素E 150mg/kg	1.915	75.75	49.68±2.33	1.97	37.74±0.34	3.86±0.22

6. 姜黄素肉鸡饲料配方举例，某地肉鸡姜黄素饲料配方如表4-26所示。

表4-26 某地姜黄素肉鸡保健饲料配方　　　　　　　　　　　　　　　　单位：%

成分	含量	成分	含量	成分	含量
玉米	57.000	食盐	0.320	代谢能（MJ/kg）	13.01
豆粕	35.200	蛋氨酸	0.068	粗蛋白	20.20
豆油	4.500	50%氯化蛋碱	0.082	蛋氨酸	0.48
磷酸氢钙	1.100	微量元素混合物	0.200	钙	1.14
石粉	1.470	其他	0.080	磷	0.65

三、猪饲料应用的研究

姜黄素用做猪饲料添加剂也做了研究，主要是对育肥猪生长的研究。

姜黄素对育肥猪的研究

研究将体重为63.7kg左右的杂交猪36头分为4组，分别给予不同饲料，第1组空白对照组，只喂饲基础日粮，第2组基础日粮+姜黄素200mg/kg，第三组基础日粮+300mg/kg，第4组基础日粮+400mg/kg，饲养5周后测定重量，再停喂姜黄素添加剂5d，屠宰测定日同体性能指标。主要结果有以下几方面。

1. 姜黄素可提高育肥猪的生长性能

试验结果如表4-27所示。从表4-27中可看出添加不同剂量姜黄素均降低了育肥猪的背膘厚度，肌肉剪切力和滴水损失，并提高了瘦肉率、腹肌面积。随姜黄素用量的增加，以上指标均呈改善趋势，其中以400mg/kg添加量效果最显著。瘦肉率提高5%，背膘厚度降低14%，宰杀后24h pH最接近宰杀60min时，防止肉质酸化。

表4-27 姜黄素对育肥猪生长性能和屠宰参数的影响

测定项目	空白对照组	姜黄素组 200mg/kg	姜黄素组 300mg/kg	姜黄素组 400mg/kg
最末重/kg	90.32 ± 2.14	91.66 ± 2.54	92.29 ± 1.87	94.32 ± 2.13
背膘厚/cm	2.65 ± 0.4	2.57 ± 0.05	2.45 ± 0.04	2.30 ± 0.03
宰杀60min后pH	6.54 ± 0.042	6.52 ± 0.06	6.51 ± 0.039	6.49 ± 0.048
宰杀24h后pH	5.64 ± 0.052	5.76 ± 0.035	5.93 ± 0.047	6.34 ± 0.041
滴水损失/%	1.78 ± 0.34	1.69 ± 0.12	1.59 ± 0.22	1.48 ± 0.41
瘦肉率/%	62.11 ± 0.44	63.03 ± 0.32	64.85 ± 0.21	65.45 ± 0.74
腹肌面积/cm²	34.88 ± 1.23	35.91 ± 1.54	37.99 ± 2.11	39.29 ± 1.56
肌肉剪切力千克力（kgf）	2.66 ± 0.02	2.65 ± 0.08	2.59 ± 0.21	2.45 ± 0.12

注：1kgf=9.8N

2. 姜黄素可提高育肥猪肉品质

测定结果如表4-28所示。从表4-28中可以看出，姜黄素组400mg/kg背最长肌的大理石纹评分低于空白对照组，表明添加姜黄素400mg/kg可降低背肌的脂肪含量，而200mg/kg、300mg/kg组无明显效果。此外，添加姜黄素可延长宰杀后肉色保鲜时间，使宰杀24h后肉色保持鲜红。

表4-28 姜黄素对育肥猪肉品质的影响

组别	大理石纹/分	宰后1h肉色		宰后24h肉色	
		肉色评分	肉色	肉色评分	肉色
空白对照组	3.22 ± 0.24	3.00 ± 0.21	鲜红	4.45 ± 0.32	暗红
姜黄素组 200mg/kg	3.28 ± 0.31	3.08 ± 0.35	鲜红	4.25 ± 0.23	微暗红
300mg/kg	3.30 ± 0.25	3.04 ± 0.24	鲜红	3.91 ± 0.18	鲜红
400mg/kg	3.04 ± 0.34	3.06 ± 0.32	鲜红	3.47 ± 0.22	鲜红

3. 姜黄素可替代抗菌药物喹烯酮在育肥猪中的使用

喹烯酮（quinocetone）是近年来我国研制的一种用做兽药的化合物，具有抗菌、止泻、促生长的作用，但是根据《药物饲料添加剂目录及使用规范公告》（征求意见稿），喹烯酮使用限制体重超过35kg猪禁用，使用姜黄素为替代品，做一些探索性试验，张靖等做了研究。姜黄素代表喹烯酮用于育肥猪饲料中进行研究，采用64d 70kg猪，分为4组，对照组基础饲粮+50mg/kg喹烯酮，姜黄素组分别为基础饲料+姜黄素200、300、400mg/kg为另外3组。饲养40d后，宰杀后测定各项指标。

（1）姜黄素替代喹烯酮后可提高猪的生长性能 试验结果如表4-29所示，从表4-29中可以看出，饲料中添加姜黄素，除尘添加量为200mg/kg组外，添加300mg/kg和400mg/kg比较使用喹烯酮都能提高猪的生长性能，日增重分别提高12.32%和9.35%，平均日采食量变化不大，降低了料重比和提高了饲料转化率，而且以姜黄素300mg/kg组效果最显著。

表4-29 姜黄素与喹烯酮对猪生长性能的影响

组别	平均日增重/g	平均日采食量/g	料重比	饲料转率/%
对照组喹烯酮 50mg/kg	865.63 ± 101.83	2691.44 ± 3.96	3.11 ± 0.21	32.15
姜黄素组 200mg/kg	860.71 ± 115.80	2809.38 ± 6.42	3.26 ± 0.24	30.67
300mg/kg	972.28 ± 121.73	2684.00 ± 4.02	2.76 ± 0.11	36.23
400mg/kg	946.57 ± 90.16	2676.63 ± 5.02	2.83 ± 0.22	35.34

（2）姜黄素替代喹烯酮可提高猪肉品质 试验结果如表4-30所示。从表4-30中可以看出，和喹烯酮比较，添加不同剂量姜黄素可提高猪肉亮度、红值、黄值，使猪肉更具鲜红色，增加其新鲜度。这是因为姜黄素具有抗氧化作用，阻碍和延缓了肌红蛋白的氧化反应（即从Fe^{2+}氧化为Fe^{3+}的反应）保持了鲜红色，而且以姜黄素400mg/kg组效果最显著。

表4-30 姜黄素与喹烯酮对猪肉品质的影响

组别	猪肉颜色评分			猪肉pH		滴水损失率/%（24h）
	亮度L	红值a	黄值b	1h后	24h后	
对照组喹烯酮 50mg/kg	46.44 ± 0.82	7.62 ± 0.49	12.48 ± 0.60	6.34 ± 0.07	5.58 ± 1.05	2.13 ± 0.23
姜黄素组 200mg/kg	47.51 ± 0.45	7.76 ± 1.63	12.68 ± 0.62	6.30 ± 0.87	5.54 ± 0.74	2.32 ± 0.26

续表

组别	猪肉颜色评分			猪肉pH		滴水损失率 / (%, 24h)
	亮度L	红值a	黄值b	1h后	24h后	
姜黄素组 300mg/kg	48.01±0.76	7.94±0.47	13.14±0.67	6.27±0.53	5.49±0.97	1.84±0.14
姜黄素组 400mg/kg	48.51±0.75	8.02±0.59	15.50±0.50	6.24±0.08	5.45±1.32	1.79±0.13

此外，肌肉中水分主要以吸附状态存在，肌肉蛋白质是高度带净负电荷化合物，因而能吸附大量水，滴水损失率与系水力呈反比关系，肌肉系水力大时，滴水损失率小，表现出猪肉多汁、鲜嫩，表面干爽。系水力低时，滴水损失率高。肉表面渗出，可溶性营养成分和风味损失加重，猪肉干硬，肉质下降。而添加姜黄素使猪肉滴水损失率下降，提高了肉的风味和品质，并以姜黄素400mg/kg组效果最为显著。

此外，添加姜黄素和喹烯酮对猪肉pH影响不明显，但均在正常允许范围（5.4~6.7）。

（3）姜黄素替代喹烯酮可提高对猪主要病原抗体效价　试验结果如表4-31所示。

表4-31　姜黄素与喹烯酮对猪主要病原体效价的影响

组别	猪瘟抗体效价	O型口蹄疫抗体效价	蓝耳病血清抗体效价
对照组喹烯酮50mg/kg	4.78±0.13	4.91±0.11	1.30±0.27
姜黄素组200mg/kg	4.65±0.22	4.74±0.12	1.27±0.31
姜黄素组300mg/kg	4.84±0.15	5.23±0.07	1.38±0.19
姜黄素组400mg/kg	5.15±0.12	5.34±0.13	1.41±0.46

从表4-31中可看出，和喹烯酮比较，添加姜黄素，除姜黄素200mg/kg组外，其他姜黄素300，400mg/kg组效果最为显著，这说明饲养中如果不能使用喹烯酮添加姜黄素也可提高猪的免疫功能。对猪没有任何不良反应。

4. 姜黄素猪保健饲料配方举例

其他采用的姜黄素猪配料配方，如表4-32所示。

表4-32　某地姜黄素猪保健饲料配方

成分	含量/%	成分	含量/%	饲料营养水平	
				消化能/（MJ/kg）[3]	12.97
玉米	65.5	食盐	0.32	粗蛋白/%	20.2
豆粕	19	赖氨酸	0.1	钙/%	0.88
菜粕	4.0	姜黄素/（mg/kg）	400	有效磷/%	0.42
4号粉	5.0	畜禽复合多维[1]	0.02	赖氨酸/%	1.09
麸皮	4.0	微量元素预混料[2]	0.46	蛋氨酸/%	0.34
磷酸氢钙	1.6			胱氨酸/%	0.28

注：①每kg畜禽复合多维含维生素A 4500万IU，维生素D 100万IU，维生素E 25000 IU，维生素K 5000mg，维生素B 5000mg，维生素B_{12} 50mg，维生素B_2 20000mg，维生素B_6 4000mg，烟酸 40000mg，乳酸钙25000mg，叶酸600mg，生物素100mg。
②每kg微量元素预混料含：Cu 1000mg，Fe 8000mg，Mn 5000mg，Zn 4000mg，I 50mg，Se 60mg，Co 8mg，水分10.0%，载体为磷酸氢钙。
③饲料消化能：指被消化吸收的饲料所含能量（MJ/kg）。

参考文献

[1] 狄建彬，顾振纶，赵笑东，等.姜黄素的抗氧化和抗炎作用研究进展.中草药，2010，41（5），18-21.

[2] 俞军，杨先乐，陈庆堂等.姜黄素的生物学功能及其在水产动物饲料中的应用前景.科学养鱼，2015.（5）：67-68.

[3] 王进波，吴天星.姜黄素在大黄鱼饲料中应用效果研究.水利渔业，2007，27（6）：105-106.

[4] 俞军，张蕉南，陈永亮，等.姜黄素对大黄鱼生长性能的影响.科学养鱼，2015:67-68.

[5] 俞军，陈庆堂，李宋钰，等.姜黄素对大黄鱼生长及非特异性免疫功能的影响.南方农业学报，2015: 1315-1317.

[6] 胡忠泽，杨久峰，谭志静，等.姜黄素对草鱼生长和肠道酶活力的影响.粮食与饲料工业，2003: 29-30.

[7] 余少梅，喻运珍，艾桃山，等.姜黄素对草鱼肝损伤修复作用研究.中国兽药杂志，2013，47（8）：29-31.

[8] 陈兴发.姜黄素对罗非鱼生长、抗氧化及脂类代谢的影响.硕士学位论文，华南农业大学，2008.5.30.

［9］张宝彤，张波，萧培珍，等.姜黄素对罗非鱼生长技能.血清生化指标及肠道组织形态的影响，中国饲料，2014：34-37.

［10］刘兆金，黄瑞林，张平，等.姜黄素在蛋鸡饲料添加剂中的应用研究.湖南饲料，2007，1：23-26.

［11］张旭，戴求仲，蒋桂韬，等.生产低胆固醇鸡蛋的营养调控.饲料博览，2010，6：14-16.

［12］祝国强，王斌，侯风琴，等.姜黄素对肉鸡生产性能及肉品质的影响.饲料工业，2009，30（13）：8-10.

［13］祝国强，林冬梅，侯风琴.饲料中添加维生素E和姜黄素对肉鸡生产性能和肉品质的影响.黑龙江畜牧兽医，2006，11：69-72.

［14］周明，张靖，申书婷，等.姜黄素在育肥猪中应用效果的研究.中国粮油学报，2014，29（3）:67-74.

［15］张靖.姜黄素替代喹烯酮对育肥猪饲用效果研究.硕士学位论文，安徽农业大学，2012，6.

［16］祝国强，张伟涛，陈涛，等.姜黄素添加剂对育肥猪胴体GP.肉品质及血液生化指标的影响，饲料工业，2013，34（16）：9-13.

［17］张靖，周明，王井亮，等.姜黄素替代育肥猪饲料中喹烯酮对抗体合成和猪肉品质的影响.饲料工业，2011，32（22）：4-7.

第五章

姜黄素在日化产品中的应用研究

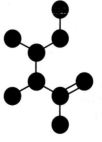

姜黄素的一些生理活性，如抗氧化活性、抗炎作用、抗微生物、抗病毒作用等，也被应用于一些日化产品应用的研究。

一、在化妆品中的应用研究

（一）在嫩肤、祛斑、美白产品中应用

1.　姜黄素在嫩肤、祛斑、美白产品作用的机制

酪氨酸酶（tyrosinase）又称儿茶酚氧化酶，属于多酚氧化酶的一种，是一种结构复杂的含铜氧化还原酶。它广泛存在于人体中及香蕉、红薯、苹果、马铃薯、蘑菇等植物中。在动物体内，它对黑色素的合成起重要催化作用，酪氨酸酶催化L-酪氨酸中单个羟基氧化反应形成邻苯二酚衍生物（多巴胺），再进一步将二酚氧化成邻醌化合物（多巴醌），再进一步反应生成二羟基吲哚化合物和吲哚醌化合物（多巴色素），这些不同的吲哚醌又进行聚合形成了真黑素，如图5-1所示。所以抑制酪氨酸酶作用，抑制黑色素的生成，可淡化皮肤黑色素，达到产品增白效果。在化妆品行业中，酪氨酸酶抑制剂常做为美白产品添加剂使用，姜黄素是一种天然酪氨酸酶抑制剂，可显著抑制酪氨酸酶的活性，所以具有祛斑美白效果。研究表明姜黄素抑制酪氨酸酶活性与姜黄素结构变化有很大关系，几种姜黄素类化合物抑制酪氨酸酶活性比较如表5-1所示，从表5-1中可以看出在总姜黄素的三种成分中，以脱甲氧基姜黄素抑制酪氨酸酶活性最强，其次是双脱甲氧基姜黄素，最差是姜黄素，但比标准对照物能果苷的抑制活性强30倍。所以研究表

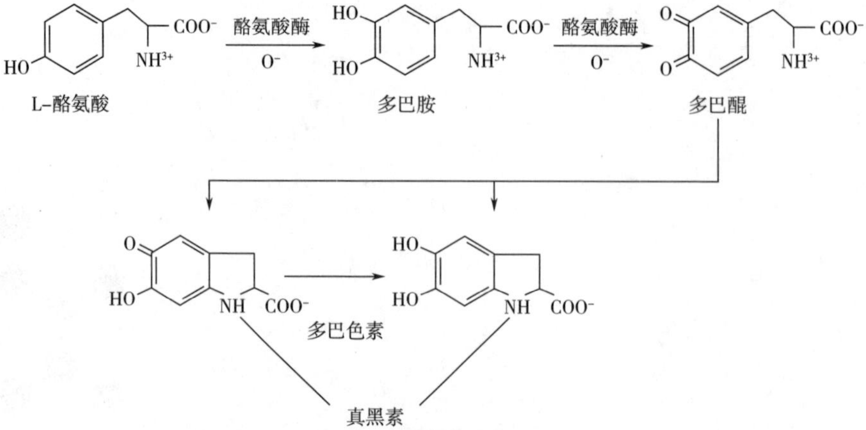

图5-1　黑色素形成示意图

明，姜黄素可通过抑制酪氨酸酶的活性，抑制黑色素的形成，减少黑色素的沉积，达到祛斑、美白效果。除此之外，姜黄素的抗氧化活性，对抗自由基，抑制脂质过氧化作用等对祛斑、美白也起到了促进作用。

表5-1 几种姜黄素化合物对酪氨酸酶抑制的活性　　　　　　　　　　单位：mmol/L

成分	IC_{50}	成分	IC_{50}
姜黄素	0.570	双脱甲氧基姜黄素	0.182
脱甲氧基姜黄素	0.076	熊果苷	5.636

2. 四氢姜黄素在嫩肤、祛斑、美白产品中作用的机制

四氢姜黄素是由姜黄素加氢反应而制得（详见第七章第三节），结构式如下所示。

CAS号36062-04-1　分子式$C_{21}H_{26}O_6$　相对分子质量372.2

外观为白色或乳白色粉末，不溶于水及水溶性爽肤水或原液，不溶于甘油，微溶于乙醇，但溶解于PEG400（聚乙二醇400，是一种保湿剂、增溶剂），无毒、无刺激性。具有强烈抑制酪氨酸酶活性作用，能有效抑制氧自由基生成并将其清除，目前已被大量使用于各种嫩肤、祛斑、美白的膏霜、乳液、精华素类产品中。四氢姜黄素和其他几种常用美白成分在降低色素沉积、抗氧化性能等方面的比较如表5-2所示。

表5-2 四氢姜黄素等几种成分抑制黑色素、抗氧化能力的比较

生物活性	抗氧化能力	降低色素沉积			抗炎能力			UV防护
样品	抑制DPPH能力 IC_{50}/（μg/mL）	ORAC值/（μmol/frolo x 当量值/g）	抑制酪氨酸酶 IC_{50}/（μg/mL）	抑制黑色素 IC_{50}/（μg/mL）	抑制弹性蛋白酶 IC_{50}/（μg/mL）	抑制胶原蛋白酶 IC_{50}/（μg/mL）	抑制透明质酸酶 IC_{50}/（μg/mL）	IC_{50}/（μg/mL）
维生素C	1.93	3400	9.33	25	—	—	—	92
曲酸	500		7.0	100	—	—	—	
熊果苷	500		193.6	100	—	—	—	

续表

生物活性	抗氧化能力	降低色素沉积			抗炎能力			UV防护
样品	抑制DPPH能力 IC_{50}/（μg/mL）	ORAC值/（μmol/frolo x 当量值/g）	抑制酪氨酸酶 IC_{50}/（μg/mL）	抑制黑色素 IC_{50}/（μg/mL）	抑制弹性蛋白酶 IC_{50}/（μg/mL）	抑制胶原蛋白酶 IC_{50}/（μg/mL）	抑制透明质酸酶 IC_{50}/（μg/mL）	IC_{50}/（μg/mL）
四氢姜黄素70%	1.2	10000	2	3.5	—	—	—	45
四氢姜黄素95%	0.93	10815	1.77	3	—	—	—	47
四氢姜黄素99%	1.3	10212	1.8	3.2	—	—	—	42
光甘草定4%	29	2129	1	19.8	50	62.5	—	100
光甘草定40%	49	3256	0.25	3	60	65	—	66
光甘草定80%	100	7550	0.25	3.5	55	50	—	

从表5-2中可以看出光甘草定具有比四氢姜黄素更强的对酪氨酸酶的抑制能力，但姜黄素的抗氧化能力远超过光甘草定，更超过熊果苷、维生素C等。四氢姜黄素强烈的抗氧化能力可以有效提高肌肤光泽度，改善肌理，发挥亮肤去黄作用。此外，还可发现，无论是四氢姜黄素或光甘草定，并不是纯度越高，其抗氧化能力、抑制色素沉积能力就越强。99%四氢姜黄素其抗氧化能力、抑制色素沉积能力反而不及95%四氢姜黄素。光甘草定浓度从40%提高到80%，其各种效果变化不大。所以配料以95%四氢姜黄素或40%光甘草显示性价比最高。

3. 产品举例

（1）Sabiwhite 美肤膏霜　主要成分：四氢姜黄素0.2%，欧甘草提取物0.2%，阿伏苯宗（Avobenzone）2.5%，高良姜酯0.5%，姜黄提取物0.5%。主要功效：有显著抑制酪氨酸酶活性。经测定IC_{50}为250~300μg/mL。有抗氧化作用，经测定，对DPPH自由基IC_{50}值为1~1.5mg/mL。临床试验结果，受试者每天涂抹2次，持续8周。用黑色素测量仪测定受试者皮肤黑色素值，使用美肤膏霜者黑色素指数降低4.68%。试验过程中未出现任何皮肤刺激或过敏症状，无黑头粉刺产生，无诱变性皮肤病发生。

（2）Sabiwhite 下眼霜　主要成分：四氢姜黄素0.2%，欧甘草提取物0.2%，乳香提取物1.0%，高良姜酯0.5%，银杏提取物0.1%。主要功效：阻止下眼周黑眼圈形成，能激活眼周肌肤，减少自由基对皮肤带来的损伤。有显著抑制酪氨酸酶活性的作用。经测定 IC_{50} 值为100~150μg/mL，其抗氧化能力经测定对DPPH自由基 IC_{50} 为0.75~1.0mg/mL。临床试验结果，22名受试者对下眼周进行涂抹，2次/d，持续4周，对受试者黑眼圈及眼袋状况打分，结果是受试者黑眼圈状况下降86%，眼袋状况下降了76%。

（3）中国美肤宝系列产品　由绿色美容国际连锁机构环亚集团旗下的广州奇华顿有限公司和中科院云南药用植物研究所联合研发的产品，主要有以下几种。

①美肤宝自然白洗面奶。主发成分：姜黄素，L-抗坏血酸，海藻精华，熊果苷，透明质酸。主要功效：有效减轻面部色素沉着，改善面部肌肤血液循环，增进皮肤新陈代谢，再配合对皮肤轻轻按摩，提高肌肤对营养成分吸收和自身抵抗能力，长期使用可令肌肤美白柔润。适用肤质：任何需要美白的肌肤，产品性能温和，成分天然，娇嫩皮肤也可使用。使用方法：温水湿润面部，取少量产品手心加水均匀揉出丰富泡沫，在面部顺内纹理方法按摩1~2min，再以温水洗净即可。

②美肤宝自然白亮采柔肤水。主要成分：姜黄素、甘草精华、熊果苷、植物提取物、羟乙基尿素。主要功效：温和彻底清洁皮肤，柔化肌肤角质层，给表皮细胞补充足够水分、养分和能量，促进面部血液循环，改善暗淡肌肤，抑制黑色素生成，收敛毛孔，紧致肌肤，使肌肤嫩白，透红，富有健康光泽。适用肤质：任何需要美白的肌肤。

③美肤宝自然白焕彩乳液。主要成分：玫瑰果油、芦荟胶、姜黄素、植物提取物、深海鱼油、熊果苷。主要功效：天然美白成分可快速渗透至真皮层，从皮肤深层活化肌肤，对于面部、黑黄、暗涩、肤色不匀有改善作用，玫瑰果油滋润肌肤使皮肤恢复弹性，坚持使用使肌肤莹白，透亮光彩。使用方法：洁肤后，均匀涂抹面部，轻轻按摩至完全吸收。适用肤质：枯黄，黯淡，肤色不均匀的肌肤。

④美肤宝自然透白霜。主要成分：甘草精华，芦荟精华，熊果苷，L-抗坏血酸，姜黄素，植物提取物，维生素A。主要功效：快速渗透皮肤，加强皮肤夜间活动，刺激细胞更新，能改善皮下微循环，抑制黑色素形成，还能给皮肤输送水分、营养、维护、调理肌肤。适用肤质：面色晦暗、暗黄、无光泽及色素沉着皮肤。使用方法：晚间洁肤后均匀涂抹于面部，轻轻按摩至完全吸收。

（4）美国博姿（Boots）莲花姜黄美白精华系列产品　产品是针对暗沉皮肤设计，可抑制黑色素，明亮肤色，主要成分：姜黄萃取液（姜黄素）、莲花萃取液、荷花油、大米萃取液、芦荟精华、麦芽糖等。

除上述产品外，还有库因瑞拉（Queen Rura）舒缓亮肤面膜，采用四氢姜黄素，光甘草定，维生素C等天然美白成分；花果园木瓜精油美白靓肤隐形面膜，主要采用木瓜提取物和四氢姜黄素等天然活性成分，产生美白效果。还有很多，不再列举。

（二）在祛痘去痤疮消炎产品中的应用

姜黄素有抑菌消炎作用，能促进皮肤新陈代谢，恢复损伤皮肤，帮助皮肤创伤愈合，所以姜黄素常应用于许多祛痘，去痤疮的化妆品中。

（1）越南Biona姜黄素祛痘疤膏　主要成分：姜黄提取物（姜黄素）、水杨酸、维生素B₂等。主要功能：祛痘，预防和治疗痤疮，清洁皮肤，消除痈疮更透亮。对于鼻头黑头，鼻翼泛红，也有一定效果。使用方法：每晚洗净脸部，取姜黄素涂抹于痘印痘疤处，使用20d后，痘印痘痕就会逐步淡化。

（2）中国阿娜妮（Anaxnil）姜黄素绿豆泥浆面膜　主要成分，苗岭天然矿物泥、姜黄提取液（姜黄素）、绿豆提取物等。主要功效：清亮细腻、渗透皮肤、去黄紧致、美白保湿、祛痘护肤、调节皮肤油水平衡。适用皮肤：适用于有痤疮、黑头、毛孔粗大、油田爆发、暗黄粗糙皮肤。使用方法：洁面后，取适量均匀涂于脸部，避开眼和唇部，静敷15~20min，搓去面膜，再用清水洗干净。这是按苗方药研制的化妆品。

（三）在防辐射、防晒产品中的应用

过量紫外线会加速肌肤老化，使皮肤变黑、粗糙、松弛，导致各种皮肤病，产生黄褐斑和黑斑，使用防晒护肤品可减轻外线对皮肤的伤害，姜黄素具有抗紫外线防晒功能。已被添加到某些防晒护肤品中代替以前使用的化学式物理防晒剂，使产品更轻薄、易抹，对皮肤无刺激作用。

1.　防晒机能评定方法

评定护肤防晒功能的方法，常采用的是SPF值测定法。选用复试者背部5cm×6cm正常皮肤区域分别测定不涂护肤品，24h在日光模拟器氙弧灯照射下产生最小红斑量的紫外线值即MED₁，再测定按2mg/cm²样品用量均匀涂抹在皮肤上，24h产生最小红斑量紫外线值MED₂。SPF按式（5-1）计算。

$$SPF=\frac{MED_2}{MED_1} \tag{5-1}$$

SPF越大，防晒效果越好，一般来说最低等的防晒品SPF为2~6，中等防晒品SPF为6~8，高等防晒品的SPF为8~12。SPF在12~20范围内产品为高强防晒品，SPF在20~30为超高强防晒品。按照一般亚洲人的习惯，面部防晒霜选择SPF为9~11已足够，对阳光

敏感的人可选择SPF值较高产品以15~20为宜，指数太高的防晒品，虽有利于防晒，但同时加入化学防晒剂用量也加大，容易对皮肤产生刺激、过敏等不良反应。

2. 姜黄素防辐射防晒产品举例

（1）中药防晒霜　主要成分：黄芩提取物5g/100g，雪莲提取物3g/100g，姜黄提取物（姜黄素）0.2g/100g及其他霜剂基质加到100g。SPF平均值12.43。

（2）倩碧（Clinique）晶采嫩白隔离霜　主要成分：感光酶素、迷迭香叶精华、核糖核酸钠、桂皮酸盐、水杨酸盐、芥黄素、姜黄素、甘草次酸、米仁精华、二氧化钛、氯化锌，向日葵籽精华、大麦精华等。主要功效：防晒、抗辐射，SPF30，清理皮层，展现皮肤光泽，防止色素沉着。

（3）中国丸美（MARUB1）高机能激向精华隔离霜　主要成分：四氢姜黄素、樱桃李提取物、射干提取物、透明质酸、尿素、纳米隔离因子TiO$_2$、葵花子精华、小麦精华、黄瓜精华、酵素精华、维生素E、L-抗坏血酸等。主要功能：选用不同色调，可调理皮肤达到水晶般剔白或红润透白。可防止紫外线伤害，SPF为26，隔离电脑辐射、污染、淡妆、修饰肤色等。

（4）美酷本草姜黄素防辐射原液面膜　主要成分：姜黄素、生姜提取物、PEG-40氢化蓖麻油、羟乙基酸钠、香精等。主要功能：防晒、防辐射、美白、补水保湿。1贴/d。

二、在肥皂、洗发、洁面乳、染发产品中应用的研究

（一）在肥皂中的应用

1. 姜黄在肥皂应用中的特点

（1）由于姜黄的保健功效及美容功效，姜黄广泛用于肥皂中，姜黄用于肥皂一般不是以在肥皂中添加姜黄素的形式而使用的，而是以姜黄提取物形式而添至肥皂中的，再配加其他植物有效成分，制成各种功效肥皂。这是因为姜黄提取物除了包含有效成分总姜黄素外，还含有姜黄精油成分，这些化合物也具有抗菌、消炎、润肤、抗氧化、美白、增香等效果，也促进了肥皂的保健功效。

（2）在肥皂制作方法上，一般的香皂都是化学制品，添加了许多化学成分，有时容易形成残留，可能刺激皮肤，甚至堵塞毛孔，皮肤细腻的女生更应注意。冷制手工皂是近年来非常流行的代替化学制品的沐浴用品。材料全部用天然材料制成，所有的材料对

皮肤非常温和并含天然营养成分含量极高的植物油。这里常常采用天然的食材、草药、香料，营养素等成分，使用低温法保留这些成分不会因高温而受到破坏分解，以纯净水+植物油的方法经过自然皂化反应而制成。采用姜黄的肥皂，大多数冷制手工皂，只有这种制皂方式才能保证姜黄中的姜黄素，姜黄精油的成分完整保留，充分发挥其生理活性。冷制手工皂的缺点是存放中不能日晒，过水，需安放置在阴凉通风处。其次是价格贵于化学皂。

2. 姜黄肥皂应用举例

（1）中国凡客（Vancl）汉方药皂系列——姜黄沐浴皂　生要成分：椰子油、棕榈油、橄榄油、葡萄籽油、姜黄粉（2%）、姜精油、维生素E等。主要功效：有消炎抗菌效果，缓解皮炎、疾病，长期使用增强皮肤健康，使皮肤柔嫩光滑。使用方法：先将皂装入起泡中，沾水打出丰富泡沫，涂抹皮肤，轻度按摩15s，再用温水冲净。注意事项：此为手工皂不含界面活性剂，对眼睛有刺激感，避开眼睛及伤口、湿疹等处。

（2）泰国ARB–IMS姜黄手工香皂　主要成分：米糠油、椰子油、棕榈仁油、芦荟、姜黄提取物、姜黄油、薄荷油、其他芳香油、维生素E等。主要功能：美白肌肤，淡化痘印，提供肌肤所需精华养分。延缓皮肤衰老，使皮肤有光泽、弹性。使用方法：将香皂沾水打湿，在手心里轻搓出泡沫，在面部或皮肤按摩1~2min，然后用清水冲洗干净。

（3）印度喜马拉雅（Himalaya）抗菌楝树姜黄香皂　主要成分：苦楝树提取物、姜黄提取物、柠檬提取物、甘油、EDTA、绿色素。抗氧化剂等。主要功效：对过敏皮肤有稳定pH、舒缓效果，对油性皮肤，能调理平衡肌肤油脂，具有抑菌、抗菌及防蚊效果。注意事项：保存时避日光直射。

（4）中国台湾腾福（TF）姜黄乳霜手工皂　主要成分：橄榄油、椰子水、棕榈油、米糠油、乳油木果脂复方精油、香精油、姜黄原液、矿植物粉等。主要功效：嫩白、保湿、保水、性质温和、使肌肤透亮光滑柔嫩、常保弹性。使用方法：放手上加水搓揉起泡，适用于脸部、全身肌肤及头髻清洁用。注意事项：使用后放置阴凉干燥处，避免阳光直射。

（5）韩国美肌庄园姜黄海盐止痒修复洗发皂（手工皂）　主要成分：老姜黄、姜黄精油、姜汁、生姜粉、深海海盐、有机红花茶油、木槿花油、迷迭香油、依兰精油、广藿香精油；鼠尾草精油、乳油木果脂、橄榄油、甜杏仁油等。主要功效：有杀菌、抑制皮肤发炎、调理油腻不洁头发功效。姜黄素和红茶油能促进血液循环，刺激毛囊活跃增生，同时滋补头皮，从发根给予头发丰富营养，起到促生发、护发作用。长期使用可使发丝强健，防止开叉，防止脂溢性脱发，令秀发清爽柔顺。姜黄清洁头皮，调理角质、淡化印痕功效。使用方法：可直接用皂在头发上揉搓，或借助于起泡球起泡沫，由于此皂不含化学清洁剂、表面活性剂、起泡剂、化学柔顺剂，所以可直接用于洗脸式沐浴。注意事项：部分人群在初洗时会稍有涩感，使用几次后就会适应。手工皂质地柔嫩、不耐浸泡潮湿，用后晾干。

（二）在洗发产品的应用感

姜黄素洗发产品举例

（1）中国优源三棵姜洗发露　主要成分姜黄素、生姜提取液、酵母氨基酸、透明质酸、维生素H、维生素E、水解 β –葡萄糖、胶原提取物、何首乌、葡萄籽提取物等。主要功效：去屑止痒、营养毛囊、修护发芯、补充皮质蛋白、有效强根固发更浓密。加入很多护肤成分，润养头皮，渗入发芯，改善干枯，掉发，毛躁等诱因，使秀发乌黑发亮。使用方法：取洗发露15~30g搓洗，按摩头发2~3min后，冲洗干净即可。还可当护发素使用，每次用10~20mL，涂抹在发尾，挺5~6min即可。也可在烫发中使用，在任何烫发水中加入10~20mL，可在烫发中有效保护头发不受损伤。

（2）姜黄素中药精华洗发露　主要成分：姜黄素、姜油、黄金固发果提取物、何首乌提取物，椰油酰胺DEA等。主要功效：温和养润头皮、调节毛囊油脂分泌、修护干枯开叉和受损发质。坚固发根，令头发健康亮泽，坚韧浓密。

（3）博倩老姜古方世家中药防脱洗发水　主要成分：山姜油、姜黄素、茶麸提取物、人参提取物、灵芝提取物、何首乌提取物、银杏提取物、薄荷脂、海盐卵磷脂保湿因子、阳离子蛋白等。主要功效：促进头皮血液循环、补充头发生长中必需的胶原蛋白、促进头发生长、修复受损头发、达到养发、固发、乌发效果。使用方法：取适量产品均匀抹于湿发上，按摩5~10min，会有热辣感觉，用清水洗净。

（三）在洁面乳产品中的应用

姜黄素洁面乳产品举例

（1）日本富士月之清辉（Lunamer）焕彩亮肤洁面乳　主要成分：黄芩根提取物、姜黄提取物、视黄醇棕榈酸酯、椰油酰甘氨酸钠、卵磷脂、玉米油、维生素E、甘草酸二钾、苯氧乙醇、羟基乙酸、羟丙基甲基纤维素等。主要功效：有高渗透性的纳米维生素A、纳米维生素E和果酸，可净化造成肌肤暗沉的旧角质和毛孔污垢，使肌肤有透明感。使用方法：取适量于手上，加水使其充分起泡，用泡沫轻柔洗脸，再用清水冲洗干净。注意事项：不慎入眼时用凉水冲洗。如有肌肤红肿、湿疹等过敏反应，停止使用。平时放置在阴凉之处，避免阳光直射。

（2）美肤宝自然白洗面奶（见本章姜黄素嫩肤、祛斑、美白产品举例）

（3）中国阿娜妮（Anaxnil）姜黄、绿豆控油清肌洁面乳　主要成分：姜黄提取物、绿豆提取物、氨基酸等。主要功效：温和清洁皮肤、清除多余老化角质、防止粉刺形成，洗后控油干爽不紧绷，抑制痤疮，不留痕。使用方法：取适量于手中，加水轻搓使其起泡，轻揉洗脸，按摩数分钟，用清水冲洗即可。

（4）印度喜马拉雅（Himalaya）楝树姜黄洗面奶　主要成分：印度楝树提取物、姜黄提取物等无皂纯植物配方。主要功效：除去皮肤过多油脂、抑制细菌、清洁皮肤作用，可有效抑制痤疮、粉刺，面部丘疹等作用。使用方法：湿润脸部，用乳液涂抹手中轻轻按摩脸部皮肤，洗净。2次/d，适用于各种皮肤。

（四）在染发剂产品的应用

姜黄素除了具有多种生理活性之外，本身就是一种食品着色剂，近年来为了寻求天然安全无害染发剂以取代有害的苯胺类染发剂，许多研究者对姜黄素染发剂进行了研究。

1. 姜黄素染发剂的特点

（1）姜黄素是食品添加剂、无毒无害、可代替传统的染发剂中对人体有害物质对苯二胺，降低了染发过程及染发后对人体的毒副作用。

（2）姜黄素有多色彩染色作用，在碱性条件下可染成鲜红色，在酸性条件下可染成黄色，在生成铁盐时可染成棕黑色，所以利用染发剂不同金属离子配方，可制成姜黄素黑色及多种色彩的染发剂。

（3）姜黄素是一种新型植物性天然染发剂，染色后的牢固度不及传统化学合成染发剂，目前对姜黄素染发机制及提高染色牢固度还在不断研究中。所以姜黄素染发系列产品在市场上还不是很普遍。

（4）姜黄素染发可用于头发染黄、红和棕三色中，不同于头发染黑色，所以原始发质如是黑色或黑白时，必须将头发漂白后，再行染色，这样才能保证染色鲜艳、亮丽及牢固。染黑发时可免去此步骤。

2. 姜黄素染发机制的研究

头发主要由纤维蛋白角蛋白（约占80%以上）组成，角蛋白中含量比较丰富的是半胱氨酸、甘氨酸、苏氨酸、谷氨酸等。通过量子化学的计算，姜黄素可和这四种氨基酸，通过氢键形成稳定的结合，使头发染上颜色。而姜黄素与水分子中的氧之间虽然也有氢键结合，但其健能远比姜黄素和氨基酸之间的氢键键能要小，键长长度要长，所以在姜黄素对头发染色后，再用水洗不能把已和头发中蛋白质形成氢键结合的姜黄素，再洗下来，形成了姜黄素染发后的牢固性。

3. 姜黄素染发剂配方

[配方1] 采用姜黄素为活性染料的染发剂有三剂组成，A剂、B剂和C剂。配方如表5-3所示。由于姜黄素不溶于水，选用丙二醇做为姜黄素溶剂，同时丙二醇还具有保湿作用，对发质有利。磷酸是用于调节pH用，pH一般控制为4.30最佳。金属离子常用的是Fe^{2+}、Fe^{3+}、Nd^{3+}，即硫酸亚铁、氯化铁和氯化钕，皆是姜黄素染发的媒染剂，加入媒染剂金属离子，可使姜黄素发色基团和天然纤维形成一个络合物，明显提高染色的牢固度。这三种媒染剂使染色效果略有差异，Fe^{2+}时，头发显深棕色，Fe^{3+}时，头发显棕黄色，Nd^{3+}时，头发显深红棕色。但对染发后发质影响不大。金属离子Fe^{2+}和姜黄素摩尔比为3:1。

表5-3　姜黄素染发剂配方1（棕黑色）

A剂		B剂		C剂	
成分	质量分数/%	成分	质量分数/%	成分	质量分数/%
水	98.52	丙二醇	74.29	水	98.52
羟乙基纤维素	1.48	十六醇	19.00	羟乙基纤维素	1.48
三乙醇胺	调pH8~11	羊毛脂	2.10	金属离子	适量
开松	1滴	油酸甲酯	2.10	开松	1滴
		姜黄素	0.52		

[配方2] 采用二剂组成，A剂和B剂，如表5-4所示。

表5-4　姜黄素染发剂配方2（深棕黑色）

A剂		B剂	
姜黄素5%	丙二醇硬脂酸酯2%	硫酸亚铁8%	其余量为水
丁二醇10%	鲸蜡硬脂醇聚醚1%	还原铁粉0.2%	醋酸调pH为5
异丙醇	其余量为水	瓜尔胶2%	
羟乙基纤维素1%	磷酸调pH为6	茉莉花香精0.3%	

4. 姜黄素染发方法

（1）将黑发漂白　将头发用洗发水洗涤，干后进行漂白。采用漂白液配方为：过氧化氢（30%）20%，乙醇胺9%，过硫酸铵12%，其余为水，两次漂白，每次浸泡时间1.5～2h。漂白后头发用大量蒸馏水冲洗，并在室温下自然风干。

（2）染发　用柔软小刷将A剂均匀涂在漂白后的头发上，室温下保持0.5h，冲洗干净，吹干。再用同样方法将B剂均匀涂在头发上，用保鲜膜包裹后在40℃下烘干，再将C剂均匀涂在头发上，用保鲜膜包裹后在40℃下烘干，取下保鲜膜，用水冲洗干净，吹干。

5. 姜黄素染发剂产品举例

（1）中国海维斯缓姜黄素黑油　国妆特字G20100225，使用方法，将A剂和B剂等量挤入调色碗内，充分搅拌均匀，涂于头发上，再用宽梳均匀地将染发剂从发根梳至发尾，停留20~40min，再用温水冲洗干净，护理造型。产品使用前应做皮肤过敏性测试。

（2）中国同仁堂老姜王一洗黑　产品添加姜油及姜黄素所配，属于营养洗发露，将洗发和染发过程同时进行。使用方法：使用前无须把头发润湿。将产品中A剂和B剂1∶1压入手中，混匀涂抹于头发上，反复揉搓，必须让洗发露沾到头发根部和尾部，揉搓10min（时间越长，染发效果越好），然后用水冲洗干净。产品使用前应做过敏性测试。

参考文献

［1］杜志云，林丽，邓玉川. 姜黄素的生物活性及其在化妆品中的应用，中国洗涤用品工业，2005，NO.4.64-66.

［2］杜志云，徐学涛，潘文龙，等.姜黄素类化合物及姜黄素衍生物对酪氨酸酶抑制作用的研究，日用化学工业，2008，38（3）：172-175.

［3］钱云，沈巍.植物美白活性成分的分析与选择.

［4］张蕾.天然植物护肤霜的防晒作用研究.日用化学品科学，2008，31（7）：21-23

［5］高莉红.姜黄素的合成、染发及染发机制的研究.硕士学位论文，江南大学，2013，6.

［6］高莉红，高海燕，岳娟. 非对苯二胺染发剂合成的研究进展。日用化学工业，2012，42（5）：371-376.

［7］顾巧丽，蔡燕，杨惠林，施勤.姜黄素对痤疮丙酸杆菌诱导的炎症反应的作用[J].实用医学杂志，2015.31（20），3295~3297.

第六章

姜黄素在医药应用中的研究

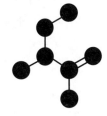

随着现代科技和现代医药的发展，自1813年人们从姜黄中提纯出了姜黄素，1911年化学家首次确定了姜黄素的结构式，姜黄素用作药物逐步引起研究者的感趣。近20年来，有关姜黄素用做药物的论文达4500篇。特别是姜黄素用作抗癌药物的研究引起医学界极大的兴趣，姜黄素在医药方面的应用将得到更广泛的关注，将会有更大发展。

第一节　姜黄素的药理学作用

姜黄素具有很多药理学作用，涉及的研究领域越来越广，姜黄素药理学作用主要有下面多个方面。

一、抗肿瘤作用

自1985年印度kuttan等首次提出姜黄和姜黄素可能具有抗肿瘤作用后，众多学者对于姜黄素抗肿瘤作用的机制做了大量的研究，证实了姜黄素可以体外抑制多种肿瘤细胞系的生长，体外实验已表明：姜黄素对肝癌细胞BEL-7402、人结肠癌细胞株SW4800、HepG2、胃腺癌细胞SGC7901、CNE-2ZH5、人鼻咽癌细胞NCE、前列腺癌细胞PC-3M、LNCaP、乳腺癌细胞MCF-7、肺癌细胞SPC-AT、急性髓性白血病细胞HL-60和3AO人卵巢癌细胞等可抑制其生长并引起凋亡。

二、抗炎作用

炎症是由细胞感染或组织损伤引发的病症，分为慢性、亚急性和急性发作。现代医学研究发现人体众多疾病的发生都与炎症反应参与有关。许多动物实验和临床实验表明姜黄素可用于辅助预防或治疗多种炎症，例如肠炎、胰腺炎和风湿性关节炎等。姜黄素抗炎作用的机制主要是以下几方面。

1. 姜黄素对环氧酶（COX）和脂氧合酶（LOX）的抑制作用

大量研究表明姜黄素对COX和LOX途径的调控是姜黄素预防多种炎症疾病的重要机制。COX是负责把花生四烯酸转化成前列腺素E_2（PGE_2）的关键酶，它有两个亚型

COX-1和COX-2，COX-2过多表达常常产生小肠、结肠、胰腺等疾病，抑制COX-2有利于抗炎症作用。5-脂氧合酶（5-LOX）是另一种在代谢道路中催化花生四烯酸转化的关键酶，在各种炎症中5-LOX表达明显上升。姜黄素能明显抑制5-LOX表达水平，并能抑制人类多形核白细胞源中5-LOX的活性。特别是姜黄素对COX-2的抑制作用，对抗炎作用更为重要。

2. 姜黄素对诱导型一氧化氮合酶（iNOS）的抑制作用

iNOS是介导炎症反应的重要酶，iNOS的催化作用，L-精氨酸氧化成NO。大量证据显示，iNOS活化会导致许多炎症如大肠炎、胃炎以及肿瘤疾病发生。Kim等发现姜黄素可通过抑制血红素加氧酶-1（HO-1）而抑制RAW264.7巨噬细胞中iNOS表达，起到抑制炎症效果。Moon等报道姜黄素对卵清蛋白（OVA）致炎作用有抑制作用。姜黄素可通过诱导、干扰素γ的影响，达到降低肺上皮细胞A549中iNOS表达和NO的产生，从而起到抑制炎症的效果。

3. 姜黄素对促炎细胞因子的抑制作用

促炎细胞因子是一类主要由免疫系统生成的具有许多强大生物学效应的多肽，可介导内皮功能紊乱，氧化应激反应及各种炎症反应。它的主要产物如肿瘤生长因子（TNF-α），白介素-1β（IL-1β），IL-12，IL-6等。这些细胞因子高水平表达，一方面可能以自分泌形式诱导iNOS，另一方面本身的促炎基因可诱发、启动炎症的产生，姜黄素通过抑制促炎细胞因子抑制炎症。

4. 姜黄素对核转录因子-κB（NF-κB）的抑制作用

NF-κB是一种重要的转录因子，NF-κB是可与活性氧（ROS）共同作用可导致大量炎性因子产生，NF-κB的激活也可导致TNF-α、IL-1β IL-6等促炎细胞因子产生，后者可进一步诱发ROS作用而不断产生恶性循环。多项研究已表明姜黄素能下调TNF-α表达，拮抗NF-κB活性途径，导致对NF-κB和细胞增殖的抑制，改善炎症症状。

5. 对活性氧簇（ROS）的抗氧化作用

在炎症过程中，有氧代谢即可产生ROS不断蓄积，在破坏组织蛋白质、脂肪、核酸反应的同时进一步产生更多细胞炎性因子及花生四烯酸代谢产物，从而进一步放大炎性反应链式反应，最终导致组织损伤。还原型烟酰胺腺嘌呤二核苷酸磷酸（NADPH）氧化酶、黄嘌呤（xanthine）氧化酶、脂氧合酶（lipxygenases）均可促发ROS的生成。

姜黄素是一种抗氧化剂，具有很强的抗氧化作用，能够阻止ROS的生成和消除ROS。在糖尿病肾病的研究中就发现姜黄素可通过抑制NADPH氧化酶的表达而改善疾病进程，还可观察到姜黄素可有效抑制黄嘌呤氧化酶活性而减少ROS的产生。关于姜黄素抗氧化作用改善炎症机制的研究还有很多，这些研究多是姜黄素通过抑制某些氧化酶的作用而抑制了氧化应激反应。

三、调节血脂作用

研究表明，姜黄素可以增加载脂蛋白A（APOA）的含量，促进高密度脂蛋白（HDL）的代谢和降低载脂蛋白B（APOB）含量，进而降低低密度脂蛋白胆固醇（LDC-C）水平。还可降低血清、肝匀浆中的脂质过氧化物（TBArs）含量，提高肝的总氧化能力（T-AOC），增强超氧化物歧化酶（SOD）和谷胱甘肽过氧化物酶（GSH-Px）活性，从而显示其降血脂和抗脂质过氧化作用。姜黄素可提高APOA活性，消融分解血液中多余的脂肪，加速黏附在血管内壁上的胆固醇代谢，加速杂质消除，改善血脂代谢异常，避免血脂对内脏器官损伤。姜黄素能抑制脂肪酸的合成，促进胆囊对胆固醇的排泄，能保护和增强肝细胞活性，促进肝脏新陈代谢，维持其正常代谢脂肪能力和其他各项功能。

四、保肝、护肝作用

姜黄素对肝脏的保护和修复作用主要表现在以下几个方面。

1. 降低肝损伤并减轻损伤肝细胞进一步发生纤维化

有试验表明四氯化碳进入体内，经肝脏细胞色素P450代谢为三氯甲基自由基，攻击肝脏组织中的生物大分子，引起肝细胞膜及其他细胞损伤，导致血清谷草转氨酶（AST）和谷丙转氨酶（ALT）升高，当动物长期受四氯化碳损伤的肝细胞进一步发生纤维化时，可使肝脏中羟脯氨酸含量增高。其含量可以反映肝纤维化或肝硬化程度。服用姜黄素后，能抑制AST和ALT升高，降低羟脯氨酸含量，显示姜黄素有改善肝纤维化的作用。同样，姜黄素也能抑制多不饱和脂肪酸和乙醇所致的肝毒性损伤，显示姜黄素能提高超氧化物歧化酶（SOD）、谷胱甘肽过氧化物酶（GSH-Px）的水平，从而减轻氧自由基对机体细胞的攻击，提高机体清除自由基的能力。

2. 降低高糖、高脂饮食引起的脂肪肝损害

由于长期高糖、高脂饮食，引起脂肪肝，即肝内脂质（主要是甘油三酯）蓄积过多的病理状态（肝内脂质含量超过肝脏湿重的5%或肝组织切片光镜下，单位面积有1/3以上肝细胞有脂滴存在，即为脂肪肝。我国发病率约10%，而非酒精脂肪肝发病率约为20%）。服用姜黄素可降低肝脏和血液中甘油三酯（TG）和总胆固醇（TC），抑制内源性TG合成，改善脂质在体内分布及内脏器官的沉积。姜黄素还可增加肝细胞膜和肝细胞中脂肪酶（HL）的活性，加强肝脏对TG的分解，以达到减少肝细胞TG的堆积作用，延缓脂肪肝的形成。

3. 降低肝脏脂质过氧化引起的损伤

姜黄素具有清除组织体内自由基作用，可以增强运动大鼠抗自由基氧化作用。维生素A缺乏可导致大鼠肝脏脂质过氧化升高32%，肾脏30%，大脑43%，脾脏24%，服用姜黄素后，肝脏脂质过氧化分别降低至12%，肾脏14%，大脑16%，脾脏18%。

综上所述，姜黄素可能具有一定的肝脏保护作用，其作用机制仍在进一步研究中。

五、对心脏血管疾病的作用

1. 降血脂、抗凝、防止血栓的形成

姜黄素除了能有效降低血清和肝脏总胆固醇和甘油三酯、提高血浆中脂代谢酶活性外，还能抑制血小板聚集和血栓的形成，在体外用二磷酸腺苷（ADP）诱导血小板聚集，姜黄素可明显抑制血小板聚集率，使血栓湿重下降，这可能是与姜黄素能增强组织纤溶酶原激活物活性有关。

2. 减少动脉粥样硬化

Quiles等试验表明姜黄素能减轻家兔动脉粥样硬化病变程度，减轻主动脉脂质斑纹病变。姜黄素通过抗氧化作用减少氧化修饰低密度脂蛋白（OX-LDL）含量，OX-LDL是导致动脉粥样硬化的重要因素。姜黄素也能直接抑制平滑肌细胞增殖，有利于减少血管早中期病变。血管内皮细胞凋亡会促进斑块形成，姜黄素有保护内皮细胞的作用，而抗凝则是以减少斑块形成从而防止表面血栓形成。另有研究表明，姜黄素能抑制新生毛细血管的生成，这些新生毛细血管对斑块起到滋养作用，姜黄素能够减轻粥样斑块病变的程度。

3. 缓解缺血性脑血管病

姜黄素能降低脑缺血病灶周围的氧化应激反应。郝宪恩等研究表明，应用姜黄素治疗可以降低脑梗死面积。降低脑梗死病人血浆中MDA水平，升高SOD水平，神经功能降低率也下降。试验用姜黄素治疗脑缺血再灌注模型大鼠，结果显示SOD显著升高。MDA降低，缺血脑组织中Ca^{2+}含量降低，这表明姜黄素在脑缺血再灌注中对脑起到保护作用。

4. 辅助治疗脑出血

脑出血后病灶周围组织的氧自由基生成对病变特别是脑水肿的发展有很大影响，通过攻击细胞膜上的不饱和脂肪酸以及增加血管通透性形成脑水肿。脑水肿造成的缺血状态又进一步造成氧自由基的生成，最终导致颅内压增高，形成脑癌，姜黄素的抗氧化作用有助于减轻脑出血病灶周围水肿。李作秀等研究表明，姜黄素可辅助治疗脑水肿，血浆中SOD活性明显提高，此外姜黄素的抗炎作用可减轻脑出血组织周围炎症反应，这也是减少脑水肿的重要原因。

5. 预防脑血管介入术后再狭窄

陈磊磊等用姜黄素处理家兔动脉血管后观察血管内膜、中膜比值来确定内膜增生情况。通过电镜观察，结果显示姜黄素有诱导血管平滑肌凋亡的作用，在一定程度上抑制了血管内膜增生，减少了血管介入术后再狭窄的产生，有在防止术后再狭窄的药物中使用的潜力。

六、对各种微血管病变的作用

1. 对糖尿病的影响

糖尿病是危害人类健康的一种慢性病症，糖尿病微血管并发症的基础和临床研究始终是医学研究的热点。现已证实糖尿病患者眼部、肾脏、周围神经的相应病变大多和这些部位微血管内皮损伤有关，这个损伤和糖基化代谢终产物——丙酮醛、多元醇等诱发微血管内皮损伤有关。姜黄素可以通过调脂及抗氧化过程，缓解或减弱这些诱发因素对微血管的损伤，减轻糖尿病在各器官的并发症。

2. 对肺微血管平滑肌细胞增殖的影响

肺动脉高压发病中的病理学改变主要发生在肺小动脉，肺小血管出现明显的重构。

内膜、中膜及外膜的内皮细胞，平滑肌细胞和成纤维细胞异常增殖，各层细胞间基质沉积。抑制肺血管细胞的异常增殖，降低肺动脉压力成为治疗肺动脉高压的一项重要措施。研究表明，姜黄素可阻滞大鼠肺微血管平滑肌细胞生长、增殖，减轻其肺动脉高压症状。

3. 降低子宫内膜异位症微血管密度的作用

子宫内膜异位症（EMS）是妇科常见疾病之一，发病率逐年上升，EMS虽为良性病变，但其生物行为却与恶性肿瘤类似。研究表明，姜黄素对EMS中微血管密度（MVD）的表达和新生血管形成均有抑制作用。作用呈剂量依赖性，显著缩小EMS大鼠异位病灶的体积，异位组织内新生血管数量明显减少，通过降低在位及异位内膜中的血管内皮生长因子（VEGF）和肿瘤坏死因子-α（TNF-α）的表达而达到辅助治疗目的。

4.抑制类风湿关节炎血管增生

类风湿关节炎（RA）是一种慢性进行性、侵袭性疾病。一般认为对滑膜血管新生起了重要作用，微血管数量和密度的增加促进炎性细胞和细胞因子的输入，进一步覆盖、侵蚀关节软骨和软骨下骨，最终导致典型RA关节破坏和畸形。VEGF是目前已知作用最强的促血管生成因子，在RA血管翳的形成中起关键作用。研究表明姜黄素可以降低血清VEGF，抑制滑膜VEGF及VEGFR-2的表达，降低滑膜血管的密度。另有研究表明，姜黄素能够抑制重要的血管生成因子IL-18表达，下调IL-18活性，从而抑制RA患者滑膜中血管生成。

5.抑制眼部视网膜新生血管生成

Kim等通过兔模型发现姜黄素可减少角膜新生血管形成，抑制角质层血管发生，并与姜黄素浓度成正比。还发现碱性成纤维细胞生长因子（b-FGF）可诱导小鼠角膜新生血管生成。而姜黄素对此诱导作用可产生抑制作用，抑制了视网膜病变。另外，姜黄素能防止半乳糖、萘及4-羟基壬烯醛（4-HNE）诱导的大鼠白内障。

总之，血管新生在胚胎发生和创伤愈合中是一个基本生理过程，但血管生成病变是一种危害人体健康的严重疾病。通过抗血管生成来达到治愈疾病的目的，已成为当前医学研究的热点。姜黄素可抑制血管生成，是值得深入研究的。

七、对肾脏的保护作用

姜黄素对肾脏的保护作用受到许多学者的关注，也是研究的热点。研究发现，姜黄素保护肾脏的药理作用主要有以下几个方面。

1. 对肾脏细胞因子的作用

（1）姜黄素可抑制细胞转化生长因子-β（TCF-β）表达，TCF-β升高常常引起肾间质纤维化及肾小球硬化，它是目前医学界公认的关键促纤维化生长因子。研究表明，姜黄素可抑制早期糖尿病大鼠肾脏TCF-β1过度表达。

（2）姜黄素能抑制结缔组织细胞生长因子（CTGD），促进抗肾纤维化的效应。

（3）姜黄素能下调肿瘤坏死因子-α（TNF-α）水平，改善腹腔注射内毒素（LPS）诱导的急性肾功能损害。

（4）姜黄素抑制单抗细胞超化因子-1（MCP-1）和白细胞介素-1（IL-1）的影响。研究表明，MCP-1在炎性介质中产生的自由基可造成肾组织结构的破坏，加速肾小球硬化及肾小管间质纤维化发生，IL-1能促进细胞外基质（ECM）沉积，刺激成纤维细胞增殖。而姜黄素可抑制MCP-1基因和蛋白的表达，呈浓度依赖性，还能抑制IL-1β基因表达上调，发挥着抗肾纤维化作用。

2. 对肾脏血管活性物质的作用

（1）姜黄素可降低血浆和肾组织血管紧张素II（AngII）的表达，这样一方面可减轻肾组织缺血缺氧，另一方面通过TCF-β1影响ECM的合成和降解，从而保护肾脏。

（2）姜黄素可降低内皮素-1（ET-1）的合成。ET-1可加剧局部缺血性破坏，刺激ECM合成和降低胶原酶活性直接促进肾间质纤维化。姜黄素可降低血浆和肾组织中ET-1含量，而ET-1和AngII表达呈正相关。促进肾组织缺血缺氧，姜黄素可一定程度抑制此病变。

（3）姜黄素可降低肾脏一氧化氮（NO）水平。研究表明，糖尿病早期，高血糖状态可促进肾脏一氧化氮合酶（NOS）表达增加，肾脏NO增多，可引起糖尿病早期高灌注、高滤过。姜黄素可使早期糖尿病大鼠肾脏NO水平降低，纠正其糖尿病早期肾血流动力学紊乱，减轻肾脏肥大，降低蛋白尿，改善肾功能。

3. 对胶原蛋白和纤维连结蛋白（FN）的抑制作用

III型胶原、IV型胶原和FN的异常积聚是各类肾小球肾炎发展主肾小球硬化的病理特征。姜黄素能明显抑制LPS刺激的系膜细胞Ⅲ型胶原蛋白和Ⅳ型胶原蛋白分泌，抑制高糖诱导的细胞增生，并抑制FN的表达，减少ECM积聚，从而起到对糖尿病患者肾脏的保护作用。

4. 对氧化应激作用的抑制

研究表明，肾脏缺血再灌注损伤和顺铂细胞毒均可引起肾间质内氧化应激的增加，并参与单侧输尿管梗阻（UUO）诱导的大鼠肾间质纤维化的发生。姜黄素可降低庆大霉素所致的肾损伤以及大鼠血浆和肾组织中的丙二醛（MDA）含量，同时可以提升谷胱甘肽（CTSH）含量和谷胱甘肽过氧化物酶（GSH-Px）活力，对抗庆大霉素所致的肾组织氧化应激损伤。姜黄素通过其抗氧化作用和清除自由基活性作用，改善了肾组织脂质过氧化状态，起到对肾脏的保护作用。此外，血红素加氧酶-1（HO-1）具有抗氧化、抗炎、抗凋亡和改善微循环的作用，在氧化性肾损伤中发挥着重要的保护作用，而姜黄素可通过改善细胞氧化还原状态使HO-1表达上调，减轻对肾脏造成的伤害。

5. 对肾脏中信号转导通路的影响

（1）姜黄素可抑制核转录因子-κB（NF-κB）信号转导通路。研究表明，NF-κB具有多向性调节作用，它参与了许多炎症性细胞因子，如趋化因子和促纤维化因子的合成。NF-κB的激活是肾脏纤维化的一个重要环节，而姜黄素可抑制NF-κB途径，对梗阻性肾病所导致的炎症反应和纤维化有减轻作用。

（2）姜黄素可抑制细胞转化生长因子-β（TCF-β）信号转导通路，TCF-β是一种强效致纤维化因子，在肾脏纤维化的形成过程中起着重要作用。姜黄素通过下调TCF-β Ⅱ型受体和抑制转录因子c-Jun的活性，阻断TCF-β级联信号的多个位点，起到抗慢性肾脏纤维化效果。

（3）姜黄素对PI3K/Akt/mTOR信号转导通路有抑制作用，使肾小球系膜细胞CTGF的表达下调，从而发挥抗纤维化效果。

6. 对肾组织超微结构及细胞增殖的影响

姜黄素可明显阻止肾小球上皮细胞足突融合以及基膜增厚，抑制系膜细胞、内皮细胞增殖，减少肾组织内炎性细胞的浸润，对肾脏起到保护作用。

综上所述，姜黄素是通过影响细胞因子、血管活性物质、胶原纤维连结蛋白、氧化应激、信号通路、肾组织超微结构及细胞增殖的几个方面达到对肾脏的保护作用的。

八、对神经元的保护作用

许多研究表明姜黄素可抑制神经元凋亡和胶质细胞激活，改善中枢神经细胞变性，保护神经元。主要表现在以下几个方面。

1. 阿尔茨海默病（AD）

Lim GP等用Tg2576APPSw转基因AD大鼠口服试验，低剂量（0.016%）服用姜黄素可以降低脑组织中氧化损伤水平和炎症细胞因子水平，同时神经胶质原纤维酸性蛋白（GFAP）显著减少。同时在体外，0.1~1μmol/L姜黄素抑制 β 淀粉样蛋白的纤维形成和扩展，而且提高了它们的不稳定性。在一项AD患者的巨噬细胞的试验中，还发现姜黄素可提高巨噬细胞对 β 淀粉样蛋白的吞噬。减少 β 淀粉样蛋白的沉积，减缓AD的发生。

2. 帕金森病（Pakinsen）

帕金森病为中老年人常见的神经系统变性疾病，其病理是中脑黑质致密部多巴胺能神经元大量变性，纹状体多巴胺递质含量减少，引起多巴胺能神经元数量减少，从而产生帕金森病症状。Zbarky等以6-羟基多巴胺诱导的大鼠帕金森病模型，口服姜黄素后，可通过减少酪氨酸羟化酶阳性细胞的丢失，维持多巴胺水平，同时还发现以1-甲基-4苯基-1，2，3，6-四氢吡啶（MPTP）诱导的帕金森病小鼠模型，口服姜黄素可有效地减少小鼠的黑质多巴胺能神经元丢失，推测与姜黄素能降低黑质多巴胺能神经元活性氧含量以及抑制炎症反应等作用有关。

3. 癫痫（Epilesy）

癫痫是一种由大脑神经元异常放电引起的突然、短暂、反复发作的脑部功能失常综合征。癫痫持续状态（SE）是指一次癫痫发作持续30min以上，或连续多次发作且发作时意识不清醒的一种状态。

Sumanont等研究发现，在用红藻氨酸（KA）诱导的癫痫大鼠模型中，提前口服姜黄素锰化合物（50mg/kg）可显著减少海马CA1区及CA3区神经元死亡。这些神经元的选择性死亡既促进癫痫病的形成和发展，还能导致智能和精神障碍。黄志凌研究发现，大鼠口服姜黄素可以减轻SE发作状态下海马内质网应激及其相关分子基因153（GADD153）表达。腹腔注射姜黄素（300mg/kg）能有效防止由氯化锂-匹罗卡品诱导的大鼠SE模型神经元程序化死亡。

九、对皮肤的保护作用

因姜黄素具有良好的抗氧化、抗纤维化、抗真菌、抗细菌作用等生理活性，所以姜黄素有保护皮肤和治疗皮肤某些病变的作用。主要有以下几个方面。

1. 辅助治疗银屑病（牛皮癣）

银屑病患者的皮肤中纤维母细胞生长因子10（FGG10）的表达增加，通过旁分泌作用刺激角质形成细胞生长，从而导致银屑病角质形成细胞的过度增殖。于春水等研究发现，在银屑病发病早期，FGF10 mRNA及其蛋白质表达增高，而口服姜黄素后可抑制人永生化角质形成细胞（HaCaT细胞）中FGF10 mRNA转录及其蛋白质翻译，可抑制银屑病表皮细胞异常增殖。Kurd 等发现口服姜黄素能够改善中度到重度斑块型银屑病患者的病情，且未发现副作用。

2. 抑制黑色素瘤

邱突研究表明，姜黄素对体外培养的人黑色素瘤A375细胞的增殖有明显抑制作用，且与作用时间和使用药量有关，证实姜黄素可诱导A375细胞凋亡。

3. 调节皮肤伤口愈合

皮肤伤口的愈合主要是伤口周围的成纤维细胞渗透到伤口部位，形成肉芽组织及胶原蛋白的产生和沉积来达到愈合效果的。姜黄素能促进成纤维细胞增殖，促进规则的肉芽组织形成，加速上皮化修复皮肤损伤。细胞外基质重组和重塑是皮肤伤口完全愈合的先决条件，胶原蛋白是皮肤细胞外基质的主要蛋白质，伤口部位充足的胶原蛋白产生和沉积可促进伤口修复。许多研究表明，在大鼠伤口外用姜黄素不仅能增加胶原蛋白水平，加快胶原纤维生成，还能改善形成胶原纤维高度交联的性质，提高伤口组织的抗拉强度。为了改善姜黄素的疏水性和口服吸收差的缺点，科研人员研究了许多伤口敷用的姜黄素外用药，取得显著效果。

4. 抗紫外线辐射损伤，保护皮肤作用

紫外线（UV）作用于皮肤，其中中波紫外线（UVB）主要通过生成活性氧（ROS）自由基来损伤表皮的角质形成细胞，导致细胞氧化应激反应，诱导细胞凋亡，造成皮肤损伤。姜黄素可增加超氧化物歧化酶（SOD）和谷胱甘肽过氧化物酶（GSH-Px）等含量，这些酶具有抗氧化作用，增强机体抗氧化能力，可清除ROS自由基，降低紫外

线辐射引起的氧化损伤作用。姜黄素还具有防膜脂质过氧化作用，减少释放细胞色素C（CYTC）通过调节凋亡相关蛋白质如Bel-2、Bax和Caspase-3的表达，从而达到对皮肤的保护作用。

5. 抑制人表皮增生性瘢痕作用

人体表皮受创时，修复创伤的成纤维细胞（FB）过度增殖及其细胞外基质尤其是胶原合成功能亢进而形成皮肤瘢痕。这是整形外科亟待解决的临床难题。目前临床上常应用激素、抗肿瘤药物紫杉醇、博来霉素等治疗瘢痕，但这些药物不良反应大，有效剂量高。而姜黄素能显著抑制增生性瘢痕FB的增殖，还能显著抑制瘢痕成纤维细胞Ⅰ、Ⅲ型前胶原mRNA的表达，抑制结缔组织生长因子的表达，有效抑制细胞原的合成，从而达到抑制皮肤瘢痕和瘢痕疙瘩的生成。

十、其他疾病

在抗疟方面，青蒿素和姜黄素联合使用可增加抗疟效果。用 α，β 蒿甲醚注射配合3倍口服剂量姜黄素治疗受疟原虫感染的大鼠，能抑制单一蒿甲醚注射引起的后期复发，提高存活率。姜黄素有抗抑郁的作用，陈文星等研究认为，姜黄素在增强抑制单胺类递质重摄取与单胺氧化酶抑制方面起作用，有明显改善小鼠抑郁体征的作用。此外，20世纪90年代，体外研究发现姜黄素有抗HIV活性，研究又发现姜黄素可抑制HIV复制，具有抗HIV-1和HIV-2活性作用。姜黄素用于艾滋病（AIDS）患者治疗研究已进入临床治疗试验阶段。

第二节 姜黄素药代动力学及生物利用度的研究

药物代谢动力学是定量描述药物进入体内以后，吸收、分布、代谢、排泄的过程，通过测定生物样本中的药物或者代谢产物的浓度，可以更好地阐明药物的药效或毒性。为新药研究的代谢筛选和临床用药的安全有效性提供了重要依据。姜黄素做为第三代抗癌新药的研究，必须对姜黄素药代动力学和生物利用度做出准确的评价。为此许多研究者择用不同给药方式测定其药代动力学及生物利用度。主要有以下几方面内容。

一、姜黄素的吸收

Wahlstrom等试验，给大鼠口服1g/kg姜黄素，约75%自粪便中排出，而尿中会有痕量检出姜黄素，只有少量被肠吸收。Holder等采用放射性原子跟踪[³H]测定姜黄素的吸收状况，大鼠口服0.6mg姜黄素，89%从粪便排出，6%从尿中排出。腹腔注射给药，73%从粪便出排出，11%存在胆汁中。

Ravindranth等试验，大鼠口服400mg姜黄素后，15min~24h，在肝静脉中只检测到痕量（<5mg/L）姜黄素。而且还发现不管给药剂量是多少（400、80、100mg），姜黄素吸收的百分比基本恒定，即为给药量的60%~66%。

张立康等的研究采用姜黄素的不同给药方式，建立大鼠血浆中姜黄素HPLC检测方法，考察了大鼠分别用灌胃（200mg/kg）、腹腔注射（200mg/kg），舌下静脉注射（10mg/kg）的方式给予姜黄素后的血液浓度变化。用DAS2.0软件计算药动学参数，表明姜黄素在大鼠体内的代谢过程均符合二室模型。消除半衰期分别为（159.28±18.12）min、（90.79±11.55）min和（11.96±2.64）min。曲线下面积AUC$_{(0-\infty)}$分别为（86.36±12.90）、（73.39±8.72）和（104.62±11.89）[（mg/min）·L]。根据血药时间曲线和给药剂量分别计算出两种给药方式的绝对生物利用度，灌胃的生物利用度为4.13%，腹腔注射的生物利用度为35.07%，可见口服姜黄素生物利用度低。

Schiborr等采用灌胃和腹腔注射两种给药方式观察了姜黄素在小鼠体内的药代动力学。发现灌胃组（按50mg/kg）30min后，小鼠血浆、肝脏、脑姜黄素含量低于检测线而注射组（按100mg 1kg）给药30min后脑部姜黄素在4~5μg/g。这说明口服姜黄素小鼠吸收最高率的时间段在口服30min以内。

Lao等研究表明，人体口服500~800mg姜黄素，全身监测不到姜黄素浓度，只有当口服达10~12g才能在少部分患者体内检测到微量姜黄素。这说明人体口服姜黄素，吸收率不高，生物利用度低。

二、分布和血药浓度

温彩霞等研究了姜黄素小鼠尾静脉注射，其药物在小鼠体内各脏器分布。按100mg/kg姜黄素尾静脉注射后20min、40min、100min监测，取小鼠肝、肾、肺、心等样本用HPLC法测定姜黄素含量，结果如表6-1所示。姜黄素静脉注射后，药物在体内分布主要集中在肝脏，在其他器官很少，而且姜黄素进入体内代谢很快，40min后已基本消失。

表6-1 姜黄素尾静脉注射后各器官中含量检测　　　　　　　　　　　　单位：μg/g

时间/min	姜黄素含量			
	肝	肾	肺	心
20	8.00	0.35	0.17	0.06
40	0.04	—	—	—
100	—	—	—	—

　　Ravinaranath等试验表明大鼠口服400mg姜黄素24h后药在肠道较低部位（盲肠、大肠）的姜黄素浓度为给药量的38%，口服姜黄素15min~24h，在大鼠肝和肾组织中的量<20μg/g组织。另有报道大鼠单次口服姜黄素1g/kg，1h后血浆中检测不到姜黄素的存在，有的只能检测到峰值时为200ng/mL。人体服用姜黄素180mg时，血浆中检测不出姜黄素，口服8g/d，血浆中姜黄素峰值为652.5ng/mL。

　　Dan等报道给小鼠腹腔注射0.1g/kg姜黄素，15min血浆姜黄素含量约为2.25mg/L，1h时，肠道、脾、肝、胃中姜黄素含量分别为：177.04μg/g、26.06μg/g、26.90μg/g和7.51μg/g，脑中只有痕量（0.14μg/g），这说明姜黄素很难进入脑部。

三、代谢和排泄

　　据报道使用HPLC分析血浆并用LC-MS测定了代谢物的化学结构，发现姜黄素先被生物转化成二氢姜黄素、四氢姜黄素，然后再转变成单葡萄糖醛酸结合物。加入体内的90%姜黄素在30min内代谢。Holder在静脉注射放射性[^{3}H]标记姜黄素后，在胆汁中未发现游离或结合态姜黄素，胆汁中的主要代谢物是葡萄糖醛酸结合的四氢姜黄素和六氢姜黄素。另有少量的二氢阿魏酸和痕量阿魏酸。这些转化过程多是在各种酶的作用下完成的，例如，脱氢酶、转硫酶、葡萄糖苷酸酶等。

　　综上所述，无论是动物实验还是人体试验，都已证明，使用姜黄素混悬剂得到以下几种结论。

　　（1）机体吸收率较低　75%~89%都从粪便中排出，只有少数部分被肠道吸收。在这种情况下要想提高药物的作用效果，只有加大用药量，但这是不可取的。

　　（2）姜黄素在机体内达到药物高峰期很快　一般在30min即可达到高峰期，然后很快下降，1~2h后，血液中几乎检测不到姜黄素，这说明姜黄素作为药物，半衰期很短，需要缓释处理，才能更好地发挥药效。

　　（3）在机体器官中分布不均　姜黄素进入机体后，主要进入肝，其他在肾、肺、心等部位，也有少量存在于胆汁中，其他部位极少。所以，研发作为药物使用，必要时须进行靶向性处理。

（4）生物利用度低　正是由于上述种种原因，姜黄素生物利用度低，口服只有4.13%，腹腔注射也只有35.07%，所以要提高姜黄素药效，必须提高其生物利用度。

第三节　提高姜黄素缓释性和生物利用度方法

口服药物通常都要经过吸收、分布、代谢和排泄等过程，吸收是影响药效很重要的因素，药物的吸收速度和程度受到许多因素的影响，特别是溶解度比较低的药物。姜黄素水溶性很低，吸收不完全，生物利用度低，严重影响其应有的药效。近年来，国内外研究者采用各种方法提高姜黄素生物利用度，努力制备生物利用度高、用量低、高效的姜黄素制剂。根据药物吸收的原理，提高姜黄素的吸收效率，主要是改善下面三个生理环节。

（1）提高姜黄素的溶解度和溶出速度。

（2）提高姜黄素对肠、胃道黏膜的渗透性，促进药物的吸收。

（3）提高姜黄素在肠胃道中的稳定性和在肠胃道滞留时间。

改善上述一个或多个生理过程都会不同程度地改善姜黄素的吸收，提高其生物利用度。总结国内外研究方法，可归纳为以下几类。

一、物理方法

这类方法是不对姜黄素做任何处理，而是在使用姜黄素时，添加另一种能有效促进姜黄素吸收的物质，称为姜黄素促效剂，目前确定的有以下几种。

（一）胡椒碱（piperine）

1. 基本性质

胡椒碱又称胡椒酰胺。主要存在于胡椒科植物胡椒（*pipernigrum L*）和荜茇（*piper longum L*）的果实中。含量一般为5%~9%，有时高达11%，白色晶体粉末，熔点为130~133℃，易溶于乙酸、苯、乙醇和氯仿中，微溶于乙醇。化学结构式如下：

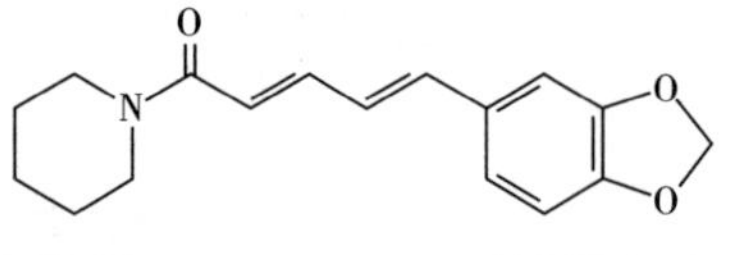

化学名：（E, E）–1–[5–(1,3 苯并二氧戊环–5–基)–1–氧化–2，4–戊二烯基]–哌啶

$C_{17}H_{19}NO_3$
M=285.34

CAS:94–62–2

据报道胡椒碱具有降血脂、抑制胆结石、止痛、消炎、抗溃疡的药理活性，是一种广谱抗惊厥药物，能有效抑制癫痫的发作。特别有趣的是，胡椒碱和某些药物合用能够提高其生物利用度，例如，姜黄素、辅酶Q10、卡马西平（抗癫痫药）、苯妥因（抗癫痫药）、吡嗪酰胺、奈韦拉平、茶碱、普萘洛尔等，是这些药物的生物利用促效剂。但和某些药物合用时，会降低其生物利用度，例如，利福平、异烟肼及双氯芬酸钠等，是这些药物的阻效剂。

2. 促效机制

胡椒碱对某些药物生物利用度的促效作用机制通过大鼠、兔等实验动物做了许多研究，但尚需进一步在人体中试验研究。目前认为可能的机制有以下几方面。

（1）增加膜流动性及改变酶动力学 胡椒碱结构中的非极性部位与蛋白质类脂部分和疏水部分相互作用，减少了膜脂作为酶蛋白支撑，改变了酶的构象，促进亮氨酸氨肽酶和甘氨酰甘氨酸二肽酶的催化活性，增加肠上皮细胞脂质膜流动性，使小肠黏膜吸收面积增加，促使药物吸收增加。

（2）抑制药物代谢酶 胡椒碱对大鼠肝脏芳香基羟化酶（AHH）、葡萄糖醛酸转移酶等具有强效抑制作用，可持续6h，减少了这些酶在肝脏或肠道中对药物的分解和转化。

（3）延缓胃排空 胡椒碱对大鼠体内液质胃内容物的胃排空有抑制作用，使药物在胃肠停留时间延长，与胃肠道吸收面接触时间增加，提高了吸收效率。

（4）增加胆汁的分泌 胡椒碱可提高大鼠胆汁的分泌量，胆汁中的胆酸盐具有表面活性作用，可增加难溶性姜黄素的溶解度，促进其吸收。

（5）增加胃肠液分泌 胡椒碱可刺激大鼠胃酸和肠液的分泌，提高了胃肠吸收能力。

3. 生物利用度促进效果

（1）1998年印度学者在大鼠中将20mg/kg胡椒碱和2g/kg姜黄素，同时使用比单独使用姜黄素的生物利用度提高1.54倍。健康人体同时口服胡椒碱20mg和姜黄素2.0g后，生物利用度提高了20倍，血药浓度明显增加，药物生物半衰期为0.41h，3h后血药浓度即为0，如图6-1所示。这表明同时服用胡椒碱可提高血药浓度，但并无缓释作用，药物半衰期改变不大。

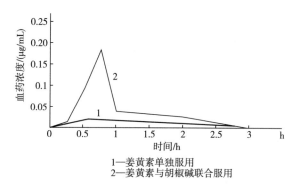

图6-1　姜黄素与胡椒碱联合服用血药浓度

1—姜黄素单独服用
2—姜黄素与胡椒碱联合服用

（2）王秀梅等采用人口服600mg/d姜黄素及600mg/d姜黄素同时服用20mg/d胡椒碱，连续服用7d。然后采集血样、离心分离血浆，采用HPLC–MS/MS法测定血浆中姜黄素与胡椒碱浓度，并分别监测血压、心率、心电图，记录各项不良反应。结果表明，服用胡椒碱使姜黄素AUC的人血药浓度—时间曲线面积增加17%，达峰时间（t_{max}）增加44%，药物半衰期（$t_{1/2}$）延长了47%，生物利用度校正的清除率（CL/F）减少33%，具有一定的临床意义。试验中未见任何不良反应发生。

（3）曾晓会对姜黄素和胡椒碱不同比例的复方进行药代动力学研究，研究结果表明当胡椒碱：姜黄素分别为1:9、1:36、1:44以及单独服用姜黄素微胶囊时，其药物最大浓度（c_{max}）分别为3.45，4.14，2.43，2.23mg/L，t_{max}分别为2，3，1.05，0.75h，AUC分别为13.47，16.49，8.7，8.07。由此可见，加入胡椒碱后，c_{max}和AUC明显升高，t_{max}延长，而尤以胡椒碱:姜黄素=1:36时，c_{max}和AUC升高最明显，c_{max}=4.14mg/L是单服姜黄素微胶囊的2倍，是姜黄素混悬剂的9倍。AUC为16.49mg/（L·h），是单服姜黄素微胶囊的2倍，是姜黄素混悬剂的21倍。

综上所述，胡椒碱对提高姜黄素生物利用度有促进作用，但在使用时应注意到，胡椒碱是作为食品添加剂的天然香辛料胡椒（黑胡椒、白胡椒）的成分之一，其LD_{50}为1148mg/kg，属低毒物质，所以使用时应控制使用量，而且胡椒碱不但对姜黄素的吸收有促进作用，而且也会对另一些药物产生促效或抑效作用，在同时服用多种药物时，应同时注意胡椒碱对其他药物的作用，防止增加其他药物毒副反应或减弱其他药物应有的药理作用。

（二）右旋龙脑（Borneol）（冰片）、2-莰醇

右旋龙脑有天然、合成两种。天然右旋龙脑由樟科植物樟树（*Cinnamomum camphoral*）的新鲜枝、叶经提取加工制成。为白色结晶粉末或片状结晶，气清香、味辛凉、有挥发性、易溶于乙醇、三氯甲烷或乙醚中，几乎不溶于水，熔点为

204~209℃，有旋光性，在乙醇0.1g/mL溶液中，比旋光度为+34°～38°。左旋龙脑又称艾片，合成右旋龙脑是以松节油为原料进行合成而得的，原料不同比旋光度则不同，$[\alpha_D]+11°～-11°$，所以产品无旋光度规定标准。右旋龙脑结构式如下：

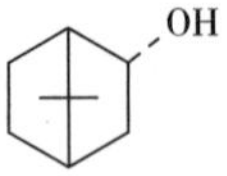

$C_{10}H_{18}O$ CAS:464-45-9
M=154.25

龙脑

右旋龙脑是食品添加剂食用香精的一种。陈建平研究了右旋龙脑作为吸收促进剂促进姜黄素、脱甲氧基姜黄素、双脱甲基姜黄素抑制HepG2肝癌细胞生长的影响。右旋龙脑单独作用于HepG2肝癌细胞并不表现出明显的抑制作用，当和姜黄素联合使用时，可显著地提高姜黄素体外抗肿瘤的活性。然后选取右旋龙脑和三种姜黄素化合物在不同浓度下进行不同组合配比，考察联合处理不同时间对HepG2癌细胞存活率的影响。结果表明，当右旋龙脑用量为20μg/mL时与姜黄素用量为20μg/mL，脱甲氧基姜黄素用量为40μg/L、双脱甲氧基姜黄素用量为40μg/L时，分别联合作用24h，对HepG2癌细胞抑制作用最强，而且研究显示了右旋龙脑促效姜黄素体外抗肿瘤作用的机制，这表明右旋龙脑能显著提高姜黄素化合物在HepG2癌细胞内的含量，从而提高其抗肿瘤活性。通过细胞膜渗透性试验，人们发现右旋龙脑能够提高HepG2癌细胞膜的通透性，使得更多的姜黄素化合物进入细胞。而且右旋龙脑能够下调转运蛋白ABCB1、ABCC1和ABCG2的表达量，减少姜黄素化合物从细胞内的泵出量，从而提高姜黄素化合物在细胞内含量。通过荧光光谱法和蛋白质组学方法的系统研究，右旋龙脑可显著提高姜黄素化合物对HepG2处理后，G2/M期细胞数量的增加促进G2/M期阻滞，抑制癌细胞生长。总之，这方面研究尚刚开始，更多的研究还有待继续深入。

二、物理化学法

这类方法不是改变姜黄素化合物的化学结构，而是引入各种溶解性好的物质，通过分散、包覆、微胶囊化等方式，达到改善姜黄素溶解性、增强缓释性、提高生物利用度的目的。这是当前研究最活跃的方法，也是制药业常用的方法，主要有以下几种方法。

1. 固体分散体

将姜黄素以分子形式装载于水溶性载体上，晶体型姜黄素会变为无定型，提高了其溶解性。随着材料科学的发展，一些新材料和方法运用到姜黄素固体分散体中。以聚氯乙烯为载体制备的固体分散体，颗粒表面积显著增加，大大提高了生物利用度。药代动力学试验表明，口服该试剂（相当于姜黄素20mg/kg）和直接服用姜黄素比较，c_{max}提高5.5倍，AUC提高了约3倍。将醋酸纤维素、甘露醇和姜黄素选择适宜的比例可制成固体分散体，为无定型颗粒，可显著提高药物的微粒表面积、药代动力学。研究表明c_{max}和AUC都有提高，同时半衰期t_{max}从0.66h延长到1.95h。还有以聚乙烯吡咯烷酮（PVPK30）为载体制成姜黄素固体分散体，使姜黄素在水中的溶解度达到66.28g/L，显著提高了姜黄素的溶解度，达到了提高生物利用度的目的。

2. 脂质体（磷脂复合物）

当磷脂分散在水中时，能形成微小囊泡，且每一层均为脂质双分子层。各层之间被水相隔开，这种具有类似生物双分子层的微小囊泡被称为脂质体。将脂质体作为姜黄素的载体，包裹着姜黄素，可控制姜黄素释放，提高合成药物的缓释性，提高药物的靶向性。制备姜黄素脂质体方法有很多种：薄膜分散法、乙醇注入法、复乳技术、熔融法、匀化法等。采用乙醇注入法制取的姜黄素长循环脂质体，平均粒径为110nm，具有很好的缓释性。$t_{1/2}$是普通口服姜黄素的13倍。此时将姜黄素包封在脂质体中，再进行卡波姆包衣，可进一步改善合成药物的口服吸收率，延长其半衰期，提高其生物利用度。c_{max}是普通服用姜黄素的2.76倍，相对生物利用度可提高2.81倍。采用乙醇注入法制备的姜黄素脂质体，再经二氧化硅修饰后得到硅—醇质体，口服后其生物利用度是原来姜黄素的11.8倍，是采用二氧化硅修饰的脂质体的2.25倍。

脂质体具有较好组织相容性和细胞亲和性，可根据需要控制粒径大小，并适当使用化合物进行修饰，从而实现被动靶向作用。提高药物对疾病的靶向作用。这是很值得关注的研究。制备药物脂质体选用的材料本身要稳定，否则容易引起药物泄漏或材料本身有被氧化降解的风险。

3. 微胶囊化

选择一种适宜的高分子材料制成包裹姜黄素的凝胶球状实体，粒径很小，可提高药物稳定性，对药物有缓释和靶向作用。微胶囊化最重要的是囊材的选用，目前常用的有β–环状糊精、变性淀粉、蔗糖、明胶、阿拉伯胶、蛋清液等。姜黄素微胶囊化提高了合成药物的水溶性，大大提高了姜黄素的稳定性。由于有一层外壳包裹着，减少氧化、光照的降解作用。据报道姜黄素原料药有效期为0.13年，而微囊化的姜黄素有效期达1.68年。曾晓会等试验了用姜黄素微胶囊58.6mg/kg灌胃大鼠给药，与普通姜黄素给药比较，血液中姜黄素峰浓度c_{max}提高到2.66mg/L，是原来的5.78倍，姜黄素微胶囊的AUC=5.92mg/（L·h）是原来的7.6倍，这充分说明了微胶囊化后的姜黄素血液浓度和生物利用度有明显提高。

4. 乳化及微乳化

它是由油相、表面活性剂和助表面活性剂组成的均一体系，姜黄素呈分子状态溶解其中。该乳液在胃肠道中或搅拌下能够自发形成粒径为50~500nm分布均匀的乳液（<100nm乳液称微乳化，>100nm乳液称乳化）。乳液具有很大的比表面积，能够大大提高药物的溶出度，可提高生物利用度。于磊等考察了姜黄素微乳化后在Beagle犬体内的血药浓度及相对生物利用度后发现，姜黄素的微乳化后和混悬剂口服后比较，药代动力学数据t_{max}分别为3.0h和2.0h。c_{max}分别为3304.3ng/L和1873.6ng/L，$AUC_{0~24}$分别为6537.5ng/（L·h）和2973.2ng/（L·h），姜黄素微乳的生物利用度是混悬剂的2.19倍。

姜黄素微乳液的制取方法简单，提高生物利用度效果明显，但微乳液不易长期保存，时间长易分层产生沉淀。特别是微乳粒径>50nm的微乳液，稳定性不够而且携带不方便。为此，周大亮等研究在微乳中添加甘露醇为吸收剂，制备成的姜黄素微乳固体颗粒成型良好、颗粒易溶于水、溶出时间短而且溶液澄清，这就克服了一般微乳制剂的缺点。此外，李治芳等为了将姜黄素更好地用于皮肤抹搽用药，选择癸酸甘油酯为油相，乳化剂OP为表面活性剂，聚乙二醇400（PEG400）为助乳化剂，制成姜黄素微乳液，平均粒径38.5nm，再加入卡波姆水凝胶中得到姜黄素微乳凝胶。姜黄素凝胶具有一定黏度，不仅提高微乳液的稳定性，同时能够使药物有较长时间滞留于皮肤中，可保证药物渗透和吸收。

5. 滴丸和片剂

滴丸和片剂是中成药常用的制剂方式，其原理也是一种固体分散体形式。其制作工艺规范、简单、质量稳定，基质容纳药物量大，难溶的姜黄素易于分散在基质中，提高了药物生物利用度。韩刚等试验了姜黄素滴丸和片剂口服后，在大鼠体内血药代动力学的研究，测定结果如表6–2所示。从表6–2中可看出，姜黄素制成口服滴丸，在大鼠体内血药浓度最高，有利于发挥药效。药物达峰时间以滴丸最短，这表明滴丸吸收最快。经过测算，姜黄素滴丸和片剂的相对生物利用度分别为1046%和501%。这说明，滴丸和片剂都可以提高姜黄素相对生物利用度，但滴丸效果更明显。

表6-2 姜黄素三种型式药代动力学参数

参数	姜黄素混悬剂	姜黄素片剂	姜黄素滴丸
$AUC_{0\sim\infty}/$（$\mu g/mL \cdot h$）	1.29 ± 0.35	2.89 ± 0.28	15.54 ± 4.47
$t_{1/2}/h$	0.68 ± 0.25	0.83 ± 0.18	1.55 ± 0.82
c_{max}（$\mu g/mL$）	0.98 ± 0.41	1.97 ± 0.32	5.12 ± 0.66
t_{max}/h	1.16 ± 0.22	1.72 ± 0.28	0.93 ± 0.18

三、纳米制剂

姜黄素纳米制剂就是将姜黄素通过某些水溶性载体制成新的结构单元，这个结构单元的特征维度尺寸在纳米数量级（1~100nm）（或平均粒径≤500nm），纳米级的结构单元存在大量界面或自由表面上，各纳米单元之间还存在着或强或弱的相互作用力，不仅能改变药物的理化特性，还能达到靶向性、缓释性功效，同时又能保护药物、减少破坏，姜黄素纳米化制剂可克服姜黄素在临床应用中的许多缺陷，特别是在抗肿瘤药物的研究中，与传统药物相比具有很多新的优势，具有很广泛的发展空间。

（一）姜黄素纳米制剂的特点

1.水溶性大大提高

姜黄素不溶于水，纳米姜黄素常常是将姜黄素吸附或包裹在某些水溶性材料中形成溶于水的纳米粒，在水中形成均匀悬浮状乳化液。在低浓度时可形成透明液状。这种状态有利于口服和肠道的吸收。

2. 提高姜黄素的稳定性

姜黄素本身不稳定，易受光、热、氧化等影响而分解。纳米姜黄素常用大分子化合物进行包埋或吸附，受到包埋物的保护，减少了姜黄素受外界因素作用发生的破坏，降低了其与胃蛋白酶接触的机会，提高了药物在肠胃中的稳定性。

3. 提高了姜黄素的缓释性

由于包裹在外的大分子化合物形成立体位阻，大多数姜黄素分散在大分子化合物骨架中缓慢释放，使纳米姜黄素躲过单核巨噬细胞的识别，延长了作用时间，达到药物缓释的效果。

4. 提高了姜黄素抗肿瘤细胞的抑制效果

纳米姜黄素，由于结构单元粒子在1~100nm，颗粒小，穿透生物膜的能力强，使姜黄素更容易到达发生肿瘤的器官部位。

5. 提高药物口服生物利用度

姜黄素纳米制剂可以通过选择药物的载体包裹药物，大大提高姜黄素的水溶性、稳定性及对肠道壁的黏附性，增加了在肠道停留时间，由于纳米粒子小，增加了穿透肠黏膜细胞能力。这些因素的改善，大大提高了姜黄素的生物利用度。

6. 制备靶向性姜黄素抗肿瘤药物

制备姜黄素纳米制剂，可通过选择不同性质药物载体或在药物载体引入具有某器官靶向性物质进行修饰，使姜黄素纳米粒能在某一器官相对集中，形成主动靶向性。如此，可提高抗肿瘤效果，减少对非肿瘤部位副作用，而且可制成某些药物很难到达的器官的特有靶向性药，如脑肿瘤。

（二）姜黄素纳米制剂的形式

目前已研究的姜黄素纳米制剂有很多种，同一种形式的制剂可使用不同方法，主要的姜黄素纳米制剂形式有以下几种。

1. 姜黄素纳米脂质体

（1）脂质体简述　脂质体是一种利用磷脂双分子层膜形成的囊泡包裹药物分子，具有靶向给药功能。类脂质是脂质体的主要组成部分，在制备中还会加入其他赋形剂，如胆固醇，以增加脂质体膜的流动性。当脂质体溶解于水中时，会发生自组装，其亲水性头部和疏水性尾部分别插入水中和朝向空气，形成类似双分子层细胞膜结构的囊泡。脂质体可包裹亲水性、亲脂性或双亲性药物，但药物分布不同，亲脂或双亲性药物分布在亲脂区或磷脂双分子层中，亲水性药物主要分布在亲水性内腔，由于脂质体的磷脂双分子层膜结构与生物体细胞膜结构相似，因此有很好的生物相容性。

（2）脂质体特点

①靶向性。即利用药物载体系统改变药物释放动力学，使药物避开正常细胞而只作用于局部病变部位。脂质体药物载体具有的靶向性是一个突出的优点，利用脂质体的靶向性可提高被包裹药物在靶向部位的聚集量，在增强药效的同时也降低了其他非作用靶

位的毒副作用。

②缓释性。脂质体是一种理想的缓释制剂，主要通过类脂质与药物间的疏水相互作用以及脂质体对药物的包埋作用来延缓药物的释放，这种缓释作用可改善药物疗效，如提高患者适应性、降低药物毒性和给药次数等。

③保护性。脂质体本身的独特结构，决定了脂质体的双亲性，对脂溶性或水溶性药物都具有包埋能力。脂溶性药物包裹在磷脂双分子层内，水溶性药物则包裹在脂质体亲水内腔。由于脂质体的包裹作用，避免了药物与外界介质直接接触，减少了氧化作用，降低了药物在肠道中与肠道菌群及酶直接接触而产生的分解。由于药物常和脂质体产生氢键缔合，也抑制了药物的降解。

（3）脂质体质量评价　①包封率。表示被脂质体包封的药物占脂质体药物总量的百分数，不同制取方法包封率不同，最好能达到80%。②粒径。要求粒径<100nm，否则不能充分显示纳米脂质体特性，稳定性也差。③电位。带电脂质体可提高其稳定性，不易聚沉，一般要求zeta电位值>30mV则认为是比较稳定的。④微观结构。采用透射电镜（TEM）可观察到脂质体微观结构，扫描电镜可看到表面结构。一般脂质体为规则球形结构，但受到外力挤压，或长期储存发生氧化、泄漏等情况，产生某些形变，如成椭圆形，带有缺口，甚至破碎，故脂质体的微观结构形貌在某种程度上，反映脂质体稳定性及发生氧化、泄漏情况的程度。此评价方法也适用于其他纳米制剂形式。

2. 姜黄素纳米共聚物胶束

（1）胶束简述　用双亲性共聚物在水溶液中达到一定浓度后，通过分子间的氢键静电作用和范得华力等自发形成核壳结构胶束，其外壳亲水，内核疏水。疏水的内核可以包埋难溶性药物。

（2）胶束特点　①所形成的疏水性内核具有相对大的空间，能包裹更多的药物，所以此种载药量较高。②粒径易控制100nm以下，平均粒径可控制在20~30nm。③亲水性嵌段修饰，使共聚物胶束能以完整的胶束结构在血液中循环，达到长循环目的。④表面修饰，可引入功能基因，可在胶束外壳连接具有特定细胞表面受体，发生特异性相互作用而跨越细胞膜的配体，如生物素（biotin）、叶酸等，产生特有的靶向性。

3. 姜黄素纳米结晶混悬剂

（1）混悬剂简述　又称纳米混悬剂，纳米结晶，是一种药物纳米颗粒加少量稳定剂形成的胶态分散体。它不需使用载体材料，而是在表面活性剂和水等附加剂的存在下，将药物直接混悬而进行制备的。混悬的方法有两类，一类是通过粉碎（包括湿磨、高压均质、微流化等），另一类是通过药物分子成核长大结晶而成的。

（2）混悬剂特点

①适用于所有难溶性药物，通过选择适当的溶剂即可制成纳米混悬剂，由于没有载体，简化了制备工艺，降低生产成本。②致密的固体粒子载药量大，适合大剂量给药，高载药量可降低给药体积。③可制备成固体给药如纳米结晶混悬剂冻干粉，后续可加工成片剂、胶囊、丸剂等剂型，提高了制剂稳定性，长期易保存，携带方便。④微粒特性可改变药物静脉注射的药代动力学特征。经静脉注射，药物粒子可以被网状内皮系统识别吞噬，被动靶向到肝、脾、肾等器官。还可以通过对纳米表面修饰，实现主动靶向给药，达到高效低毒效果。⑤提高溶出度和溶解性，还可增加黏附性，延长药物在胃肠道及生物黏膜的滞留时间，从而改善药物的吸收，提高药物的生物利用度，解决口服生物利用度不高的问题。

4. 姜黄素纳米粒（NP）

（1）纳米粒简述　纳米粒是指材料径在1~1000nm的固体胶体微粒。包括纳米球和纳米囊两种。纳米球是指药物被溶解、分散或被吸附在药物基质（如高分子聚合物）中而形成的基质型球形纳米粒。纳米囊是将固体药物或液体药物作囊心物包裹而形成的药库型球形纳米粒。

（2）纳米粒特点

①可具有较高载药量（大于30%）和较高的包封率（大于80%），这有利于提高用药剂量的需要。②通过适宜的制备方法，控制纳米粒适当的粒径，可控制药物的释放速度，达到较长的体内循环时间，减少药物被网状吞噬细胞吞噬，增加对病变部位的接触时间，从而增强疗效。

（3）通过对纳米粒表面的修饰达到药物的靶向性（智能化药物），如在纳米粒中加入磁性物质，再通过外加磁场将其导向靶位，充分发挥药物最大疗效，而将对未发病正常组织伤害降到最低限度。此外纳米粒在静脉注射后，主要集中在单核巨噬细胞丰富的器官，尤其是肝脏、骨髓中，实际就形成了被动靶向治疗与单核吞噬细胞系统有关的疾病。

5. 姜黄素纳米凝胶

（1）凝胶简述　溶胶或溶液中的胶体粒子或高分子化合物在一定条件下通过物理或化学作用互相交联形成空间网状结构，结构空隙中充满了作为分散介质的液体，这种特殊的分散体系称作凝胶。纳米凝胶一般是指直径在200nm以下的水凝胶。它是由亲水性或双亲性高分子化合物组成的三维网状结构，可显著溶胀于水，但不溶解于水，不具备流动性，能保持一定形状。它可作为一种药物载体，可以通过盐键、氢键或带相反电荷的作用方式稳定地结合某些小分子或生物大分子药物，形成稳定的载药系统，许多研究表明纳米凝胶在生物医药方面有广阔的应用前景。

（2）纳米凝胶特点

①载药率高。由于纳米凝胶具有较高的负载能力，作为药物运输载体具有较高载药量。

②稳定性好。由于药物分子充满在高分子化合物交联的三维网状结构空隙中，可以保护药物不被体内代谢系统降解。

③具有很好的靶向性。纳米凝胶表面的官能团可以进一步用各种不同靶向基因修饰，以达到将药物输送到所需特定部位的目的，甚至达到脑部。

④具有较好的缓释性。由于药物存在于高分子化合物的三维空间内，对药物释放具有一定位阻作用，产生很好缓释的效果。

⑤可配制成用治疗皮肤疾病的抹搽型膏剂。通过选用适当的凝胶基质及促渗剂，可制成膏剂，用于治疗皮肤疾病。

6. 姜黄素纳米乳（nanoemulsion）

（1）纳米乳简述　纳米乳又称微乳液（microemulsion），是由水、油、表面活性剂和助表面活性剂等自发形成，粒径为1~100nm的热力学稳定、各向同性、透明或半透明的均相分散体系。一般纳米乳分为三种类型，即水包油型纳米乳（O/W）、油包水型纳米乳（W/O）以及双连续型纳米乳（B、C）。其乳滴多为球型，大小均匀，透明或半透明，通常属热力学和动力学稳定系统。

（2）纳米乳特点

①稳定性好。一方面可包容一些不稳定的药物，使其避免直接受到外界各种条件（氧、酶等）影响而导致的分解，提高了药物稳定性。另一方面纳米乳是一种热力学稳定体系，方便制备、过滤、灭菌、保存。

②提高药物溶解性。通过乳化作用可使难溶性药物分子包覆于易溶解性物质中，提高了难溶性药物的溶解性。

③纳米乳体系黏度低，注射时不会引起疼痛。

④增加缓释性，O/W型纳米乳作为疏水性药物载体可延长疏水性药物释放时间，起到缓释作用。

⑤纳米乳可轻易穿过细胞间隙和上皮屏障，明显提高药物的细胞摄取率，可增强体内用药的靶向性和效率。

⑥适合制成各种给药方式的制剂。高黏度纳米乳则适用于皮肤给药。

⑦制作工艺、设备简单，易于生产。

7. 纳米复合物

（1）纳米复合物简述　将一种水溶性好、无毒的材料作为载体包覆物，使其能和姜黄素通过物理化学作用，生成纳米化的复合物，将姜黄素做为药材包裹其中。常用的包覆材料有壳聚糖、阿拉伯胶、果胶、羧甲基纤维素、蛋白质等。

（2）纳米复合物特点

①制备工艺较复杂，纳米复合物的制备受到许多因素影响，如用料比例、温度、pH、离子化程度等，需要通过试验寻找最佳工艺。

②纳米粒径一般>100nm，粒子大易聚沉，溶液稳定性降低。形成的溶液多是乳浊状。

③只要复合物载药体选择适当，最佳工艺选择正确，姜黄素纳米复合物小鼠的药代动力学研究表明，可有效延长姜黄素在体内停留时间，且达峰时间较长，在肝中含量增加，有肝脏靶向作用。

姜黄素在常见病药物中应用的研究

一、肿瘤

姜黄素抗肿瘤的可能性最早是在1985年由印度的Kuttan等首次提出的，他们发现姜黄素的提取物可明显抑制中国仓鼠卵巢细胞（CHO细胞）和Dulton's淋巴瘤细胞的生长，并进一步对提取物主要有效成分进行鉴定，确定为姜黄素。体内实验也初步证实了姜黄素对小鼠艾氏腹水瘤生长具有抑制作用。但该报道并未引起重视。1995年，Menon等报道姜黄素对黑色素瘤B16-F10细胞（具有高转移性细胞向肺转移）具有抑制作用，口服200nmol/kg剂量，抑制率达80%，同时荷瘤鼠的生存期延长143.85%。此后有关姜黄素抗肿瘤作用逐渐被重视，各国科学家对姜黄素抗肿瘤抑制、姜黄素抗肿瘤治疗动物模型及临床试验都做了许多研究，是开发一种安全、有效抗肿瘤药物研究的热点。美国国立肿瘤研究所于2000—2009年10年间共有91个关于植物药抗肿瘤的研究课题，其中姜黄素抗肿瘤的研究课题就有6个，姜黄素被列为第三代抗肿瘤化学预防药物且进入临床试验的阶段。

（一）抗肿瘤作用的机制

1. 抑制肿瘤始发的诱变作用

许多研究表明，有些物质是引发细胞癌变的诱变剂。在致癌物的攻击下，DNA受伤，细胞发生突变，引起癌症发生。而姜黄素可以阻断已被活化的致癌物的攻击行为，从而抑制由致癌物引发的癌变。这个抑制作用包括以下几个方面。

（1）抑制致癌物对于DNA的损伤　Soni等报道，姜黄素（2mg/plate）可抑制80%黄曲霉毒素B_1（AFB_1，0.5mg/plate）诱发的沙门氏菌实验株TA98和TA100的突变。Soni发现向小鼠食物中加入0.005%姜黄素可明显抑制由AFB_1诱导的γ–谷氨酰转肽酶的阳性数量，这种酶正是肝细胞癌变的先兆。Kin发现姜黄素可抑制由1，2–二甲基肼（DMH）诱发的小鼠结肠癌病变。Azuine用2%~5%姜黄素灌胃可显著抑制苯并芘（BP）诱发小鼠早期胃癌病变。Shalini等发现植物和树叶焚烧产生烟雾的凝结物（TDS）对人和动物淋巴细胞的DNA具有强烈的损伤作用，损伤率达65%，但对小鼠提供0.3mg/mL姜黄素可使淋巴细胞DNA抵抗率提高90%，有效地保护淋巴细胞。

（2）可提升phaseⅡ酶群，促进致癌物的排出和去毒反应　White等通过诱导鼠肝细胞谷胱甘肽的生成水平来评价一些潜在的抗癌药物，发现姜黄素可提高谷胱甘肽（GSH）水平，试验表明按250mg/kg喂养小鼠15d，可使其肝脏谷胱甘肽巯基转移酶（GST）活性提高1.8倍，尿苷二磷酸–葡萄糖醛酸（UDP）活性也明显上升。这些对致癌物的排出和去毒反应都有促进作用。

（3）减少致癌物质–DNA加成物的产生　据报道，小鼠皮肤表面先涂以3mmol或10mmol的姜黄素，5min后再涂抹20nmol苯并芘，可抑制表皮39%或61%的DNA–苯并芘加成物的形成。此外在皮肤涂抹姜黄素后还可抑制7，12–二甲基苯并蒽（DMBA）–DNA加成物的形成，减少诱发皮肤癌的病变。

2. 对肿瘤病变和发展的抑制作用

（1）姜黄素抑制肿瘤细胞的增殖作用　许多体外试验和大鼠试验表明，姜黄素能够抑制多种癌细胞的增殖，包括有乳腺癌、结肠癌、肝细胞癌、肾细胞癌、T细胞白血病、B细胞淋巴癌、黑色素瘤、前列腺癌等。姜黄素抑制癌细胞增殖主要是通过抑制鸟氨酸脱羟酶，影响细胞周期而产生的，或者通过调节转录因子（NF–κB，AP–1），丝裂原活化的蛋白激酶或环氧合酶等实现的。

（2）姜黄素诱导癌细胞凋亡作用　目前普遍认为细胞凋亡是多细胞生物体的一种重要的自稳机制，细胞增殖和凋亡调控机制一旦失调，机体将失去平衡，这是产生某些疾病的原因。试验发现姜黄素可导致癌细胞发生变性、坏死，诱导细胞凋亡，例如，20mol/L姜黄素即可诱导肝癌细胞SMMC–7721细胞的凋亡。姜黄素可抑制白血病耐药细胞HL60/ADR的生长，在荧光显微镜下可观察到其凋亡特征性变化。姜黄素处理人结肠癌细胞系HCT116后，从凝胶电泳试验表明，癌细胞集落生长能力下降，失群凋亡。姜黄素诱导癌细胞凋亡的途径是多元的，可能由以下几方面介导。

①调控癌细胞基因蛋白和凋亡调控蛋白的表达。姜黄素通过抑制谷胱甘肽转移酶（GST）、半脱氨酸蛋白酶活性，影响癌细胞的mRNA表达，诱导癌细胞凋亡，姜黄素还能阻断肿瘤坏死因子TNF–α的表达，抑制转录因子的形成，下调基因转录水平，诱导癌细胞凋亡。

②影响凋亡细胞相关基因表达。例如，40mol/L姜黄素作用12h后，两种肺癌细胞中，Bc1-2和Bcl–xl基因表达水平均下降，导致人肺癌细胞凋亡。

③诱导癌细胞周期停滞。癌细胞周期失控可能导致肿瘤发展，姜黄素可诱癌细胞周期停滞，例如，姜黄素处理人乳腺癌细胞MCF27细胞，24~48h细胞出现M期停滞，周期停滞使癌细胞核形成非正常的多微核，促使细胞凋亡。

④调控癌细胞凋亡信号。目前许多科学家认为，信号通道是影响细胞生命的重要因子，姜黄素可阻断癌细胞Ras基因蛋白（一种原癌基因）信号道路，阻扰细胞诸多信号的传递，促使细胞凋亡。

（3）姜黄素抑制环氧合酶（COX）和脂氧合酶（LOX）表达　研究发现，许多癌症中，COX和LOX蛋白表达和活性增加，伴随着炎症和氧化应激反应。姜黄素可抑制COX和LOX的表达。例如，姜黄素可通过抑制NF–κB抑制TNF诱导结肠癌细胞分泌COX2，减缓癌症的发展进程。

（4）姜黄素抑制多种蛋白激酶的活性，多种蛋白激酶活性增强会导致肿瘤的发展　姜黄素可抑制这些相关酶的活性，例如，蛋白激酶A（PKA）、蛋白激酶C（PKC）、精蛋白激酶（CPK）、磷酸化激酶（PHK）、自身磷酸化活性蛋白激酶（AK）等，抑制这些酶的活性，缓解癌症发展。

（5）姜黄素抑制激活蛋白–1（AP–1）　体内研究表明AP–1可调节多种基因的表达，在从癌前病变向肿瘤状态转化的过程中起重要作用，此外，AP–1也参与了肿瘤的发展和转移。姜黄素可抑制由各种因素诱导的AP–1活化，降低其活性，延缓癌症的发生过程。

3. 抑制肿瘤的侵袭和转移作用

肿瘤的扩散（包括侵袭与转移）是恶性肿瘤的显著特征，也是恶性肿瘤威胁患者健康和生命的主要原因。近年来研究表明，姜黄素可以抑制肿瘤的侵袭和转移。其作用机制主要有以下几方面。

（1）抑制肿瘤血管生成　血管生成在多种肿瘤生长和转移中起关键作用，是肿瘤组织迅速增殖和转移扩散的重要条件之一，新生和转移为肿瘤组织提供充足养分，即使发育不完善的微血管也为癌细胞的扩散提供了便利。研究发现，姜黄素可抑制血管管腔的形成，而且还会破坏已成形的血管结构。例如，体外试验表明姜黄素可下调腹水瘤（EAT）和内皮细胞促血管生成的基因表达，诱导了癌细胞的凋亡。将姜黄素腹腔注射到EAT细胞荷瘤小鼠后，能够显著减少小鼠腹水的形成及减少腹水中的肿瘤细胞，同时腹膜层血管生成现象明显减少。姜黄素可抑制EAT细胞血管内皮生长因子（VEGF）、血管生成素-1和血管生成素-2的基因表达，发挥了抑制血管生成的作用。

（2）抑制癌细胞的黏附作用　癌细胞在侵袭转移过程中，常与内皮细胞发生多次黏附，这种黏附加速了癌细胞的转移。姜黄素通过抑制TNF诱导内皮细胞表达黏附分子，阻断细胞的黏附，降低了肿瘤转移的危险性。

4. 提高化疗药物对肿瘤细胞的敏感性

影响化疗疗效的关键因素之一是肿瘤耐药，应用多药耐药（MDR）逆转剂是提高临床化疗效果的重要手段。姜黄素对某些化疗药物有增敏作用，从而降低肿瘤的MDR。例如，姜黄素通过下调MDR1、P-糖蛋白，上调凋亡相关蛋白-5来逆转肝癌耐药细胞株BE17402/5-Fu的耐药性。又如用姜黄素（1~10mg）处理多药耐药人子宫颈癌细胞（κB-V1细胞）72h即能降低p-糖蛋白及MDR1 mRNA的表达，并可出现剂量依赖性，且能增强κB-V1细胞对长春新碱的敏感性。实验表明姜黄素与顺铂合用可增加顺铂对卵巢癌细胞CAOV3及SKOV3的敏感性，提高了顺铂的疗效。

（二）抗肿瘤作用的研究举例

国内对姜黄素抗肿瘤的研究虽然很多，但目前大多尚停留在细胞学、病理学或小白鼠试验研究阶段，进入临床试验的则很少。美国已进入临床试验阶段，主要研究有以下几种。

1. 对结直肠癌作用的研究

（1）Sharma等的试验　将15位标准疗法无效的中晚期结直肠癌病人分成4个姜黄素剂量组，剂量从0.45~3.6g/d，通过检测血液中谷胱甘肽S转移酶、前列腺E$_2$（PGE$_2$）和

1-甲基鸟苷（M1G）含量变化来反映姜黄素产生的作用。其中3.6g/d剂量组效果明显，在第1d和第29d，诱导型PGE_2分别降低了62%和57%。

（2）GarCe等的试验　给予结直肠癌患者3.6g/d，连续7d，对患者病变结直肠组织进行组织检查，发现姜黄素浓度为（7.7±1.8）nmol/g，同时M1G显著下降。

2. 对胰腺癌的作用的研究

Dhillon等的实验在Ⅱ期临床试验中以白细胞介素IL-6、IL-8、IL-10等细胞因子为指标，观察了姜黄素对胰腺癌的作用。受试者每日口服姜黄素8g，连续2个月。对其中11名受试者进行药效评价，这表明姜黄素对治疗胰腺癌有生物活性。其中1人病情稳定长达18个月之久，另1人肿瘤曾出现短暂而明显的消退。由于美国FDA批准上市用于治疗该病的药物是吉西他滨、厄洛替尼，它们的有效率<10%，所以促使人们对姜黄素的研究产生兴趣。

3. 对乳腺癌的作用的研究

Robert等的试验。通过对14位乳腺癌患者进行姜黄素与多烯紫杉醇联合使用的可行性及耐受性的Ⅰ期临床试验，多烯紫杉醇每3周静脉滴注（100mg/mL）每次给药时间1h，循环6次，姜黄素口服给药剂量从500mg/d依次增加，直到出现剂量限制毒性为止，每一剂量连续7d。试验结果确定姜黄素最大剂量为8g/d，在与标准剂量多烯紫杉醇联合使用时推荐服用量为每3周连续服用7d，600mg/d。目前单独应用多烯紫杉醇和多烯紫杉醇+姜黄素联合使用治疗乳腺癌的Ⅱ期临床试验正在进行中。

4. 对前列腺癌作用的研究

Ide等的试验。因前列腺特异性抗原（PSA）能够反映前列腺炎状况，所以通过研究测定姜黄素对受试者前列腺癌细胞（LNCaP）中的PSA影响，评价姜黄素对前列腺癌临床作用。受试者25人，安慰剂10人，姜黄素给药者15人（平均年龄73岁），给药6个月。试验结果表明，服药的15人血液PSA水平显著下降，由治疗前的（18.8±12.4）ng/mL降至治疗后的（10.2±6.2）ng/mL，试验表明姜黄素可通过抗雄性激素作用，抑制LNCaP细胞中的PSA产生，调节血中PSA水平，达到抑制前列腺癌的效果。

5. 姜黄素对家族多发性腺癌作用的研究

Cruz-Correa等的试验。家族多发性腺癌（FAP）是一种常见染色体显性疾病，对姜黄素和槲皮素联合使用治疗FAP进行了临床试验。5位先前做过结肠切除术的FAP病人口服姜黄素480mg/次+槲皮素20mg/次，3次/d，连续服用6个月，检查肠道息肉数量和平均尺寸。结果表明肠道息肉数量下降60.4%，平均尺寸下降50.9%。这表明姜黄素联合槲皮素使用能够降低FAP患者回肠和直肠内腺瘤的数量和大小。

6. 美国姜黄素抗肿瘤临床试验情况

姜黄素用于治疗各种疾病及抗肿瘤的临床研究，尤以美国进行的最多，取得丰硕研究成果。特别是姜黄素纳米靶向性药物开启了第三代新型抗癌药的研制工作。部分美国姜黄素抗癌药研制情况如表6-3所示。

表6-3 美国一些正在进行的姜黄素临床试验情况

试验疾病种类	试验阶段	估计人数	试验单位
家族式多发性腺癌	不定期	50	Puerto Rico大学
过敏性肠道综合征	Ⅳ期	100	KaiSer Permanente
阿尔兹海默病	Ⅱ期	26	Jaslok医院及研究中心
结肠癌	Ⅰ期	30	Leicester大学医院
Ⅱ型糖尿病	Ⅳ期	200	Rinakharinwirot大学
遗传性视神经病变	Ⅲ期	70	Mahidol大学
骨质瘤	Ⅰ Ⅱ期	24	Tata Memorial医院
家族式多发性腺癌	Ⅱ期	50	Johns Hopkins大学
胰腺瘤	Ⅲ期	—	Tel-Aviv Sourasky医学研究中心
关节炎	Ⅲ期	396	Mehidol大学
结直肠癌	Ⅱ期	48	California大学
直肠癌	Ⅱ期	45	M.D.Anderson抗癌研究中心
胰腺瘤	Ⅱ期	50	M.D.Anderson抗癌研究中心
乳腺癌	Ⅱ期	30	Rochester大学
头颈癌	不定期	15	Louisiana州立大学
多发性腺癌	Ⅱ期	56	Pennsylvania大学
非小细胞肺癌	Ⅰ Ⅱ期	32	M.D.Anderson抗癌研究中心
多发性骨髓瘤	Ⅱ期	70	M.D.Anderson抗癌研究中心
腹部动脉瘤	Ⅱ期	3500	Lawson健康研究所
结肠肿瘤	Ⅱ期	100	Tel-Aviv Sourasky医学研究中心

从6-3表中可以看出美国多家医院或大学开展了姜黄素抗癌临床研究。许多研究已进入Ⅲ期或Ⅳ期。这些研究将取得重要阶段性成果。我国是最早将姜黄(姜黄素)用于治

疗疾病的国家。和其他许多种中药研究存在的问题一样，对中药中有效成分的病理学、药理学、药代动力学、临床试验等研究不多。近年来虽然由于近代分析技术的提高，我国对姜黄素的病理学、药理学、药代动力学等的研究进行了许多工作，但大多是体外抑制细胞试验，或是小鼠或兔的动物试验，临床研究尚很少。随着世界各国对姜黄素治疗作用特别是临床研究工作深入，我国也将开展更多的深入研究。

（三）姜黄素纳米制剂抗肿瘤的研究

姜黄素纳米制剂抗癌药物研究是姜黄素抗癌药物研究中的热点，各种癌症都有研究，现分别叙述。

1. 姜黄素纳米制剂抗肺癌的研究

姜黄素纳米制剂抗肺癌细胞Lewis增殖、凋亡的影响

①姜黄素纳米粒可提高对肺癌细胞Lewis增殖的抑制作用。试验通过薄膜超声法制备姜黄素纳米粒，采用姜黄素不同浓度2.5、5.0、10.0、20.0、40.0μmol/L的普通溶液和相同浓度的姜黄素纳米粒和空白组，培养Lewis细胞24h，MTT法测定吸光度，记录细胞抑制率，结果如图6-2所示。从图6-2中可看出，姜黄素纳米粒对肺癌

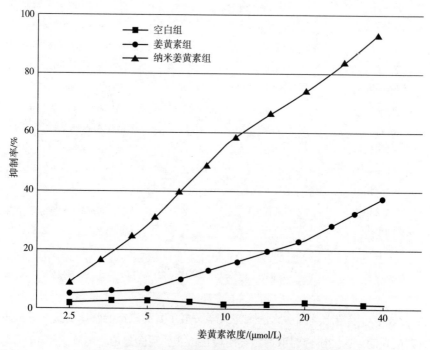

图 6-2　姜黄素与姜黄素纳米粒对Lewis肺癌细胞抑制作用

细胞Lewis抑制作用有明显的提高。24h姜黄素对Lewis细胞IC_{50}为34.91μmol/L，而姜黄素纳米粒则为10.65μmol/L，IC_{50}值的下降也说明姜黄素纳米粒抑制细胞增殖作用显著提高。

②姜黄素纳米粒诱导肺癌细胞Lewis的凋亡作用显著提高。试验检测了空白组、20μmol/L姜黄素组及纳米姜黄素组的Lewis细胞凋亡率，分别为3.32%、7.43%、67.69%。这表明纳米姜黄素诱导细胞凋亡作用要比姜黄素提高了很多。

姜黄素纳米粒可提高S周期细胞比例，提高细胞内活性氧浓度，提高细胞内钙离子浓度，降低细胞线粒体膜电位。为了探讨姜黄素纳米粒对Lewis细胞抑制作用的机制，试验检测了20μmol/L姜黄素和姜黄素纳米粒作用24h后S期细胞比例、细胞活性氧浓度、钙离子浓度以及细胞线粒体膜电位荧光强度，结果见表6-4。从表6-4中可看出，姜黄素抑制Lewis细胞增殖是通过阻滞细胞周期于S期而达到的，而姜黄素纳米粒显著提高了这一作用。同时推论抑制作用还和细胞内钙离子浓度、活性氧提高，细胞线体膜电位降低有关，具体作用机制尚在深入研究中。

表6-4 姜黄素纳米粒对Lewis细胞S周期、活性氧、钙离子浓度及细胞线粒体膜电位的影响

组别	S期细胞比例/%	活性氧荧光强度	钙离子荧光强度	细胞线粒体膜电位荧光强度
空白组	43.67	110.76	28.99	228.03
姜黄素组	81.57	2088.01	52.11	128.97
姜黄素纳米粒组	92.20	2568.67	97.85	94.00

2. 姜黄素纳米制剂抗肝癌的研究

（1）姜黄素聚氰基丙烯酸正丁酯纳米粒（Cur-PBCA-NPs）抗肝癌的研究

①Cur-PBCA-NPs的制备方法。采用阳离子乳化聚合法制备，首先将姜黄素加无水乙醇配制成1mg/mL溶液，称取稳定剂壳聚糖0.01g溶于pH1.22的10mL盐酸水溶液中，加入1mL浓度为1mg/mL的姜黄素乙醇溶液至溶液澄清，在不断的搅拌过程中向上述混合液中滴加100mL α-氰基丙烯酸正丁酯（α-BCA），继续搅拌6h，最后用0.5mol/L NaOH中和溶液pH至（6±0.5）以终止反应，得黄色乳浊液，用16000r/min离心30min，即得黄色载药纳米粒沉降物，再用蒸馏水洗涤3次，即得。

②Cur-PBCA-NPs的性质。纳米粒的粒径（185±13.12）nm，zeta电位（+50.1±2.08）mV，载药量（1.078±0.05）%，包封率（94.54±1.54）%。制得胶体溶液半年未发现有相分离和絮凝发生，其载药纳米粒粒径和分布无明显变化。Cur-PBCA-NPs

体外释药符合双相动力学释药规律，前30min有50%突释，其余50%到第7d全部释放完毕。

③Cur-PBCA-NPs对人肝癌细胞HepG2、Bel7402、Huh7生长抑制率的影响。MTT实验检测了Cur-PBCA-NPs对这几种肝癌细胞抑制率，结果如表6-5所示。从表6-5中可看出Cur-PBCA-NPs对三种人肝癌细胞都有明显杀伤作用。而且经测定对HepG2肝癌细胞，游离姜黄素IC_{50}为15mg/mL，而Cur-PBCA-NPs IC_{50}为250ng/mL。研究还表明Cur-PBCA-NPs的抑制效果和浓度及作用时间都有依赖作用。

表6-5 Cur-PBCA-NPs对人肝癌细胞HepG2、Bel7402和Huh7生长抑制作用的影响　　　单位：%

组别	对HepG2细胞抑制率	对Bel7402细胞抑制率	对Huh7细胞抑制率
姜黄素5μmol/L组	12.65	7.53	4.53
Cur-PBCA-NPs组	22.68	19.16	5.43
姜黄素10μmol/L组	33.11	—	12.34
Cur-PBCA-NPs组	46.10	—	44.56
姜黄素20μmol/L组	43.15	—	45.67
Cur-PBCA-NPs组	67.98	—	81.74
姜黄素30μmol/L组	66.93	—	89.51
Cur PBCA NPs组	77.64	—	98.73
姜黄素40μmol/L组	77.79	—	98.04
Cur-PBCA-NPs组	81.02	—	99.48
姜黄素50μmol/L组	85.99	85.37	99.01
Cur-PBCA-NPs组	91.50	95.16	99.63

注：—表示未检测。

④Cur-PBCA-NPs对HepG2细胞周期的影响。为了探讨Cur-PBCA-NPs诱导肝癌细胞HepG2凋亡的机制，研究对游离姜黄素和Cur-PBCA-NPs对细胞周期进行检测，结果如表6-6所示。从表6-6中可看出，姜黄素对细胞呈现明显的阻滞，而Cur-PBCA-NPs则加强了这种阻滞作用，加速引起HepG2细胞的凋亡。这说明姜黄素纳米粒比游离姜黄素对肿瘤细胞有更强的抑制作用。

表6-6　不同姜黄素制剂对HepG2细胞周期的影响　　　　　　　　　　　　　单位：%

组别	G0/G	S	G2/M
阴性对照组	56.5	32.6	10.9
100mg/mL PBCA-NPs组	62.1	29.1	8.84
40mg/mL 游离姜黄素组	52.1	28.8	19.1
40mg/mL Cur-PBCA-NPs组	49.4	28.5	22.1

⑤Cur-PBCA-NPs药代动力学研究。为提供Cur-PBCA-NPs在药理学、毒理学以及药效学上的动力学依据，对其药代动力学进行了研究。实验选用SD大鼠10只，雌雄随机分成两组，第一组游离姜黄素按10mg/kg给药（称取姜黄素粉末250mg于25mL容量瓶中，加1%羧甲基纤维素钠溶液至刻度，配成浓度为10mg/mL姜黄素混悬剂）。第二组Cur-PBCA-NPs按5mg/kg静脉注射给药（按前述工艺制备成Cur-PBCA-NPs，然后进行冷冻干燥，得冻干粉末，再用生理盐水溶解，配成5mg/mL Cur-PBCA-NPs乳液。）并0~24h静脉采血，HPLC分析并应用分析软件计算药物动力学参数，结果如表6-7所示。从表6-7中可看出，姜黄素纳米粒是游离姜黄素体内消除半衰期的52倍，药物在体内平均滞留时间是397倍，大大提高药物在体内时间。这说明姜黄素纳米粒可大大提高药物在血液中的浓度、滞留时间，从而显著提高药物生物利用率。

表6-7　姜黄素混悬剂与Cur-PBCA-NPs药代动力学主要参数比较

参数	姜黄素混悬剂	Cur-PBCA-NPs
药-时曲线下面积（$AUC_{0\sim\infty}$）/（mg/L·h）	1.922	3.302
药物在体内消除半衰期（$t_{1/2}\beta$）/h	0.362	18.661
药物体内平均滞留时间（$MRT_{0\sim\infty}$）/（h）	0.159	63.787
药物体内总清除率（CL）/L/h·kg	0.005	0.002
药物体内表现分布容积（Vd）/（L/kg）	0.002	0.103

⑥Cur-PBCA-NPs对裸鼠肝癌模型治疗实验。先将人肝癌细胞培养并调整细胞浓度$2.5×10^7$个/mL，用注射器抽取细胞液0.2mL，小鼠左侧腋窝皮下供血丰富部位注射，建立肝癌皮下移植癌模型，待模型小鼠肿瘤平均体积长至$0.1cm^3$左右时，随机分为两组，第一组静脉注射0.2mL 50mg/mL PBCA-NPs；第二组静脉注射0.2mL Cur-PBCA-NPs。1次/周，连续4周，4周后，颈椎脱位处死裸鼠，剥离肿瘤，称重切片，计算肿瘤体积抑制率。结果表明Cur-PBCA-NPs组肿瘤体积明显减少，肿瘤体积抑制率

56.46%，而PBCA-NPs组为7.69%。这表明姜黄素纳米粒能明显抑制HepG2细胞裸小鼠植瘤的生长，而且给药期间小鼠形态、活动均无影响。

（2）姜黄素偶联O-羧甲基壳聚糖纳米粒（Cur-OMCS）抗肝癌的研究

①Cur-OMCS制备方法。O-羧甲基壳取糖（OMCS）是壳聚糖羧甲基化反应产物，水溶性大大增加，且保留了壳聚糖的生物黏附性和促吸收性质，作为药物载体材料可达到缓释、控释、靶向给药的目的。称取OMCS100mg溶于10mL水中，加入DMSO10mL搅拌均匀，分别加入二环己基碳二亚胺（DCC）200mg和4-二甲氨基吡啶（DMAP）20mg，室温下搅拌1h，慢慢滴加姜黄素DMSO溶液16mL，在N_2保护下于60℃加热反应6h，冷却至室温，用大量丙酮沉淀并洗涤，得黄色固体，即得Cur-OMCS。并检测了Cur-OMCS在水中形成纳米粒，平均粒径319nm，zeta电位-26.1mV，水溶液呈黄色澄清透明状，姜黄素在水中质量浓度提高300倍，姜黄素载药量1.5%。反应过程如下所示。

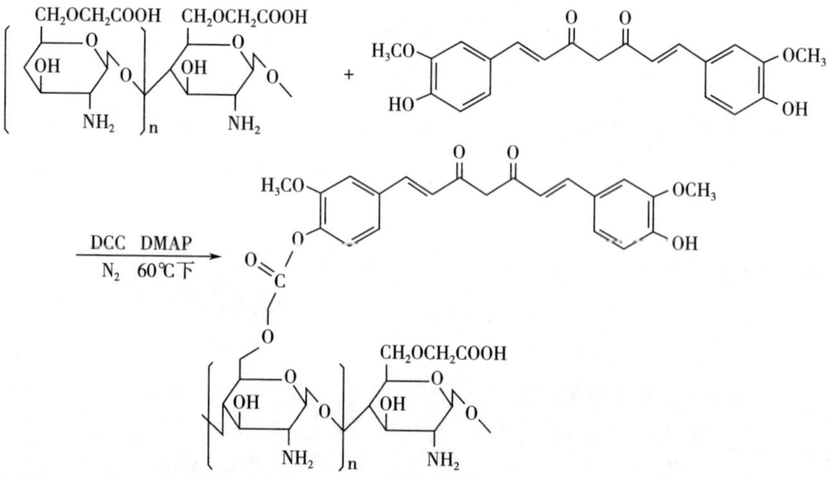

②Cur-OMCS对肝癌细胞HepG2抑制作用的研究。采用MTT法检测OMCS、游离姜黄素、姜黄素OMCS对肝癌细胞HepG2抑制率，结果如图6-3所示。

从图6-3可看出，在同一质量浓度下姜黄素OMCS对HepG2癌细胞生长的抑制作用显著优于其他两种，在含姜黄素15mg/L时，对HepG2癌细胞生长抑制抑制率达到80%，这说明姜黄素纳米化制剂抗肿瘤作用比姜黄素大大提高。

（3）姜黄素3-羧丙基-三苯基溴化磷-聚乙二醇-聚己内酯（CTPP-PEG-PCL）纳米胶束对肝星状细胞HSC-T6抑制作用的研究　聚乙二醇-聚己内酯（PEG-PCL）载药系统具有载药量高，载药范围广，体内滞留时间长，提高药物稳定性和生物利用度，降低毒

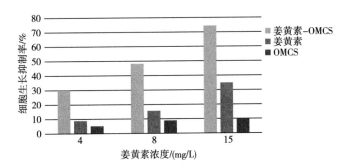

图6-3　不同浓度姜黄素OMCS、姜黄素及OMCS对HepG2细胞生长抑制率影响

副作用等特点，不仅可实现被动靶向给药还可以表面连接具有特别功能的靶向分子，实现主动靶向给药。三苯基磷（TPP）及其衍生物是一类亲脂性阳离子化合物，它们不仅能穿透细胞膜，达到细胞浆内释放，而且可在线粒体内累积，可做为靶向配基。

①姜黄素CTPP-PEG-PCL纳米胶束的制备方法。

a.CTPP-PEG-OH的合成。准确称取3-羧丙基-三苯基溴化磷（CTPP）0.23g，N，N'-二环己基碳二亚胺（DCC）0.22g，二甲氨基吡啶（DMAP）0.025g，置250mL圆底烧瓶中，加氯仿20mL溶解，室温搅拌2h，分几次共加入聚乙二醇（PEG2000）0.5g，氮气保护下室温反应3d，过滤除去不溶性副产物脲，旋转蒸发除去溶剂，冰乙醚沉淀，异丙醇重结晶。

b.CTPP-PEG-PCL的合成。准确称取上述所得CTPP-PEG-OH 0.2g，己内脂0.8mL置250mL圆底烧瓶中，加入盐酸0.02mL和乙醚0.3mL作为催化剂。室温下反应24h，冰乙醚沉淀结束反应。产物用硅胶柱梯度洗脱（洗脱液二氯甲烷：甲醇：氨水按400：20：4~380：20：2进行梯度洗脱），合并洗脱液，旋转蒸发除去溶剂，产物真空干燥48h，即得。

c.姜黄素CTPP-PEG-PCL纳米胶束制备。准确称取姜黄素5mg，上述所得CTPP-PEG-PCL合成物50mg，用丙酮1.5mL溶解，缓慢滴加到6mL蒸馏水中，室温磁力搅拌3h，真空干燥30min，0.45μm滤膜过滤，得到姜黄素CTPP-PEG-PCL纳米胶束溶液。经检测，胶束纳米粒平均粒径193nm，含药量（0.66±0.008）g/L，包封率（94±0.6）%。

②体外释药情况。姜黄素CTPP-PEG-PCL纳米胶束透析袋体外释放曲线如图6-4所示。

从图6-4中可看出，姜黄素溶液在24h内全部释放，而姜黄素纳米胶束在108h内累积释药不超40%，具有显著的缓释效果。这说明姜黄素被紧密包裹在PEG-PCL内核中，并产生较强的相互作用，胶束的核壳结构阻碍了内核与释放介质的接触，延长了药物释放

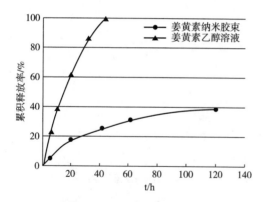

图6-4　姜黄素乙醇溶液和姜黄素纳米胶束体外释放曲线

时间，提高了药物在体内循环时间。

③对肝星状细胞HSC-T6抑制作用的研究。MTT法检测姜黄素和姜黄素纳米胶束对HSC-T6细胞抑制率的影响如图6-5所示。从图6-5中可看出，姜黄素CTPP-PEG-PCL胶束可显著提高对HSC-T6细胞的抑制作用，且随浓度增大而增强，这是因为姜黄素纳米胶束浓度增高，增强了姜黄素跨膜转运和在细胞内蓄积能力，抑制作用增加。

（4）姜黄素油酸修饰聚乙二醇-聚乳酸聚乙酸酯（mPEG-PLGA）纳米粒抗肝癌的研究　将姜黄素用油酸修饰形成简单的复合物，可起到增效减毒作用，而以mPEG-PLGA为载体的纳米粒具有明显的肝靶向性。

①姜黄素油酸复合物聚乙二醇-聚乳酸聚乙酸酯纳米粒[Cur-(OA)$_2$-mPEG-PLGA-Ns]的制取方法。

a.姜黄素油酸复合物的制取[Cur-(OA)$_2$]。称取油酸690.05mg（2.443mmol），加入适量甲苯，共沸除水后，加入姜黄素300mg（0.8144mmol），并加入干燥CH$_2$Cl$_2$，避光条件下冰浴搅拌一段时间后，加入事先用干燥的CH$_2$Cl$_2$溶解好的N,N-二环乙基碳酰亚胺（DCC）505.05mg（2.443mmol）和4-二甲氨基吡啶（DMP）355.78mg

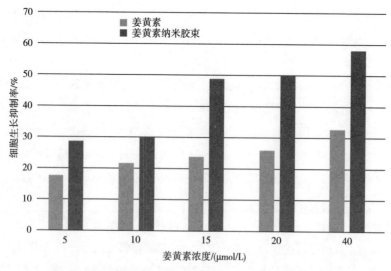

图6-5　姜黄素和姜黄素纳米胶束对HSC-T6细胞生长的抑制作用

（2.443mmol），并用干燥的CH_2Cl_2润洗，冰浴条件下搅拌反应30min，转入室温（25℃）反应过夜，产物在-20℃析晶，过滤，滤液减压浓缩至干。加乙醚析晶，过滤，滤液减压蒸干得产物1.348g。再将此所得产物用石油醚溶解，上120目活化硅胶柱，先用石油醚洗脱除去油酸，再用石油醚：乙酸乙酯=7：0.3洗脱，收集洗脱液，浓缩，真空干燥得淡黄色物质为Cur-$(OA)_2$。

b. Cur-$(OA)_2$-mPEC-PLGA-Ns的制取。采用有机溶剂注入法制取纳米粒，将上面制得的Cur-$(OA)_2$和mPEG-PLGA材料，按3：4的比例混合，用四氢呋喃溶解，缓慢注入室温（25℃）的双蒸水中，快速搅拌30min，35℃减压，蒸干四氢呋喃，用双蒸水定容至容器体积，间歇超声（超声3s，停止2s）适当时间后，过滤，即得。所得纳米粒粒径（235±258）nm，包封率（81.25±0.101）%，载药量（24.87±0.029）%，zeta电位（-23.9±1.6）mV。纳米粒子形态为均匀球形结构。稳定性比原姜黄素混悬剂大大提高。

②Cur-$(OA)_2$-mPEG-PLGA-Ns的体外稳定效果。体外稳定效果试验如图6-6所示。

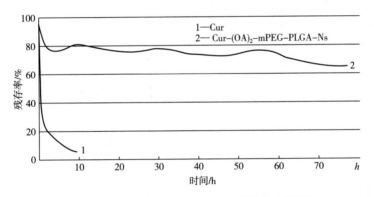

图6-6　Cur-（OA）$_2$-mPEG-PLGA-Ns体外稳定性试验

从图6-6中可以看出这种姜黄素纳米粒有较好的稳定性，可保持较长时间稳定。未经处理的姜黄素很易分解，不稳定。

③Cur-$(OA)_2$-mPEG-PLGA-Ns对肝癌细胞HepG2的抑制作用。采用MTT法测定了姜黄素Cur-$(OA)_2$-mPEG-PLGA-Ns体外抑制肝癌细胞HepG2的作用，结果如图6-7所示。从图6-7中可以看出，姜黄素和Cur-（OA）$_2$-mPEG-PLGA-Ns，48h体外处理HepG2时，都呈现较强的抑制效果，且随着浓度增加而提高，但相同浓度下，姜黄素的抑制率高于姜黄素纳米粒，48h，IC_{50}分别为15.76μmol/L和40.61μmol/L，这是由于纳米粒中姜黄素被包裹，需要逐步释放，产生抑菌效果，这种形式的纳米结构缓释性较好。

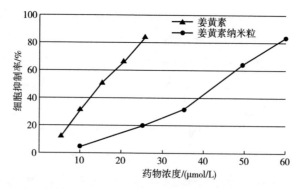

图6-7　姜黄素Cur-(OA)₂-mPEG-PLGA-Ns对HepG2抑制作用

（5）阿霉素-姜黄素纳米脂质体抗肝癌的研究　阿霉素（Dox）是治疗肝癌的一线临床用药。但存在治疗窗窄、心脏毒性大、耐药性强等问题，严重制约其临床应用。姜黄素是很多化疗药物的增敏剂，联合使用可提高化疗药物疗效，降低化疗药物毒副反应，克服化疗物耐药性。为此研究阿霉素-姜黄素纳米脂质体抗肝癌的治疗效果。

①阿霉素—姜黄素纳米脂质体的制备方法。

a.姜黄素纳米脂质体（Cur-NPs）制备方法。称取300mg固体脂质体甘油棕榈酸硬脂酸酯（Precirol AT05），100mg液体脂质体中链甘油三脂（WL1349），10mg姜黄素（Cur），加少量乙醇，75℃溶解，再旋转蒸发除去溶剂，制得油相。再称取表面活性剂聚氧乙烯40醚氢化蓖麻油/大豆磷脂=1∶1 400mg，加9.2mL水，溶解并加热至75℃，制得水相，将水相滴加入油相中，75℃磁力搅拌10min，10000r/min高剪切30s，再高压均质（10⁸Pa循环6次），所得样品迅速放入4℃冰箱冷却，即得Cur-NPs。

b.阿霉素-姜黄素纳米脂质体（DOX/Cur-NPs）制取方法。称取330mg Precirol AT05，111mg WL1349，98mg Lipoids75，5mg DOX和5mg Cur，加少量无水乙醇，75℃溶解，再抽干溶剂，作为油相。另称取248mg Cremophor RH40，加9.2mL超纯水，加热至75℃，作为水相，将水相加入油相中，75℃磁力搅拌10min，10000r/min高剪切30s，10⁸Pa高压均质6次，所得样品迅速放入4℃冰箱冷却，即得DOX/Cur-NPs。

②阿霉素-姜黄素纳米脂质体性质表性。用此高压均质法制备的DOX/Cur-NPs纳米粒，呈球形、粒径分布均匀，表面光滑，平均粒径80nm。DOX和Cur包封率>90%，在4℃下，放置3个月稳定性良好。体外缓释试验表明，Cur-NPs和DOX/Cur-NPs缓释曲线相似。48h累积释放率约35%。

③阿霉素-姜黄素纳米脂质体对肝癌细胞HepG2的抑制作用。研究通过MTT法测定了各种形式的阿霉素和姜黄素对肝癌细胞HepG2和人正常肝细胞LO2 48h的IC₅₀

值，来确定阿霉素和姜黄素对肝癌细胞HepG2的抑制作用和对人正常肝细胞LO2的保护作用。检测结果如表6-8所示。从表6-8中可以看出，单独姜黄素和NPs对HepG2细胞抑制作用不大。单独阿霉素对HepG2细胞有抑制作用，但对人正常肝细胞有较大损伤。当姜黄素+阿霉素联合使用时提高了对HepG2细胞的抑制效果，而且降低了对正常细胞LO2的损害，DOX-NPs较阿霉素提高了对HepG2细胞的抑制作用，但对LO2细胞损害较大。只有使用DOX/Cur-NPs时对HpeG2抑制作用最强，而对LO2正常肝细胞损害显著降低。

表6-8 各种型式阿霉素和姜黄素制剂对HepG2细胞和LO2细胞的IC$_{50}$值　　　　单位：μg/mL

制剂型式	对HepG2的IC$_{50}$	对LO2的IC$_{50}$
Cur	8.84	—
NPs	3.1	4.0
DOX	2.74	1.0
Cur+DOX（1:1）	1.26	2.96
DOX-NPs	1.16	1.07
DOX-Cur-NPs（1:1）	0.42	1.54

④阿霉素-姜黄素纳米脂质体抗肝癌药效学研究。研究采用小鼠给药试验，86只雄性小鼠分三组，正常组，阴性对照组和模型组。模型组口服二乙基硝胺（DEN）40mg/kg，15周，1次/周，共服15周，成功造就肝细胞癌（HCC）模型，再以阿霉素和姜黄素药物治疗，第36周处死所有小鼠，采血、分析各项生化指标，生存率等进行分析，结果如表6-9和表6-10所示。从表6-9可以看出，使用DOX-NPs可提高患肝细胞小鼠的生存率和生存时间，但使用DOX/Cur-NPs会取得更好的疗效。从表6-10中可看出，对照组中ALT，AST，碱性磷酸酶（ALP）表达水平和正常基本一致，表明Cur和NPs对正常小鼠无损害作用，而空白模型中，ALT，AST，ALP显著升高。说明DEN造成了小鼠的肝严重损伤。而DOX-NPs可减轻肝损伤。而DOX/Cur-NPs对减轻肝损伤有更为显著的效果。其他还对患HCC小鼠的体重、肝重、肝表面结节数量都进行了检测。所有试验表明，Cur-NPs对HCC具有一定预防和治疗效果，但治疗效果稍差于DOX-NPs，而DOX/Cur-NPs治疗效果更佳，各肝指标数据接近于正常水平，显示两种药物抑制HCC的协同效应。

表6-9 姜黄素和阿霉素对小鼠生存率和平均生存时间的影响

组别		生存率/%	平均生存时间/周
正常组		100	36.0
阴性对照组	正常组+Cur	100	36.0
	正常组+NPs	40	24.8
模型组	空白模型组	25.0	25.5
	DOX–NPs	37.5	29.1
	DOX／Cur–NPs	62.5	32.1

表6-10 姜黄素和阿霉素对小鼠血生化指标的影响

组别		ALT/（IU/L）	AST/（IU/L）	ALP/（AKt/kg）
正常组		63.9±10.8	152.3±35.8	3.2±1.0
对照组	正常组+Cur	58.5±3.6	156.5±4.8	3.3±1.2
	正常组+NPs	62.5±5.5	15.30±31.0	3.2±1.0
模型组	空白模型组	161.0±23.5	286.3±22.8	6.3±1.2
	DOX–NPs	91.5±5.5	199.0±16.2	4.5±0.9
	DOX/Cur–NPs	70.7±16.3	163.5±25.2	3.5±0.8

（6）姜黄素纳米粒联合索拉非尼抗肝癌的研究　索拉非尼被美国FDA批准治疗不能手术切除和远处转移肝癌的靶向药物，但其价格昂贵，不良反应大，并且仍有50%的晚期肝癌对其不敏感。但它和姜黄素联用可降低索拉非尼剂量，减少不良反应，增强药物疗效。

姜黄素纳米粒对肝癌细胞MHCCLM3抑制作用研究，姜黄素纳米粒由美国霍普金斯大学提供，试验分为4组：空白试验组、姜黄素纳米粒（40μmol/L）组。索拉非尼组（10μmol/L）及姜黄素纳米粒（40μmol/L）+索拉非尼（10μmol/L）组。加药培养48h，流式细胞术检测细胞凋亡率，结果如表6-11所示。从表6-11中可看出姜黄素纳米粒联合索拉非尼用药可提高MHCCLM3肝癌细胞凋亡效果。

表6-11 姜黄素纳米粒联合索拉非尼用药细胞凋亡影响

组别	空白对照组	姜黄素纳米粒组	索拉非尼组	索拉非尼+姜黄素纳粒
细胞凋亡率/%	9.36±0.12	17.4±0.18	15.39±0.14	22.85±0.25

①姜黄素纳米粒联合索拉非尼对裸鼠肝肿瘤抑制作用。采用人肝癌细胞株MHCCLM3建立裸鼠原位肝癌模型，将模型小鼠随机分为4组：空白对照组、姜黄素纳米粒组（1.56g/kg·d）、索拉非尼组（30mg/kg·d）及联合用药组（姜黄素纳米粒1.56g/kg·d+索拉非尼30mg/kg·d），肿瘤接种后第7d开始用药，治疗持续4周，于接种后第5周末处死，切除肝脏、肺脏，以10%甲醛固定，然后计算肿瘤尺寸，组织切片检查，肺移植率。试验结果见表6-12。从表6-12中可看出，无论是姜黄素纳米粒组成是联合用药组，对肝肿瘤生长都有抑制作用，联合用药抑制效果更好。癌细胞肺转移率也大大降低。

表6-12 姜黄素纳米粒联合索拉非尼用药抑制肝癌的作用

组　别	肝肿瘤尺寸／cm^3	肺转移率/%
空白对照组	1.26±0.13	100
姜黄素纳米粒组（1.56g/kg·d）	0.75±0.14	50.0
索拉非尼组（30mg/kg·d）	0.50±0.11	66.7
联合用药组（1.56g/kg·d姜黄素纳半粒+30mg/kg·d索拉非尼）	0.45±0.09	16.7

②姜黄素纳米粒联合索拉非尼用药对肝癌细胞MMP-9和P-ERK表达的影响。为探讨联合用药抑制肝癌作用机制，采用Western Blot检测肝癌细胞中MMP-9和P-ERK表达结果如图6-8所示。

从图6-8中可看出，无论姜黄素纳米粒或索拉非尼都可以下调MMP-9表达，但姜黄素纳米粒+索拉非尼作用效果更为显著，MMP-9是最为主要的基质金属蛋白酶，可降解细胞外基质成分，促进肿瘤转移。体外、体内试验都表明，联合用药可通过下调P-ERK水平下调MMP-9表达，最终达到协同增强抗肿瘤效果的作用。

（7）姜黄素纳米层状双氢氧化物复合物（Cur-LDH）抗肝癌的研究　层状双氢氧化

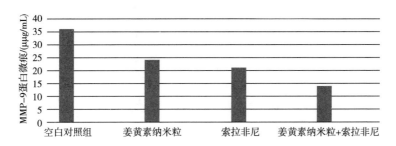

图6-8　姜黄素纳米粒联合用药对细胞MMP-9表达影响

物（LDH）又称类水滑石。LDH层板带有正电荷，通过阴离子变换，带有负电荷的药物分子很容易进入其层间，可能形成药物和LDH层板内在强共价键作用，层间则存在一种弱相互作用，即静电引力、氢键、范德华力等，药物可插入LDH层间，形成复合物载药系统，LDH结构与水镁石$Mg(OH)_2$相似，每个Mg^{2+}金属阳离子被六个OH^-阴离子包围形成八面体，不同的八面体边界共享形成二维层结构。LDH目前已作为药物载体被制药界实际使用，作为药物载体LDH的作用有以下几点。

提高药物的溶解度，使原本比较难溶的药物（例如，姜黄素）的水溶性及在肠液中溶解度提高，以此提高人体对姜黄素的吸收和生物利用度。

降低药物毒副作用。

增强药物稳定性。姜黄素易分解，在和LDH形成复合物后，姜黄素通过键合形成稳定的，插入中间层的复合物，受到LDH的包裹，减少了姜黄素的分解。

①LDH纳米载体制备方法。称取$Mg(NO_3)_2 \cdot 6H_2O$（0.729g，0.0042mol）和$Al(NO_3)_3 \cdot 9H_2O$（0.369g，0.0014mol）混合加水10mL制得溶液（其中Mg与Al的物质的量比为3∶1）。另取1mol/L NaOH溶液40mL，在N_2下，将NaOH溶液加入剧烈搅拌的金属盐混合溶液中，其间保持体系共沉淀反应温度为60℃，并不断加入NaOH溶液。所得悬液反应0.5h后，将其放入60℃真空干燥箱陈化，得产品。

LDH纳米载体表征。经电子显微镜观测LDH纳米粒子大小比较均一，呈正六边形，分布均匀，是稳定的胶体状分散体系。平均粒径90nm，zeta电位（35.2±1.3）mV。细胞试验表明，LDH对正常肝细胞LO2毒性很小，是一种生物相溶性较好的安全载体。

②Cur-LDH的制备方法。采用共沉淀法，配置0.272g NaOH的去CO_2双蒸水溶液40mL，置于恒温搅拌器中搅拌，期间保持通N_2，称取300mg姜黄素加入NaOH水溶液并充分搅拌。按前面介绍的方法配制$Mg(NO_3)_2 \cdot 6H_2O$（0.729g）和$Al(NO_3)_3 \cdot 9H_2O$（0.369g）的金属混合盐溶液10mL（其中Mg与Al的物质的量比为3∶1）。金属盐混合溶液在通N_2下被逐滴加入剧烈搅拌的姜黄素溶液中，其间保持体系共沉淀反应温度为60℃，所得悬浊液在通N_2下反应3h，过滤洗涤，将过滤所得凝胶在60℃下进行真空干燥即得产品。

Cur-LDH纳米粒表征。电子显微镜下外观呈不规则的晶体形状，大小比较均一。平均粒径70nm，zeta电位（15.5±1.2）mV。具有较好缓释性，120min时累积释放率才35%左右。具有较好的溶解性，10μg/mL的姜黄素和Cur-LDH溶于2mL磷酸缓冲盐溶液（PBS）时，Cur-LDH充分溶解，呈澄清、透明状。而Cur溶液不能全部溶解，有颗粒沉淀，溶液不透明。具有较好稳定性，Cur溶液放置30min即发生降解，而Cur-LDH放置360min含量仍达90%，Cur溶液此时含量仅有60%。

③Cur–LDH对肝癌细胞SMMC–7721抑制作用。采用流式细胞仪检测了Cur–LDH对肝癌细胞SMMC–7721的抑制效果，结果如表6–13所示。

表6–13　Cur-LDH对肝癌SMMC-7721细胞的抑制率　　　　　　　　　单位：%

组别	24h			48h		
姜黄素含量	LDH	Cur	Cur-LDH	LDH	Cur	Cur-LDH
2.5μg/mL	4.1	10.1	18.5	4.2	9.8	51.2
5μg/mL	5.3	12.3	22.1	5.6	18.7	62.4
7.5μg/mL	5.4	17.2	36.3	5.6	22.4	79.5
10μg/mL	5.1	21.8	59.1	5.8	41.2	87.4

从表6–13中可看出，Cur和Cur–LDH对肝癌细胞SMMC–7721有明显抑制作用，抑制率增长与时间成正比。而且对姜黄素浓度存在依赖性，相同条件下Cur–LDH的抑菌效果明显高于Cur。

④Cur–LDH促使肝癌细胞凋亡的作用机制研究。经过研究确定Cur–LDH促使肝癌细胞SMMC–7721凋亡的原因有以下几点。

a.可使SMMC–7721癌细胞引起G2期阻滞。通过流式细胞仪检测细胞周期，结果如图6–9所示。从图6–9中可看出，空白试验中细胞G2/M数仅为9.25%，当用10μg/m的姜黄素溶液和Cur-LDH作用于细胞时，G2/M期细胞数分别增长至13.33%和39.53%，说明Cur-LDH可显著加强Cur对细胞阻滞于G2期的作用，从而抑制肿瘤细胞增殖。

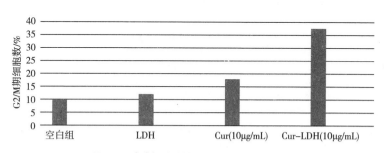

图6-9　流式细胞仪检测细胞G2/M期细胞数

b.通过蛋白质检测试剂盒进行蛋白质定量，发现加入浓度10μg/mL Cur和Cur–LDH后，细胞中Caspase-3、Caspase-7、Caspase-9的表达有显著提高。Caspase-3和Caspase-7是细胞凋亡的执行因子，它的活化和高表达标志细胞凋亡进入不可逆阶段。Caspase-9是细胞凋亡的启动因子。它的活化和高表达，表示细胞凋亡开始进入活跃程序。而Cur–LDH的作用效果明显更强于Cur。

3. 姜黄素纳米制剂抗乳腺癌的研究

（1）姜黄素聚乙二醇–聚己内酯（Cur-mPEG-PCL）纳米粒抑制乳腺癌细胞MCF-7的研究

①Cur-mPEG-PCL纳米粒的制备方法。以N，N-二甲基甲酰胺为溶剂，配制浓度为1.0mmol/L姜黄素溶液，称取10mg两亲嵌段共聚物mPEG5000-PCL5000于姜黄素溶液中，超声使其溶解，在剧烈搅拌下滴加9mL双蒸水，滴完后继续搅拌0.5h，将滤液用截留相对分子质量为3500的透析袋透析72h，每12h换水一次，透析后用聚醚类过滤头（0.22μm）过滤，收集滤液于2~8℃下避光保存备用。使用时滤液用无血清的（DMEM）稀释成浓度为5、10、15、20μmol/LCur-mPEG-PCL纳米粒溶液（N-Cur）。

②Cur-mPEG-PCL纳米粒对乳腺癌细胞MCF-7抑制作用研究。采用MTT法检测姜黄素和Cur-mPEG-PCL纳米粒对MCF-7活性测定，检测结果如表6-14所示。从表6-14中所测吸光度值反映的细胞活性看，随着姜黄素浓度的提高和作用时间的延长，对MCF-7细胞抑制作用加强，Cur-mPEG-PCL纳米粒对MCF-7细胞的抑制作用显著提高，20μmol/L，24h作用下，其抑制率提高了一倍。此外，试验检测了两种制剂形式12h作用下的IC_{50}，姜黄素为15μmol/L，而Cur-mPEG-PCL纳米粒仅为5μmol/L，说明姜黄素纳米抑制MCF-7癌细胞活性有显著提高。

表6-14　不同浓度姜黄素和Cur-mPEG-PCL纳米粒对乳腺癌细胞MCF-7活性的影响（吸光度值）

姜黄素浓度 / (μmol/L)	姜黄素		Cur-mPEG-PCL纳米粒	
	24h	48h	24h	48h
5	0.66 ± 0.02	0.52 ± 0.02	0.50 ± 0.02	0.42 ± 0.02
10	0.56 ± 0.02	0.45 ± 0.01	0.42 ± 0.01	0.36 ± 0.02
15	0.50 ± 0.01	0.36 ± 0.02	0.26 ± 0.02	0.23 ± 0.01
20	0.46 ± 0.02	0.35 ± 0.02	0.22 ± 0.01	0.21 ± 0.01

（2）姜黄素油酸–海藻酸偶合物纳米粒抑制乳腺癌细胞MCF-7的研究

①油酸–海藻酸偶合物（OA）的制备方法。采用活泼的油酸甲酯以转酯化的方式将油酸基接枝到海藻酸上制备成OA，反应中使用溶解能力强的甲酰胺做为溶剂，在四口双层反应瓶中加入30mL甲酰胺和0.3 g海藻酸，磁力搅拌全部溶解，加入20mL油酸甲酯，在65℃水浴下，150r/min磁力搅拌下反应48h，反应体系由近无色变为黄色。反应结束后，将反应液倒入透析袋，用95%乙醇透析2d，其间换透析液2次，至微黄色沉淀析出，小心取出沉淀，用索氏提取器抽提5次，去除多余的甲酰胺、油酸甲酯等杂质，

40℃烘干，40℃保存备用。

②姜黄素油酸-海藻酸偶合物纳米的制备方法。首先取50mL棕色瓶，将姜黄素用甲醇配制成10mg/mL溶液，震荡摇匀，置于4℃冰箱中备用。另取20mg上述已制备的OA，溶于10mL蒸馏水中，超声溶解，分别吸取200μL、400μL、800μL的10mg/mL姜黄素甲醇溶液于其中，冰浴置于超声破碎仪中，超声功率30W，频率为超声2s停3s，如此重复，共计5min，连续超声3次，分别制备10%、20%、40%加药量的姜黄素OA纳米粒溶液，再将纳米粒溶液置于透析袋中，用100mL 5%甲醇透析48h，期间换透析液3次，从而将未被纳米化的姜黄素去除。透析后的姜黄素纳米溶液冷冻干燥，分别制成含量为10%、20%、40%加药量姜黄素OA纳米粒冻干粉。三种含药量姜黄素OA纳米粒包封率、载药量如表6-15所示。从表6-15中可看出，实际纳米粒的姜黄素载药量小于制备中姜黄素加药量，这是因为在纳米化中少部分姜黄素未能进入纳米粒，在透析中被除去。三种加药量姜黄素纳米粒体外释放情况如图6-10所示。

表6-15　三种加药量姜黄素OA纳米粒包封率和载药量　　　　　　　　单位：%

姜黄素加药量	包封率（EE）	载药量（LE）
10	53.39	6.26
20	72.63	15.3
40	65.09	24.55

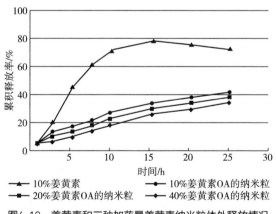

图6-10　姜黄素和三种加药量姜黄素纳米粒体外释放情况

从图6-10中可看出，姜黄素甲醇溶液释放很快，15h后开始下降。姜黄素OA纳米粒释放很慢，5d后才达峰值，充分起到缓释作用。

③姜黄素油酸-海藻酸偶合物纳米粒对乳腺癌细胞MCF-7的抑制作用。将三种不同用药量10%、20%、40%姜黄素冻干粉配制成125，250，500μg/mL三种浓度溶液对

MCF-7细胞作用，观察其抑制作用，结果如图6-11所示。从图6-11中可看出随着载药量和药物浓度增加，对癌细胞杀伤力增强，以载药40%，500μg/mL浓度为例，细胞残存率仅为38.6%。总之研究认为油酸-海藻酸偶合物（OA）是一种优良的姜黄素载体，制备成的姜黄素OA纳米粒具有粒径小、大小均一、稳定性高、缓释性好、长效等优越性，值得进一步深入研究。

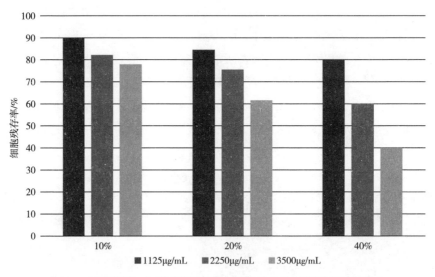

图6-11   不同浓度，加药量姜黄素OA纳米粒对MCF-7细胞生长抑制作用

（3）姜黄素纳米混悬剂（Cur-Ns）抗乳腺癌细胞MCF-7的研究

①姜黄素纳米混悬剂的制备方法。采用反溶剂沉淀法，称取10mg姜黄素溶于5mL乙醇中，构成有机相，称取60mg聚乙烯吡咯烷酮（PVP）溶于15mL超纯水中，构成水相，用蠕动泵以36mL/min速度将有机相注入处于1000r/min搅拌速度的水相中，室温下持续25min。采用超滤离心法除去姜黄素纳米混悬剂（Cur-Ns）中残留乙醇，将Cur-Ns转移至超滤离心管的过滤装置内，以5000r/min转速离心60min，由于超滤离心管滤膜孔径远小于纳米平均粒径，所以离心后，纳米混悬剂留在过滤装置内，而有机溶剂和姜黄素溶液超滤至离心管中，之后在过滤装置中加入超纯水至原体积，得到无有机溶剂残留的Cur-Ns。4℃密封，避光保存，备用。经检测，Cur-Ns表征，平均粒径（69.65±0.50）nm，zeta电位（-8.67±0.20）mV。4℃下保存1个月，基本保持稳定。

②姜黄素纳米混悬剂对乳腺癌细胞MCF-7抑制作用研究。MTT法测定结果如图6-12所示。24h内姜黄素的IC_{50}为（44.09±0.93）μmol/L，Cur-Ns的IC_{50}为（36.23±0.58）μmol/L，从图6-12中可看出，24h内姜黄素和Cur-Ns对细胞均有抑制作用，且与浓度呈依赖关系。当浓度为25~50μmol/L，Cur-Ns对细胞抑制作用明显强于姜黄素。

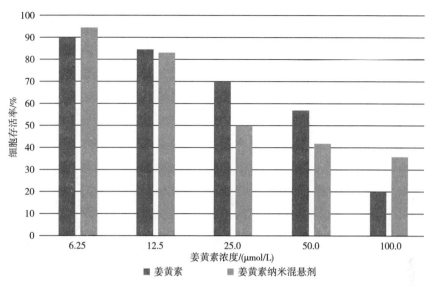

图6-12　姜黄素纳米混悬剂和姜黄素对MCF-7的抑制作用

③乳腺癌细胞MCF-7对Cur-Ns摄取量研究。为了探讨姜黄素和Cur-Ns对细胞的影响过程，使用HPLC法测定了姜黄素和Cur-Ns作用时，MCF-7细胞对这两种药物的摄取量，结果如图6-13所示。从图6-13中可以看出，随着时间推移，姜黄素被摄取量下降趋势明显，姜黄素作用迅速减弱。Cur-Ns使细胞摄取量有所增加，下降趋势更加缓慢，6h后仍保持一定摄取量。Cur-Ns使姜黄素稳定性提高，提高了药效。而且产生缓释作用，在体内保持药物时间更长，可提高其生物利用度，更好发挥药效。

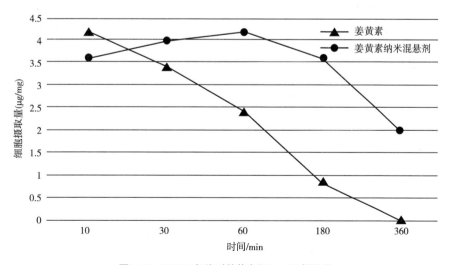

图6-13　MCF-7细胞对姜黄素和Cur-Ns摄取量

4. 姜黄素纳米制剂抗胃癌的研究

（1）姜黄素-泊洛沙姆纳米粒对胃癌细胞BGC抑制作用的研究

①姜黄素-泊洛沙姆纳米粒的制备方法。准确称取10mg姜黄素与90mg泊洛沙姆F-127，共同溶解于2mL丙酮溶液中，形成姜黄素-泊洛沙姆丙酮溶液。随后将混合溶液置于旋转蒸发仪中，低压条件下蒸干丙酮，再用2mL双蒸水互溶即得到姜黄素-泊洛沙姆纳米制剂。通过透射电子显微镜观察纳米粒子形态，激光粒度分析仪对粒径分析，采用HPLC测定纳米粒制剂包封率和载药量等。结果是，姜黄素：泊洛沙姆=1：9时，平均粒径（25.4±1.8）nm，包封率（91.76±5.93）%，载药量（9.09±0.68）%，zeta电位为0。姜黄素-泊洛沙姆=1：4时，平均粒径（28.1±2.3）nm,包封率（94.67±5.49）%，载药量（18.92±1.63）%，zeta电位为0。泊洛沙姆F-127是一种良好的非离子表面活性剂，可增加难溶药物的溶解度并控制药物的释放。所得姜黄素纳米制剂（5mg/mL）是橙黄色透明液体。纳米粒子呈规则的球形或类球形。

②姜黄素-泊洛沙姆纳米粒稳定性和缓释性的研究。姜黄素的稳定性直接影响姜黄素在体内的生物利用度。姜黄素混悬剂和姜黄素-泊洛沙姆纳米粒液在磷酸缓冲液（PBS，pH为7.4）中降解情况如图6-14所示。从图6-14中可看出。姜黄素混悬剂随着时间增加，迅速发生降解，含量下降，5h后大部分降解。而姜黄素纳米粒则保持较好的稳

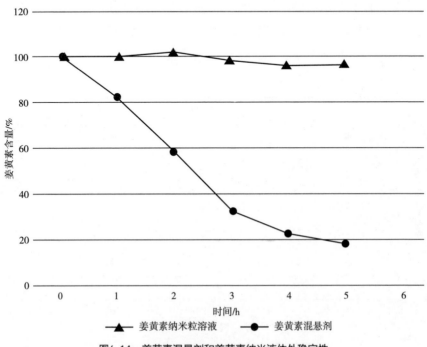

图6-14　姜黄素混悬剂和姜黄素纳米液体外稳定性

定性，这就可能大大提高其生物利用度。两种溶液的缓释性比较试验也表明，姜黄素纳米粒溶液在10d内仍可保持较高释放率，而姜黄素溶液开始短时间有较高释放率，很快释放率就下降。

③姜黄素-泊洛沙姆纳米粒对胃癌细胞BGC抑制作用

通过MTT试验检测了姜黄素混悬剂与姜黄素纳米粒对胃癌细胞BGC抑制率的影响，结果如表6-16所示。

表6-16　姜黄素混悬剂和姜黄素纳米粒对BGC抑制作用　　　　　　　　　　　单位：%

姜黄素浓度/（μmol/L）	姜黄素混悬剂作用细胞抑制率				姜黄素纳米粒作用细胞抑制率			
	24h	36h	48h	72h	24h	36h	48h	72h
0	0	0	0	0	0	0	0	0
5	1.5	2.8	3.0	3.2	3.4	5.2	12.3	20.1
8	32.6	61.2	75.7	90.3	3.0	32.5	45.1	50.7
10	35.4	43.2	62.8	91.6	29.5	53.5	68.5	88.6
20	74.7	74.8	92.5	93.6	37.8	94.5	95.5	97.5
30	82.5	87.5	88.4	94.8	40.7	97.3	97.5	98.0
50	95.4	96.2	96.8	97.5	50.1	97.5	98.0	98.3

从表6-16中可以看出①两种姜黄素溶液对BGC细胞抑制作用随着浓度增加和作用时间增加，抑制作用增强。但在浓度20μmol/L以上，作用时间48h后，抑制作用增强趋于平缓。当浓度>50μmol/L时，抑制率不再上升而趋于稳定。②在低浓度时（姜黄素浓度8μmol/L）姜黄素纳米粒对细胞抑制率低于姜黄素混悬剂，这是因为低浓度时，姜黄素纳米粒充分显示纳米粒特性，肿瘤细胞对纳米制剂有较高的吞噬性。随着浓度增加（8→50μmol/L）。纳米粒的药物缓释作用产生效果，此时抑制率反而不及姜黄素混悬剂。但作用36h以后，姜黄素纳米粒径缓释作用后，浓度得到增高，整体抑菌效果明显增加。不同时间两种姜黄素溶液的IC_{50}结果如表6-17所示。

表6-17　姜黄素混悬剂和姜黄素纳米粒对BGC细胞的IC_{50}　　　　　　　　　单位：μg/mL

组　　别	24h	36h	48h	72h
姜黄素混悬剂	11.88	10.48	6.96	6.10
姜黄素—泊洛沙姆纳米液	43.68	10.28	8.45	7.60

从表6-17中可看出，24h姜黄素混悬剂抑菌活性大于姜黄素纳米液，随着时间增加趋于相同，这主要是缓释作用的影响。

④姜黄素—泊洛沙姆纳米粒的抑菌机制研究。通过Western Blot检测作用后细胞内相关蛋白表达情况，检测结果表明，姜黄素纳米粒是通过激活细胞内凋亡蛋白Caspase-3、Caspase-9的活化，抑制凋亡蛋白Bcl-2的表达来促进BGC细胞凋亡，同时通过抑制细胞周期相关蛋白P-Rb的表达来抑制BGC细胞的增殖。

总之，在相同浓度条件下，相比姜黄素原药，所制备的水溶性姜黄素-泊洛沙姆纳米粒具有更好的体外抗胃癌细胞BGC的能力。

（2）姜黄素纳米粒对胃癌细胞MGC803抑制作用研究

①姜黄素纳米粒的制备方法。采用乳化聚合法制备聚氰基丙烯酸正丁酯包载的姜黄素纳米微粒。平均粒径约250nm左右[详见本章第四节（三）中所述的制备方法]。

②姜黄素纳米粒对胃癌细胞MGC803抑制作用研究。MTT法测定姜黄素和姜黄素纳米粒，在不同浓度作用下对MGC803细胞抑制率影响。如图6-15和图6-16所示。从此二图可以看出，姜黄素和姜黄素纳米粒对胃癌细胞MGC803生长有明显抑制作用，随着药物浓度增加，抑制作用更加明显。与姜黄素相比，姜黄素纳米粒起效慢，这是因为姜黄素受纳米粒中载体包裹，处在表面的姜黄素首先释放，而位于内部的姜黄素逐步释放，所以药物开始作用稍弱，但随时间增长，药物抑制作用加强，并超过了姜黄素，这说明姜黄素纳米粒产生了缓释效应，使药物在体内存在时间加长，提高了对姜黄素的生物利用度。研究表明，20μg/mL是姜黄素纳米粒对胃癌细胞MGC803的最佳浓度。

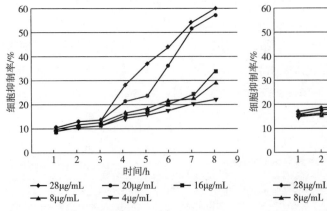

图6-15　姜黄素纳米粒对MGC803细胞抑制作用

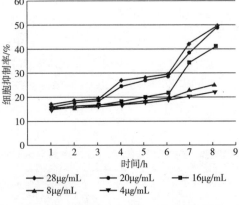

图6-16　姜黄素对MGC803细胞抑制作用

③姜黄素纳米粒对MGC803细胞周期的影响。采用流式细胞仪检测细胞周围分布，检测结果如表6-18所示。结果表明，姜黄素和姜黄素纳米粒能使细胞G2/M和G0/G1比例下降，而且姜黄素纳米粒的影响更显著。

表6-18 姜黄素纳米粒对胃癌细胞MGC803周期的影响　　　　　　　　单位：%

组　别	细胞周期分布		
	G0/G1	S	G2/M
空白对照组	0.42	0.35	0.23
姜黄素纳米粒组（20μg/mL）	0.34	0.51	0.15
姜黄素组（20μg/mL）	0.36	0.48	0.16

④姜黄素纳米粒径对Bcl-2免疫蛋白的影响。采用免疫组化测定Bcl-2蛋白表达，结果表明，空白对照组细胞Bcl-2蛋白产物染色呈阳性，细胞生长良好，细胞质中棕黄色颗粒较多，细胞单层排列，形态规则，细胞核清晰。20μg/mL姜黄素纳米粒组，细胞Bcl-2蛋白产物染色呈阴性或弱阳性，蛋白表达量减少，细胞产生凋亡。20μg/mL姜黄素组，细胞产生的Bcl-2蛋白染色呈阴性，棕黄色颗粒较多，细胞边界不清晰。这说明Bcl-2蛋白是抑制细胞凋亡的重要蛋白，姜黄素和姜黄素纳米粒都是通过降低Bcl-2蛋白表达，诱导MGC803细胞凋亡的。

5.姜黄素纳米制剂抗卵巢癌的研究

（1）固体脂质体纳米姜黄素联合顺铂抗卵巢SKOV3细胞的研究　卵巢癌临床治疗主要是手术加上顺铂（DDP）为基础的联合化疗，但DDP毒副作用大，存在较严重的骨髓抑制、肾脏毒性、神经毒性、胃肠道反应及脱发等不良反应，且会产生获得性耐药，导致肿瘤复发。但和姜黄素联合使用能取得多方面改善的效果。

①固体脂质体纳米姜黄素（SLN-Cur）的制备方法。采用溶液扩散法制取，将处方量的姜黄素和硬脂酸混合溶于无水乙醇加热溶解，滴入聚乙烯醇溶液，搅拌，得混悬剂，离心，用双蒸水洗涤2次，加入适量双蒸水，超声处理10min即得。

②DDP+SLN-姜黄素对卵巢癌细胞SKOV3抑制作用的研究。试验分姜黄素组，SLN-姜黄素组，DDP组，DDP+姜黄素组，DDP+SLN-Cur组，MTT法测定细胞抑制率和IC$_{50}$，结果如表6-19所示，从表6-19中可看出，SLN-Cur抑制效果比未纳米化的姜黄素效果要明显的好。KKP+SLN-Cur联合使用要比SLN-Cur单独使用抑制作用效果好得多。

表6-19 各组药物对SKOV3细胞增殖抑制作用

组　　别	细胞抑制率/%	IC$_{50}$/（µmol/L）
姜黄素组（10µmol/L）	2.35±0.21	56.62
SLN-Cur组（10µmol/L）	16.15±0.39	40.14
DDP组（2.5µmol/L）	13.18±0.33	10.70
DDP+姜黄素组（2.5µmol/L+10µmol/L）	18.02±0.37	8.78
DDP+SLN-Cur组（2.5µmol/L+10µmol/L）	38.41±0.81	4.37

③DDP+SLN-Cur促卵巢癌细胞SKOV3的凋亡作用。流式细胞仪检测细胞凋亡结果如表6-20所示。从表6-20中可看出SLN-Cur组促使细胞凋亡效果比DDP要显著，而DDP+SLN-Cur联合使用明显好于单独用药。

表6-20 各组药物对SKOV3细胞凋亡的影响　　　　　　　　　　　　　　　　单位：%

组　　别	细胞凋亡率
空白对照组	2.75±0.26
DDP组（2.5µmol/L）	4.60±1.01
SLN-Cur组（10µmol/L）	8.69±3.18
DDP+SLN-Cur组（2.5µmol/L+10µmol/L）	17.94±3.23

④DDP+SLN-Cur对细胞Bax和Bcl-2蛋白表达的影响。采用免疫细胞法检测Bax、Bcl-2蛋白表达。采取图像分析测定累计光密度（IOD）及区域面积（Area）计算平均光密度MOD=IOD/Area表示，结果如表6-21所示。

表6-21 各组药物对Bax和Bcl-2蛋白表达影响（以MOD值表示）

	空白对照组	DDP组	SLN-Cur组	DDP+SLN-Cur组
Bax	0.098±0.010	0.157±0.021	0.169±0.019	0.248±0.048
Bcl-2	0.269±0.041	0.026±0.024	0.188±0.026	0.129±0.012

从表6-21中可看出，与空白对照组比较，所有的药物组都上调了Bax蛋白表达，而下调Bcl-2蛋白表达。Bax是一种细胞凋亡蛋白，Bcl-2是一种促癌因子蛋白，研究推论药物抑制卵巢癌细胞SKOV3的作用机制是通过抑制蛋白激酶和蛋白酪氨酸激酶活性进而抑制Bcl-2的表达，上调Bax表达来促进癌细胞凋亡。研究表明，SLN-Cur和DDP合用诱导SKOV3细胞凋亡作用比单独用药更显著，具有协同作用。这种抑制作用和促凋亡作用

的增强，可能是由于载药纳米粒增加细胞黏附性，协同DDP更易附着到细胞表面，并增加药物对细胞膜的透过性，提高了生物利用度的原因。

（2）固体脂质体纳米姜黄素联合紫杉醇抗卵巢癌HO-8910细胞的研究

①固体脂质体纳米姜黄素（SLN-Cur）的制取方法。采用改良微乳法制取。称取20mg姜黄素，脂质、卵磷脂各10mL制得有机相，另取表面活性剂加入30mL双蒸水构成水相，在75℃水浴中将有机相匀速加入水相，恒温搅拌形成微乳，蒸干溶剂并浓缩至5mL。将所得此半透明乳液快速分散于另-0~2℃的10mL冰水浴中继续搅拌固化0.5h，经0.8μm微孔膜滤过，即得SLN-Cur。

②紫杉醇（PTX）+SLN-Cur对卵巢癌细胞HO-8910增殖的抑制作用。MTT法则定各组药物对HO-8910细胞抑制率以及流式细胞仪测定细胞凋亡率，结果如表6-22所示。从表6-22中可看出PTX和SLN-Cur联合用药对HO-8910癌细胞的抑制率和促使其凋亡率的效果比单用药都要显著，二药合用具有明显协同作用。

表6-22 各组药物对HO-8910细胞的抑制作用　　　　　　　　　　　　　　　单位：%

组　别	抑制率	凋亡率
SLN-Cur组10μmol/L	16.55 ± 0.39	8.69 ± 3.18
PTX组2.5μmol/L	12.16 ± 0.32	4.52+1.02
PTX+SLN-Cur组2.5μmol/L+10μmol/L	37.4 ± 0.34	17.86 ± 3.23

③PTX+SLN-Cur对卵巢癌细胞HO-8910周期分布的影响。流式细胞仪检测细胞周期分布，结果如表6-23所示，从表6-23可看出，各组药物分别作用24h后，各组均出现S期细胞比例逐渐降低，G2/M周期细胞比例显著提高，PTX+SLN-Cur联合用药组比其他单独用药组作用更为显著，说明SLN-Cur和PTX两种药物均可使卵巢癌细胞HO-8910发生G2/M期阻滞，抑制肿瘤细胞增殖。也说明这两种药物载体成分与细胞膜的生理相容性好，相互叠加增加了对细胞膜的透过性及被肿瘤细胞的摄入量，产生协同效果。

表6-23 各组药物对HO-8910细胞周期分布的影响

组　别	细胞周期分布/%		
	G0	S	G2/M
阴性对照组	56.85	35.94	7.21
PTX组（2.5μmol/L）	50.34	34.30	15.36

续表

组　别	细胞周期分布/%		
	G0	S	G2/M
SLN-Cur（10μmol/L）	51.52	31.86	16.62
PTX+SLN-Cur（2.5μmol/L+10μmol/L）	52.46	25.85	21.70

（3）载硫酸长春新碱/姜黄素聚合物纳米粒抗卵巢癌细胞SKV03的研究　硫酸长春新碱（VCR）是从夹竹桃科植物长春花中提取的长春新碱（属二聚吲哚类化合物）再经磺化制备成硫酸盐即得。硫酸长春新碱临床常用于治疗肿瘤，属细胞周期特异性化疗药，但临床发现在治疗乳腺癌、肝癌、卵巢癌等在内的许多肿瘤细胞对VCR易产生耐药性。近来许多研究表明姜黄素在逆转肿瘤细胞多药耐药性（MDR）有良好作用，VCR和姜黄素联用可逆转MDR，提高其抗肿瘤作用。

①载硫酸长春新碱/姜黄素聚合物纳米粒（VCR/Cur-mPEG-PLGA-NP）的制备方法。采用O/W乳化法，称取载体mPEG-PLGA 30mg，VCR 0.5mg，姜黄素2.0mg，溶于1mL二氯甲烷：丙酮=1：2（V/V）的混合溶剂中，作为油相。再取3mL聚乙烯醇（PVA）浓度0.5%（W/V），pH为7.0作为水相，混合油水两相，冰浴下探头超声乳化（1000w，30s），所得O/W乳液再以5mL PVA水溶液（0.5%，W/V）稀释，真空蒸干有机溶剂，高速冷冻离心，沉淀物用蒸馏水洗涤，再溶于100g/L蔗糖溶液中，真空冷冻干燥得VCR/Cur-mPEG-PLGA-NP冻干粉。产品性质表征，平均粒径131.5nm，VCR平均包封率（63.52±2.36）%，平均载药率（1.06±0.04）%，姜黄素平均包封率（54.60±2.46）%，平均载药量（3.64±0.16）%。

②VCR/Cur-mPEG-PLGA-NP体外释放情况。研究表明VCR在1h内释放达20%左右，36h累积释药达80%，有一定的初期释药量，这样可保证在给药初期VCR即达到较高浓度，可对肿瘤细胞有效杀伤，避免因长时间低剂量释药反而诱导肿瘤细胞耐药的产生。纳米粒中姜黄素36h累积释药率约为52%，84h累积释药75%左右，缓释效果明显。与VCR和姜黄素原药单独使用比较，VCR/Cur-mPEG-PLGA-NP中的两药体外释放均具有一定缓释作用。

③VCR/Cur-mPEG-PLGA-NP体外对卵巢癌细胞KSOV3抑制作用。采用MTT法分别检测VCR和姜黄素单独、混合用药对SKOV3癌细胞的抑制率，同时也测定了VCR-NP、VCR-NP+Cur-NP和VCR/Cur-NP对SKOV3癌细胞抑制率，结果如图6-17和图6-18所示。

从图6-17中可看出，在游离单独用药时，相同浓度下，VCR+Cur联合用药对癌细

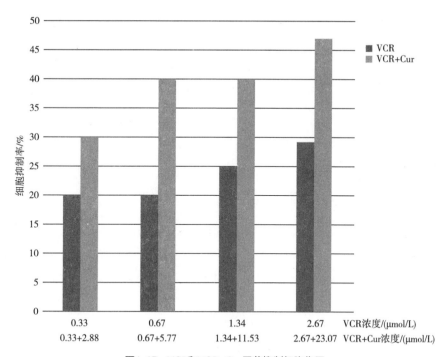

图6-17　VCR和VCR+Cur用药抑制细胞作用

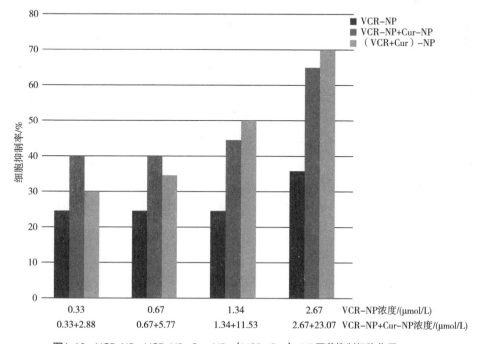

图6-18　VCR-NP，VCR-NP+Cur-NP，（VCR+Cur）-NP用药抑制细胞作用

胞抑制率均比单独VCR用药要高，这就说明姜黄素的抗癌增效作用。从图6-18中可以看出，药物进行纳米化制剂后，仍然是联合用药比单独用药的抑制作用强，无论是VCR-NP+Cur-NP或者VCR/Cur-mPEG-PLGA-NP都比单独用药VCR-NP抑制率要高；VCR-NP+Cur-NP和VCR/Cur-mPEG-PLGA-NP相互之间没有显著差异，在高浓度时略有差异，据检测VCR/Cur-mPEG-PLGA-NP IC_{50} 为1.34μmol/L（以NP中所记载的VCR计），此浓度下VCR-mPEG-PLGA-NP+Cur-mPEG-PLGA-NP联合使用生长抑制略低，大约为45%，而VCR-mPEG-PLGA-NP单独使用时抑制率仅为24%。

6. 姜黄素纳米制剂抗宫颈癌的研究

（1）原乳酸-羟基乙酸（PLGA）载姜黄素纳米粒（Cur-PLGA-NPs）对人宫颈癌Hela细胞抑制作用研究　PLGA是一种理想的纳米载体，同生物降鲜，它的生物相容性和安全性，已被美国FDA认定，用它作为载体制备姜黄素纳米粒，有明显的安全、增效作用。

①Cur-PLGA-NPs制取方法。利用优化的乳液-溶剂挥发法制取。称取姜黄素75mg，PLGA 675mg（即姜黄素和载体质量比为1：9），共同充分溶解于30mL丙酮中混匀，丙酮中姜黄素浓度为2.5mg/mL，PLGA浓度为22.5mg/mL，此为有机相。按有机相（丙酮）：水=1：13，量取390ml双氧水作为溶剂，称取3.99聚乙烯醇（PVA）配制1%的PVA溶液，此为水相。在高速搅拌下将有机相缓慢加入水相，高速搅拌10min，使溶液充分乳化。用超声细胞粉碎仪超声乳化，超声20s，间隔20s，共超声10min，使乳液进一步分散稳定。常温常压下搅拌6h除去丙酮。常温3000r/min离心10min，除去大的颗粒和析出的药物，保留上清液。4℃12000r/min离心20min。收集纳米粒，再用适量双氧水洗涤1次。充分冷冻收集的纳米粒，于低温冷冻干燥机中干燥24h，得到Cur-PLGA-NPs。外观为淡黄色的粉末，透射电镜下呈边缘光滑球形实体颗粒，大小分布均匀，粒径30~150mm。透射电镜下明显呈透光性较强的PLGA包裹了透光性较弱的姜黄素，载药量为4.6%。

②Cur-PLGA-NPs对宫颈癌Hela细胞的抑制作用和凋亡影响。将试验分为6组：空白对照组、姜黄素（50μmol/L）、Cur-PLGA-NPs 6.5μmol/L，12.5μmol/L，25μmol/L，50μmol/L组，MTT法测定Hela细胞抑制率和流式细胞仪测定Hela细胞作用72h的凋亡率。结果如表6-24所示。从表6-24中可以看出以下几点。

a.各药物组对Hela细胞均有不同程度抑制作用，并呈浓度及时间依赖性。

b.相同浓度下，NPs 50μmol/L比姜黄素50μmol/L组抑制效果更好，说明Cur-PLGA-NPs可进一步提高姜黄素抗肿瘤效果。

c.各药物组可提高细胞凋亡率，NPs 50μmol/L组比姜黄素组细胞凋亡率提高近1倍，这说明姜黄素纳米化制剂可更好地诱导癌细胞凋亡。

表6-24 各药物组对Hela细胞抑制作用及细胞凋亡作用　　　　　　　　单位：%

组　别	细胞抑制率				细胞凋亡率
	24h	48h	72h	96h	
空白对照组	0	0	0	0	1.72±0.23
姜黄素组（50μmol/L）	32.68±0.05	37.09±0.26	42.78±0.47	42.36±0.86	34.24±0.96
Cur-PLGA-NPs组（6.25μmol/L）	4.82±0.03	7.13±0.08	8.79±0.14	8.51±0.14	12.65±0.88
Cur-PLGA-NPs组（12.5μmol/L）	16.09±0.06	19.83±0.56	20.55±0.68	20.47±0.39	24.62±0.86
Cur-PLGA-NPs组（25μmol/L）	35.82±0.09	41.80±0.53	48.90±0.37	50.54±0.70	40.67±1.11
Cur-PLGA-NPs组（50μmol/L）	51.72±0.12	54.93±0.65	59.36±0.65	61.67±0.86	65.80±1.17

③Cur-PLGA-NPs对宫颈癌Hela细胞周期的影响。细胞周期分布百分比检测结果如表6-25所示，从表6-25中可以看出，在姜黄素浓度<25μmol/L时对细胞周期分布影响并不显著，但姜黄素浓度为50μmol/L时，明显阻滞细胞向S期转变，从而抑制了细胞增殖。

表6-25 各药物组对Hela细胞周期分布的影响　　　　　　　　　　　单位：%

组　别	细胞周期分布/%		
	G0/G1	S	G2/M
空白对照组	59.46±1.03	33.45±0.58	7.16±0.42
姜黄素组（50μmol/L）	55.10±0.83	37.72±0.43	7.19±1.08
Cur-PLGA-NPs组（6.25μmol/L）	59.31±0.84	33.85±0.91	6.93±1.76
Cur-PLGA-NPs组（12.5μmol/L）	56.31±0.97	36.19±0.80	7.51±1.72
Cur-PLGA-NPs组（25μmol/L）	55.98±0.85	37.20±0.57	6.83±1.14
Cur-PLGA-NPs组（50μmol/L）	75.01±0.83	23.15±0.56	1.84±0.53

④姜黄素–PLGA–NPs对Hela细胞E6、E7蛋白表达的影响。使用核酸蛋白测定仪，检测细胞中E6、E7蛋白表达检测结果如表6–26所示，从表6–26可看出，随着姜黄素药物浓度增加，E6、E7表白表达下降。E6、E7蛋白称为肿瘤蛋白，其与宿主细胞蛋白的相互作用导致细胞增殖失控而发生肿瘤，是导致宫颈癌发生的最重要分子，在宫颈癌的诱发和发展中起重要作用，研究推论姜黄素是通过下调E6、E7蛋白的表达抑制肿瘤的发展。

表6–26　各药物组对Hela细胞E6、E7蛋白表达影响（吸光度）

	空白对照组	姜黄素组 （50μmol/L）	NPS组 （6.25μmol/L）	NPS组 （12.5μmol/L）	NPS组 （25μmol/L）	NPS组 （50μmol/L）
E6	153.20±0.97	50.21±1.09	119.21±1.36	110.46±1.84	83.72±1.25	64.32±1.20
E7	209.76±0.92	178.49±0.83	178.83±0.98	182.34±0.82	178.02±1.09	177.27±0.85

（2）单甲氧基聚乙醇–聚乳酸负载姜黄素纳米胶束（mPEG–PLA–Cur）抗宫颈癌Hela细胞的研究

①单甲氧基聚乙醇–聚乳酸共聚物（mPEG–PLA）负载姜黄素纳米胶束的制取方法。mPEG–PLA是一种化学合成可降解聚合物。能够较好地包裹疏水性药物，可大幅度提高药物的水溶性。而PEG嵌段可改善聚合物的亲水性和柔顺性，防止蛋白质吸附并避免网状内皮系统的识别与吞噬，姜黄素以此为载体将大大改善其用药性能。制取步骤：分别精确称取4、8、10mg姜黄素和96、92、90mg mPEG–PLA，再将其分别混合成100mg混合物，分别装入三个试管中，分别用1mL无水乙醇将三组不同浓度混合物混匀，充分搅拌30min，待所有成分全部溶解后，将溶液倒入旋转蒸发器烧瓶中，在水溶温度60℃下蒸干溶剂，在烧瓶壁上形成一层姜黄素与载体mPEG–PLA的均匀复合膜，然后加入10mL灭菌水溶解即成mPEG–PLA–Cur混悬剂，再用220nm滤膜过滤，得到澄清液，即成mPEG–PLA–Cur纳米胶束，将此溶液放入–20℃的冰箱过夜，待全部形成冰晶后再用冷冻干燥机将纳米胶束冻干成黄色乳状的mPEG–PLA–Cur纳米胶束。纳米胶束表征，平均粒径119.6nm，当姜黄素：mPEG–PLA=4：96时，载药量为3.22%，包封率为80.58%。姜黄素：mPEG–PLA=8：92时，载药量7.22%，包封率90.42%。姜黄素：mPEG–PLA=10：90时，载药量8.06%，包封率80.6%。

②mPEG–PLA–Cur纳米胶束体外释药性能。采用透析袋方法测定游离姜黄素和mPEG–PLA–Cur纳米胶束的体外释药性能，结果如图6–19所示。从图6–19中可以看出，游离姜黄素在没有加入任何助溶剂的情况下，显示出一种快速释药特性，12h内

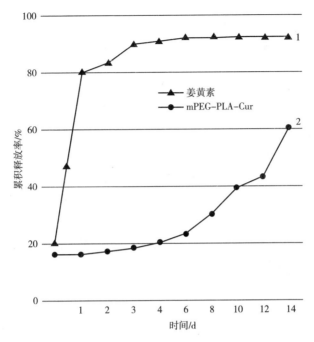

图6-19 姜黄素和mPEG-PLA-Cur体外释放曲线

66%的姜黄素释放出来，24h内80%姜黄素释放出来。但是mPEG-PLA-Cur在第10d
仅有36%的姜黄素释放出来，到14d仅有59%姜黄素释放出来，大大提高了姜黄素的
缓释性。

　　③mPEG-PLA-Cur对宫颈癌Hela细胞体外抑制率的影响。MTT法测定结果如图
6-20所示，从图6-20中可以看出，游离姜黄素和mPEG-PLA-Cur都能明显抑制宫颈

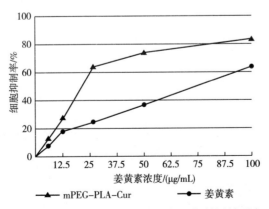

图6-20 姜黄素和mPEG-PLA-Cur对Hela细胞抑制率影响

癌Hela细胞的生长，并呈现浓度依赖性，而且mPEG-PLA-Cur要比姜黄素细胞抑制率更好。

④mPEG-PLA-Cur体外抗宫颈癌作用研究，将用动物小鼠模型治疗试验。构建小鼠宫颈癌模型。购进小鼠先进行隔离饲养1周，观察状况，随机分成4组。取制备好的人宫颈癌Hela细胞悬液100μL（即含5×10^5个肿瘤细胞）在每只裸鼠右侧大腿外侧接种。约1周后裸鼠右侧大腿外侧均长出$0.1cm^3$的瘤块，对瘤块体积进行测定。4组分别为生理盐水组（空白对照组），空白载体mPEG-PLA聚合物组（载体组），游离姜黄素组（25mg/kg）（游离组），mPEG-PLA-Cur组（按姜黄素量计标25mg/kg）（复合组）。对这4组按组注射不同药物（0.005mL/10g），隔1d注射一次，共注射2周，每2d测量肿瘤尺寸，小鼠体重等，2周后处死小鼠，剥离肿瘤进行免疫组织化学检测。各组药物对肿瘤大小和质量影响如表6-27所示。从表6-27中可看出，姜黄素和mPEG-PLA-Cur可明显抑制Hela细胞产生肿瘤的生长，而且mPEG-PLA-Cur的抑瘤生长效果要比游离姜黄素更为显著。

表6-27 各组药物对小鼠Hela细胞肿瘤大小和质量影响

组　　别	肿瘤尺寸/cm^3	肿瘤质量/g
生理盐水组（空白对照组）	2.82±1.34	0.37±0.14g
空白载体组	2.35±1.31	0.39±0.17g
游离姜黄素组（25mg/kg）	1.67±1.16	0.10±0.03g
mPEG-PLA-Cur组（25mg/kg）	1.21±1.16	0.08±0.14g

⑤mPEG-PLA-Cur对肿瘤细胞ki-67、VEGF、CD31表达的影响。采用免疫组织法检测肿瘤细胞的增殖细胞核抗原（ki-67）、血管内皮生长因子（VEGF）、血小板-内皮细胞黏附分子（CD31）细胞数，结果如表6-28所示。

表6-28 各组药物对ki-67、VEGF、CD31细胞数的影响

单位：%

组　　别	ki-67	VEGF	CD31
空白对照组	93.33±2.89	65.0±18.0	3.0±1.0
空白载体组	90±5.0	5667±15.28	2.67±0.58
游离姜黄素组（25mg/kg）	80±5.0	28.33±12.58	1.67±0.57
mPEG-PLA-Cur组（25mg/kg）	53.3±8.82	25.0±13.2	0.67±0.58

从表6-28中可看出，游离姜黄素组和mPEG-PLA-Cur组都能使ki-67细胞数比例、VEGF细胞数比例及微血管条数下降，以mPEG-PLA-Cur组下降作用最为显著，研究认为，ki-67是一种增殖细胞核抗原，常反映癌细胞增殖活跃程度，是肿瘤的重要生物指标。ki-67阴性细胞比例的下降，表明宫颈癌细胞增殖活性大大降低，抑制了肿瘤发展。VEGF是血管内皮生长因子，能促进血管内皮细胞增殖，在肿瘤血管生成中起重要作用。大多数肿瘤均与VEGF高水平表达有关，mPEG-PLA-Cur使VEGF表达显著下降，是抗肿瘤中一种机制。CD31染色试验检查微血管条数，常用于评估肿瘤血管密度，它的下降反映了对肿瘤增殖的程度的抑制作用。通过对ki-67、VEGF、CD31细胞数的影响，探讨了mPEG-PLA-Cur抗癌作用的机制。

7.姜黄素纳米制剂抗前列腺癌的研究

姜黄素聚氧酸-羟基乙酸纳米粒（Cur-PLGA-NPs）抑制前列腺癌细胞PC-3生长的研究

①Cur-PLGA-NPs制取方法。以聚乳酸-羟基乙酸共聚物（PLGA）为载体材料制取姜黄素纳米粒，其制取方法参见本章6.（1）中Cur-PLGA-NPs制取方法。

②Cur-PLGA-NPs对前列腺癌细胞PC-3的抑制作用。MTT法检测对癌细胞抑制表，如表6-29所示。从表6-29中可看出，姜黄素和Cur-PLGA-NPs对前列腺癌细胞均有抑制作用且与姜黄素浓度呈依赖性，40μmol/L时抑制作用效果显著。研究发现Cur-PLGA-NPs比姜黄素有很好的缓释作用，至10d累计释放率才达到80%。这也可以解释表6-29中在姜黄素浓度较低时对细胞抑制率Cur-PLGA-NPs组低于姜黄素组，这是因为姜黄素透过PLGA膜逐步向外渗透，逐步扩散作用于癌细胞，而姜黄素立即扩散作用于癌细胞，正是这种缓释性特征形成了在48h内的抑制率的特点。

表6-29 各组药物对前列腺癌细胞PC-3 48 h抑制作用　　　　单位：%

组别	不同姜黄素浓度下的抑制作用			
	5μmol/L	10μmol/L	20μmol/L	40μmol/L
姜黄素组	19.43±0.66	32.46±3.42	55.31±1.11	68.41±2.82
Cur-PLGA-NPs组	18.94±1.96	33.44±2.81	63.17±2.48	73.47±2.55

（四）姜黄素纳米制剂抗肿瘤靶向性药物研究

肿瘤是严重威胁人类健康的疾病之一，然而目前在临床治疗和诊断中广泛应用的药物大多为非选择性药物，药物进入体内，分布广泛，其中一部分进入发病器官，产生医疗作用。同时也有相当部分进入一些正常组织和器官中，常规治疗剂量即可对正常组织器官产生显著毒副作用，导致患者不能耐受，从而降低药物疗效。所以，提高药物对发病器官肿瘤的选择性，促使药物尽量向靶器官部位集中和聚集，可显著提高药物疗效，这种治疗方法被称为肿瘤靶向治疗，使用的药物称为靶向性药物。由于纳米制剂本身粒子尺寸、结构形式、载体物性质等特点，使其在抗肿瘤靶向药物研究中受到人们格外的关注与重视。姜黄素作为一种新型抗肿瘤药物，对姜黄素制剂抗肿瘤靶向性药物的研究也进行了很多，并取得了一定进展。

1. 靶向纳米药物简介

（1）靶向纳米药物　国际惯例将纳米级颗粒定义为粒径在0.1~100nm，但近年来这一概念已有所扩展，Whitesides在纳米颗粒的定义中强调，纳米颗粒尺寸在形式上应适合生物技术是关键，不应限定在0.1~100nm，可以超过100nm。纳米技术在医药上越来越多地被研究。美国国家卫生研究院（NIH）定义，在疾病治疗、诊断、监控以及生物系统控制等方面应用纳米技术研制的药物称为纳米药物，其表面经过生物或理化修饰后可具有靶向性，即为靶向纳米药物。

（2）靶向纳米药物的特点　靶向纳米药物除了具有本章开始介绍的纳米药物所具有的特点外，例如提高药物缓释性，提高血液浓度，延长药物作用时间，减少药物降解，提高稳定等，它最大特点有以下两点。

①可达到靶向输送的目标。靶器官的药物聚集量显著高于其他非靶器官，充分发挥药物的治疗作用。

②可在保证药物作用前提下，减少给药量，进一步减少或避免药物毒副作用。

（3）靶向纳米药物分类

①按靶向动力分类。按靶向动力可分为3类。

生物靶向纳米药物。利用连接在靶向纳米药物上的靶向性分子（如抗体、配体或核酸适体等）与靶细胞表面特异性抗原的结合作用，将药物准确送入靶细胞中。

理化靶向纳米药物。利用靶向纳米药物对环境磁性，pH、温度等理化因素较敏感的特点，在外部环境作用下对肿瘤组织实行靶向给药。或者当靶向纳米药物到达肿瘤组织时，调节肿瘤组织局部环境条件，例如pH、磁导、热导等促进靶向纳米药物定点释放。

复合靶向纳米药物。同时具有上述两种作用的靶向纳米药物。

②按靶向作用性质分类

主动靶向纳米药物。是指以抗体、配体或磁性为导向的纳米药物，特点是对靶器官具有高度特异性和选择性。

被动靶向性纳米药物。主要是利用纳米药物表面电荷、化学基因、亲水性（或疏水性）等理化因素来增加纳米药物在靶器官中的浓度。

靶向纳米药物的评价方法。为了更好的对靶向性纳米药物进行研究，需要有一个全面、客观准确的评价标准，使其能够更好地满足临床需要。目前广泛使用的靶向性纳米药物的评价方法有以下几种。

①体外评价方法。主要是根据靶向药物制剂本身物理化学性质，以及靶向传输动力学和靶向效率进行过表达的方法。主要包括以下几点。

粒径大小。由于生物体内的物理和生理作用能使不同大小微粒选择性聚集于身体不同器官。小于50nm的微粒靶向到脾和骨髓，50~100nm微粒能进入肝脏，100~200nm微粒最终可达肝脏枯否细胞的溶酶体中，700~1200nm微粒可被肺机械性阻滞而摄取，大于12μm的微粒可阻滞于毛细血管床，到达肝、肾荷瘤器官中。所以可通过制备不同大小粒径粒子构建靶向纳米药物。

溶出度、释放度。就是模拟特定生理微环境观察药物的释放特性。由于药物载体纳米结构不同。枝接的靶向物结构、性质、溶出速度、释放度不同，而实施了不同的靶向性。

癌细胞对靶向剂的摄取率。这是评价靶向药物传递到目标细胞的能力。通过检测计算每mg癌细胞蛋白质含有的药物量。

②体内评价方法。直接通过药物在体内药动学和药效学分析进行评价。

药动学/药效学（PD/PK）模型分析评价。通过HPLC对模型血液药动学检测，确定4个药动学参数进行评价。

靶向指数（TI）。TI=C_T/C_S，即指分别给予小鼠姜黄素纳米粒（T）和游离姜黄素（S）后，测定靶器官（肝）中姜黄素浓度之比（C_T/C_S）。TI值越大表明姜黄素纳米制剂比游离溶液促使靶向性越好。

选择性指数（SI）。SI=C_T（靶）/C_T（非靶），即指小鼠经姜黄素纳米粒给药后，靶器官（靶）和非靶器官中姜黄素浓度之比 [C_T（靶）/C_T（非靶）]，SI值越大，说明姜黄素进入靶器官越多，靶向性越好。

相对靶向效率（Re）。Re=AUC_{NP}/AUC_S，即指小鼠尾静脉注射姜黄素纳米粒（NP）和游离姜黄素溶液（S）后，各器官测定的药物浓度-时间曲线下面积（AUC）的比值，Re值越大说明姜黄素纳米粒后对此器官靶向性越好。

靶向效率（Te）。Te=AUC（靶）/AUC（非靶）。即指小鼠姜黄素纳米粒经给药后，靶器官和非靶器官中药-时间曲线下面积AUC之比。Te值越大，说明姜黄素纳米粒给药在靶器官含量越高，非靶器官药量越少，说明药物靶向性越好。以上4个指标数值>1，表明药物对某器官有靶向性，数值越大，靶向性越好。

2. 姜黄素纳米制剂抗肿瘤靶向性药物的研究

（1）姜黄素纳米制剂肝肿痛靶向性药物的研究

①姜黄素PLGA-TPGS纳米粒肝靶向性研究。维生素E-聚乙二醇1000琥珀酸脂（TPGS）是维生素E的水溶性衍生物（水溶性维生素E），能通过抑制P蛋白改善细胞膜的渗透性，增强药物的吸收，同时具有肝细胞特异性识别作用。市售的乳酸羟基乙酸共聚物（PLGA）是一种生物可降解性合成高分子材料，由于质量稳定、生物可降解和良好的可塑性，常用来作为注射剂纳米粒等制剂材料。本制剂就是将乳酸羟乙酸共聚物-水溶性维生素E（PLGA-TPGS）作为载体制备成姜黄素纳米粒，通过控制纳米粒径大小、电荷等实现肝脏被动靶向作用，同时由于TPGS具有对肝细胞特异性识别作用，使此纳米粒制剂同时具有主动靶向性。

a.姜黄素PLGA-TPGS纳米粒的制取方法。采用超声乳化-溶剂挥发法。精确称取姜黄素样品20mg 3份分别置10mL离心管中，再精确称取PLGA-TPGS 100mg置上述离心管中，加入8mL乙酸乙酯，充分放置使其全部溶解；量取0.06% TPGS水溶液100mL 3份分别置250mL烧杯中，冰水浴400W超声条件下加入姜黄素和PLGA-TPGS的乙酸乙酯溶液，超声3min，400r/min电动搅拌6h，16000r/min高速离心15min，洗涤3次。冷冻干燥24h，得Cur-PLGA-TPGS纳米粒。所制得纳米粒表征：平均粒径197.9±6.2nm，zeta电位（-22.3±1.8）mV，载药量（13.2±0.9）%，包封率（79.3±1.6）%。

b.Cur-PLGA-TPGS纳米粒的缓释性能。分别检测纳米粒中姜黄素和游离姜黄素在PBS（pH为7.4）中累积释放，结果如图6-21所示。从图6-21中看出，游离姜黄素，在几个小时之内全部释放完，体内存留时间很短。而Cur-PLGA-TPGS纳米粒，在前9d累计释放率66.2%，属于快速释放，有利于药物对癌细胞抑制，9d后释药保持稳定增长，30d时累计释放率大达80%，药物为缓慢恒速释放，表明具有显著的缓释作用。

c.Cur-PLGA-TPGS纳米粒肝靶向性评价。靶向性评价的4个指标测定结果如下。

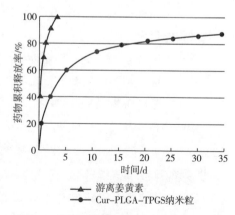

图6-21　游离姜黄素和Cur-PLGA-TPGS纳米粒释放曲线

TI和SI的评价。测定结果如表6–30所示。结果表明，除在开始短时间内（0.08h和0.5h内），其他时间SI>1，说明Cur-PLGA–TPGS纳米粒对肝脏具有良好的靶向性。

表6-30 小鼠尾静脉注射给药后各时间姜黄素纳米粒的TI和SI值

	时间							
	0.08h	0.5h	1h	2h	4h	8h	12h	24h
$TI=C_T/C_S$	1.5	1.7	3.5	16.1	14.8	12.1	10.3	7.3
$SI=C_{肝}/C_{血浆}$	0.1	0.7	2.6	2.7	3.7	12.1	10.3	7.3
$SI=C_{肝}/C_{心}$	—	—	6.6	8.1	10.7	—	—	
$SI=C_{肝}/C_{脾}$	1.4	2.3	2.2	2.2	2.3	2.3	3.9	
$SI=C_{肝}/C_{肺}$	1.6	2.5	2.7	2.7	3.2	3.2	4.3	
$SI=C_{肝}/C_{肾}$	—	—	6.0	8.6	9.8			

Re评价。姜黄素纳米粒在各脏器中的AUC和Re值测定结果如表6–31所示。

表6-31 姜黄素纳米粒在各脏器匀浆中的AUC和Re

组别	血浆	肝	心	脾	肺	肾
AUC（姜黄素纳米粒）/（μg/mL）	35.4±1.0	195.1±2.7	8.0±1.2	65.9±2.3	51.7±2.1	7.6±1.5
AUC（姜黄素溶液）/（μg/mL）	16.6±2.1	6.2±0.7	2.6±0.6	5.5±0.9	4.3±0.7	3.5±0.9
$Re=AUC_T/AUC_S$	2.1	31.6	3.0	12.1	12.0	22

结果表明姜黄素纳米化后对各个器官都增加了含量，但是其中肝的Re值最大，说明Cur-PLGA–TPGS纳米粒在肝的聚集最多。显示出对肝的良好靶向性。

Te的评价。小鼠注射姜黄素纳米粒和姜黄素溶液后测定Te值如表6–32所示。

表6-32 小鼠注射姜黄素纳米粒和姜黄素溶液后Te值

	血浆	心	脾	肺	肾
姜黄素纳米粒$AUC_{肝}/AUC$	5.5	24.3	3.0	3.8	25.8
姜黄素溶液$AUC_{肝}/AUC$	0.4	2.3	1.1	1.4	1.8

结果表明，姜黄素纳米粒溶液注射后，所有各器官Te值均>3.0，即姜黄素在肝脏中比其他器官匀浆中AUC高达3倍以上，尤其是心、肾二器官AUC值很低。而注射姜黄素溶液后Te值除心外均<2.0，说明姜黄素纳米化后比姜黄素溶液具有更好靶向性。

综上所述，姜黄素PLGA-TPGS纳米粒对肝脏有良好的靶向作用。

②姜黄素聚乳酸纳米粒（Cur-PLA-NP）及其冻干针剂肝靶向性研究。聚乳酸（PLA），是以微生物发酵产物L-乳酸为单体用化学合成方法聚合而成的一种高分子生物降解材料，在体内最终能够降解为水和CO_2，经肺、肾、皮肤排泄。大量研究证明，PLA具有良好的生物相溶性，不会引起炎性反应、免疫反应、细胞毒性反应。美国FDA已于1997年批准PLA用作医用手术缝合线、注射用胶囊微球及埋植剂。以PLA为姜黄素纳米粒靶向载体有足够的安全性和科学依据。

a.Cur-PLA-NP的制取方法。采用溶剂置换法，又称纳米沉淀法。其原理是将高分子载体和药物溶于能与水相溶的有机溶剂，搅拌下注入含表面活性剂的水溶液中，有机溶剂迅速穿透界面，显著降低界面张力，使逐渐不溶的高分子向界面迁移、沉淀，最终形成纳米粒。纳米粒的形成是在溶剂转换过程中完成的，故称溶剂置换法制取步骤。精确称取姜黄素3mg、PLA12mg，用1.5mL丙酮进溶解，待完全溶解后，在不断搅拌下注入10mL浓度0.1%的pH为6的聚醚表面活性剂F68水溶液中，60℃常压水浴搅拌挥除丙酮，即得Cur-PLA-NP的胶体溶液。纳米粒子的表征为平均粒径113.1nm，包封率94.36%，平均载药量14.35%。

b.Cur-PLA-NP针剂冻干粉的制备方法。根据对上述Cur PLA-NP胶体溶液稳定性观察，表明此胶体溶液稳定性差，2d后纳米粒沉降，产生沉淀。放置3d后，总药物含量降低了6.94%，pH从3.9升高到6.0，这说明Cur-PLA-NP不适宜长期保存，所以将其制备成注射剂冻干粉。制取方法：称取8%的乳糖加入Cur-PLA-NP胶体溶剂中，完全溶解后分装于西林瓶中，置低温冷柜中预冻一定时间后，于冷冻干燥机中程序升温，并维持真空度0.1kPa左右，冻干36h取出，加塞，压铝盖即得。经测定平均粒径116.4nm，水溶液pH为3.88~3.95，含水量1.24%~1.38%。说明其性质基本同纳米胶体溶液。

c.Cur-PLA-NP的靶向性评价。通过小鼠尾静脉分别注射，姜黄素溶液和Cur-PLA-NP给药量为30mg/kg，一定时间内处死小鼠，各器官匀浆处理，HPLC分析，测定评价指标。

相对靶向效率Re。Re=（AUC）$_{NP}$/（AUC）$_S$检测结果如表6-33所示。从表6-33中可知：

表6-33 小鼠静脉注射Cur-PLA-NP和姜黄素溶液各器官Re值

器官	AUC/（μg/mL·h）		Re值
	Cur-PLA-NP	姜黄素溶液	
血浆	4.06	1.84	2.21
心	2.70	2.75	0.98
肝	29.05	4.64	6.26
脾	3.53	2.96	1.19
肺	13.50	3.65	3.70
肾	1.15	0.36	3.19

除心脏之外，肝、脾、肺、肾的Re值均>1，说明Cur-PLA-NP对这些器官均有一定靶向性，但其中肝组织Re值最大，说明Cur-PLA-NP对肝靶向性最好。

靶向效率Te，Te=AUC（靶）/AUC（非靶）。检测结果如表6-34所示。

表6-34 小鼠静脉注射Cur-PLA-NP和姜黄素溶液肝脏的靶向效率Te

器官	Te		Te_{NP}/Te_S
	Cur-PLA-NP	姜黄素溶液	
血浆	7.16	2.52	2.84
心	10.76	1.69	3.67
脾	8.23	1.57	5.24
肺	2.15	1.27	1.69
肾	25.26	12.89	1.96

Te值表示药物制剂对器官选择性，Te值>1表示这种药物制剂形式具有靶向性，从表6-34中可看出，无论是Cur-PLA-NP还是姜黄素都有一定的肝靶向性，而Te_{NP}/Te_S>1，说明Cur-PLA-NP肝靶向性要比姜黄素溶液更显著。

靶向指数TI，TI=C_{NP}/C_S。检测结果如表6-35所示。从表6-35中可看出，姜黄素纳米化制剂后，心、肝、脾、肺、肾血浆的c_{max}均有不同程度增大，其中以肝脏增大最多（24.15倍），表明Cur-PLA-NP可增加各器官药物浓度，以肝脏增加最多。

表6-35 小鼠静脉注射Cur-PLA-NP和姜黄素溶液各器官靶向指数TI值

器官	c_{max}/（μg/g）		TI值
	Cur-PLA-NP	姜黄素溶液	
血浆	9.48	0.93	10.19
心	1.06	0.67	1.58
肝	134.98	5.59	24.15
脾	3.93	1.33	2.88
肺	53.20	10.84	4.91
肾	1.66	0.16	10.38

综合分析上述Re、Te和TI指标表明，Cur-PLA-NP可显著改变注射姜黄素后，姜黄素在各器官的分布情况，姜黄素在肝脏中聚集最多，即具有肝的较好靶向性。

③姜黄素纳米混悬剂肝靶向的研究。纳米结晶混悬剂（Ns）是一种纯药物颗粒加少量稳定剂形成的胶态分散体，简称纳米混悬剂，该体系能够显著提高难溶性药物的溶解度和溶出速率，口服、经皮等多种血管外给药能提高药物生物利用度，并可控制药物的释放。静脉注射给药，其高载药量能满足难溶性药物注射高浓度负荷的要求。姜黄素纳米混悬剂（Cur-Ns），就是以姜黄素微药物制备的纳米制剂。

a.Cur-Ns制取方法。制取方法有多种，如纳米沉淀法、高压均质法，高速剪切法、超声波法等，现介绍2种。

纳米沉淀法。精确称取姜黄素50mg，溶解于乙酸乙酯中，制成姜黄素的饱和溶液，成为有机相。另将水溶液维生素E聚乙二醇琥珀酸酯（TPG，美国Sigma-Aldrich 公司）75mg溶于150mL体积的水中，形成水相。在室温搅拌下（600r/min）将该有机相加入水相中，此时体系中发生丁达尔效应出现乳光，滴加完毕后，用旋转蒸发仪减压浓缩除去有机溶剂，即得产品。

高压均质法。称取1.0g姜黄素，1.0g TPGS，悬浮于100mL蒸馏水中，用高速剪切机26000rpm预分散3min，（2×10^{7}）、（5×10^{7}）、（8×10^{7}）Pa 压力下分别均质5次，然后在1.5×10^{8}Pa条件下进行高压均质处理20次，1000r/min离心5min除去较大粒子即得到半透明黄色纳米混悬剂。

b.Cur-Ns冻干粉制取方法。由于上述制备的姜黄素纳米混悬剂稳定性较差，4℃放置1月后，粒度增大，肉眼观察底部出现少许肉眼可见细微颗粒。为提高姜黄素纳米混悬剂稳定性，方便包装、储存、运输和使用，将姜黄素纳米混悬剂制成冻干粉。制取方法：将上述制备好的姜黄素纳米混悬剂，按体积加入5%甘露糖作为冻干保护剂，搅拌溶解，按每瓶2mL分装在安瓿瓶中，在-80℃的超低温冰和水中预冻20h，然后迅速移入冷冻干燥机中，在-50℃，10^4Pa压力下冻干72h，取出后立即密封，即得姜黄素纳米混悬剂冻干粉。冻干粉性质表征，平均粒径为237.8nm，zeta电位（-13.68±3.38）mV，在4℃冷藏条件下，放置3个月，稳定性良好。

c.姜黄素纳米混悬剂药动学的评价。分别以姜黄素溶液和姜黄素纳米混悬剂静脉注射对小鼠体内药物动力学进行研究，给药剂量为20mg/kg，药动学指标检测结果如表6-36所示。从表6-36中可看出姜黄素纳米混悬剂明显改变药物在小鼠体内动力学过程，各项指标均有所增强，有利于药物发挥作用，提高了姜黄素的生物利用度。

表6-36　小鼠静脉注射姜黄素溶液和姜黄素纳米混悬剂药动学数据

项　　目	姜黄素溶液	姜黄素纳米混悬剂
药一时曲线下面积（$AUC_{0-\infty}$）	3.37	14.52
体内平均滞留时间（MRT）/h	0.57	2.74
药物半衰期（$t_{1/2}$）/h	2.17	3.68
血液中最大药物浓度（c_{max}）/（mg/L）	9.67	9.67

d.姜黄素纳米混悬剂肝靶向的评价　小鼠分别注射姜黄素溶液和Cur-Ns，并检测小鼠各器官中姜黄素含量，并计算靶向参数，结果如表6-37和表6-38所示。

表6-37　小鼠注射姜黄素溶液和姜黄素纳米混悬剂各器官分布情况

		心	肝	脾	肺	肾	脑	
姜黄素溶液	AUC/（ng/g·h）	10140.73	1086.44	4321.40	1175.91	—	—	
	MRT/h	41.08	13.61	53.55	0.99	—	—	
	c_{max}/（ng/mL）	242.05	103.71	143.77	1156.64	—	—	
姜黄素纳米混悬剂	AUC/（h·ng/g）	7131.77	3220.65	3133.57	10983.24	4283.74	21072.16	
	MRT/h	29.83	11.35	11.35	7.79	11.85	81.46	
	c_{max}/（ng/mL）	310.61	1383.24	310.61	6803.45	776.62	348.29	

表6-38 小鼠注射姜黄素溶液和姜黄素纳米混悬剂靶向参数

	心	肝	脾	肺	肾	脑
姜黄素溶液靶向效率Te/s	60.63	6.50	25.84	7.03	—	—
姜黄素纳米混悬剂Te/s	14.31	6.46	6.29	22.04	8.60	42.29
相对靶向效率Re	0.70	2.96	0.73	9.34	—	—
选择性指数SI	1.28	13.34	2.16	5.88	—	—

从表6-37和表6-38中可看出，姜黄素纳米混悬剂在各组织中分布和姜黄素溶液明显不同，姜黄素纳米混悬剂的心脏和脾脏Re值均<1，而肺和肝Re>1，表明姜黄素纳米混悬剂具有明显的肺和肝的靶向性，选择性指数SI=C_T（靶）/C_T（非靶）以肝和肺为最高，也说明了姜黄素纳米混悬剂的肝和肺靶向性。此外姜黄素纳米混悬剂的Te，肺、肾和脑也都>1，说明姜黄素纳米混悬剂对肺脑和肾也具有靶向性。

④姜黄素纳米层状双氢氧化物复合物（Cur-LDH）肝靶向的研究。

a.Cur-LDH的制备方法，见本章第四节（三）。

b.Cur-LDH肝靶向评价。将小鼠腹腔注射40mg/kg剂量的姜黄素和Cur-LDH，30min和1h后，颈椎脱位处死小鼠，采集各器官标本，经处理，用HPLC分析各器官中药物浓度，结果如表6-39所示。从表6-39中可看出，姜黄素溶液注射后，主要分布在肝、心、肾中。而制成Cur-LDH后用药，显著提高了肝和脾的药物含量，其他变化不大。特别是肝药物含量1h后达到79ng/g。说明Cur-LDH显著提高了肝的靶向性。

表6-39 姜黄素和Cur-LDH注射后各器官药物浓度   单位：ng/g

器官	药物浓度			
	30min		1h	
	姜黄素	Cur-LDH	姜黄素	Cur-LDH
心	26.2	19.6	8.3	9.6
肝	26.0	65.0	23.6	79.0
脾	5.6	35.4	37.4	41.8
肺	11.4	16.5	17.3	15.2
肾	15.3	12.3	15.2	24.4

（2）姜黄素纳米制剂肺靶向性药物的研究

①姜黄素血蛋白纳米粒（Cur–BSA–NPs）肺靶向的研究

a.Cur–BSA–NPs制备方法。牛血清蛋白（BSA）为内源性物质，具有安全无毒，无免疫原性、可生物降解及生物相容性好等优点，是常使用的靶向给药系统的药物载体材料。采用溶剂蒸发法制备，精确称取姜黄素2.5mg，溶于1mg乙酸乙酯中形成油相，另取4mg牛血清蛋白（BSA）溶于4mL水中形成浓度为1%的水相。两者混合，磁力搅拌器搅拌5min形成初乳，在冰浴条件下，将初乳置于细胞粉碎机探头超声（85W，1min）得到微乳液，微乳液轻移至旋转蒸发仪蒸去乙酸乙酯，即得Cur–BSA–NPS。所得纳米粒表征，平均粒径为245.2nm，平均包封率（42.39±0.91）%，水溶性良好。

b.Cur–BSA–NPs冻干粉的制备方法。将a.中制得的Cur–BSA–NPs置于–20℃冰箱预冻2h，转移至–80℃冰箱冷冻24h，冷冻干燥机中干燥48h，即得Cur–BSA–NPs冻干粉。复溶后平均粒径为240.3nm。

c.Cur–BSA–NPs靶向性评价。通过小鼠试验和HPLC分析结果，各器官靶向指数$TI=(c_{max})_{NP}/(c_{max})_S$值如表6–40所示。从表6–40中可看出Cur–BSA–NPs虽然对各器官都有靶向性，但对肝和肺靶向较显著，尤其是肺，靶向指数高达698.0，表明按此工艺制得的姜黄素纳米粒子Cur–BSA–NPs比较姜黄素溶液具有显著的肺靶向性。

表6-40 各器官靶向指数TI

器官	心	肝	脾	肺	肾	脑
靶向指数TI	1.32	214.83	43.36	698.0	5.70	1.05

②姜黄素明胶微球肺靶向性研究。微球（MS）就是用适宜高分子材料为载体包裹或吸附药物制成的类似球形的微粒，通常直径在1~250μm，是近年来发展起来的新型给药系统。理想化的微球应具备控释性与靶向性，既能保护药物免遭破坏，又可与某些组织细胞具有特殊亲和性，能被器官组织的网状内皮系统（RES）吞噬，集中于靶区缓慢释放药物。

a.姜黄素明胶微球（Cur–GMS）的制备方法。采用乳化–化学交联法，精确称取姜黄素100mg和明胶1g，将明胶加入9mL蒸馏水中，加热搅拌55℃，使之完全溶解，将姜黄素加入上述溶液中，充分搅拌形成水相。取45mL液体石蜡，加入1%量的Span–80，加热搅拌至55℃，形成水相。将水相用注射器缓慢均匀滴加到油相中，滴加时油相保持在55℃，搅拌速度1100r/mim，乳化30min，形成均匀的乳黄色乳液，然后将其快速移到4℃的冰水浴中，转速保持在800r/min，乳化搅拌30min，加2mL 25%戊二醛溶液交联

30min，加入20mL异丙醇脱水20min，用布氏漏斗抽滤，用石油醚、异丙醇交替冲洗三次，得流动性粉末，将其平铺在表面皿上，40℃下真空干燥除去有机溶剂，备用。在光学显微镜和扫描电镜下观察，微球呈球形，表面光滑，平均粒径18.9μm，粒径5~30μm范围内，堆密度为0.583g/mL，分散性好、不粘连、流动性好，平均载药量6.15%，包封率75.5%。体外缓释性检测。Cur–GMS的$t_{1/2}$=21.25h，而姜黄素的$t_{1/2}$=0.626h，说明具有很好的缓释性。Cur–GMS药物稳定性好，将Cur–GMS分别置于冰箱3~5℃，室温15~25℃和37℃条件下，放置3个月，其外观、形态、载药量未发明显变化。

　　b.Cur–GMS肺靶向的评价。采用家兔注射试验，并用HPLC进行各器官药物浓度分析，结果如表6–41所示。从表6–41中可看出，姜黄素溶液代谢很快，在0.5h，主要聚集在肝脏，占60.3%，而肺中仅占1.1%，但微球化后Cur–GMS聚集在肺中的姜黄素大为增加，各时间段都大于50%。

表6–41　姜黄素溶液和Cur–GMS各组织不同时间的浓度　　　　　　　　　　　单位：μg/g

器官	姜黄素溶液					Cur–GMS					
	0.167h	0.5h	1h	2h	6h	0.167h	1h	6h	24h	48h	72h
血	8.526	0.325	—	—	—	0.093	0.095	0.082	—	—	—
心	—	0.081	—	—	—	—	0.091	0.127	—	—	—
肝	0.986	1.366	0.092	—	—	0.103	0.096	0.136	—	—	—
脾	—	0.103	—	—	—	0.121	0.162	0.131	—	—	—
肺	—	0.112	—	—	—	4.053	2.837	13914	1.43	0.432	0.092
肾	0.362	0.475	—	—	—	—	0.085	0.121	—	—	—

表6–42　姜黄素溶液和Cur–GMS靶向指数测定

器官	$c_{max}/$（μg/g）		TI
	Cur–GMS	姜黄素溶液	（c_{max}）$_{GMS}$/（c_{max}）$_S$
血液	0.095	8.526	0.0111
心	0.091	0.127	0.717
肝	0.136	0.103	1.320
脾	0.162	0.103	1.513
肺	4.053	0.112	36.19
肾	0.121	0.475	0.255

　　靶向指数测定，结果如表6–42所示。从表6–42中可看出，姜黄素明胶微球在肺中的TI值高达36.19，明显提高了在肺中浓度，显示的肺靶向效果良好。

　　（3）姜黄素纳米制剂脑靶向性药物的研究　血脑屏障（BBB）是介于血液—脑神经

系统之间由无隙孔的毛细血管内皮细胞形成的一种胶质膜，具有很强的低通透性。几乎100%的大分子和超过98%的小分子都不能通过此屏障，正是由于这种作用阻断了血液中毒性物质进入脑组织，有效地起到保护脑神经的作用。但同时也带来另一影响，即静脉注射的各种药物分子，很难穿过血脑屏障到达脑组织，使很多脑部神经疾病，如阿尔兹海默病、癫痫、脑癌等，单使用口服、静脉注射给药方式很难穿过血脑屏障达到脑组织，很难取得治疗效果。目前认为解决这一问题的较安全有效的方法有以下两种。

改变给药途径。脑部直接注射和颈动脉注射，但有造成脑伤害的风险，比较安全的方法是鼻腔给药，可通过嗅神经通路或者三叉神经通路直接到达脑组织，Freg等研究表明鼻腔给药比静脉注射给药，脑组织药物浓度分别是2.0nmol/L和0.001nmol/L，前者是后者的2000倍，鼻腔给药可显著提高对脑组织用药量。

药物制成纳米胶态系统并以受体或载体介导，易穿透血脑屏障，并具有一定脑靶向性。对于药物载体要求：无毒，生物可降解、生物相容性好。血液中无聚集，物理稳定性好。受体介导靶向性好，脑靶向指数高，可到达脑部组织。纳米粒径在200~300nm。

①姜黄素纳米结构脂质载体脑靶向性研究。纳米结构脂质载体（NLCs）是将固体脂质和空间不相溶的液体脂质在一定温度下混合制备得到的纳米粒给药载体。姜黄素被包裹在纳米颗粒中，靶向输送到特定部位，具有物理稳定性高、药物缓释性好、毒性低等优点。

a.姜黄素纳米结构脂质载体（Cur-NLCs）的制取方法。采用有机溶剂低温固化法制取。取姜黄素48mg，单硬脂酸甘油酯304mg，中链脂肪酸（MCT）304mg，注射用卵磷脂304mg（总脂质为960mg），在75℃恒温水浴上加热使其充分溶解于300mL乙醇中，构成有机相。另取伯洛沙姆188（一种表面活性剂）304mg溶于3倍体积的水中形成水相，水浴加热至75℃，将有机相在10000r/min高速均质条件下，以6号针头将有机相缓慢注入水相中，继续均质30min后磁力搅拌2h使乙醇完全挥发得黄色半透明纳米乳。将所得纳米乳在10000r/min搅拌下快速混合于8倍的0~2℃冷却水中，继续搅拌30min即得Cur-NLCs。纳米粒表征：平均粒径132.3nm，平均包封率94.47%，平均载药量为4.16%。

b.姜黄素纳米结构脂质载体脑靶向性评价。将姜黄素溶液和Cur-NLCs分别按80mg/kg剂量进行小鼠灌胃，然后定时处死，分离各组织血浆，HPLC法测定姜黄素浓度、测定靶向效率Te、相对靶向效率Re、靶向指数TI。结果如表6-43所示。从表6-43中可以看出，Cur-NLCs和姜黄素溶液比较，明显提高大部分器官的靶向效率Te值，表明Cur-NLCs可提高姜黄素溶液对大部分器官的靶向性。靶向指数TI值表明Cur-NLCs具有脾、肺、脑的靶向性，这三器官TI值皆大于1，而其中脑的TI值最大，为6.1553，说明

Cur–NLCs的脑靶向性最好。相对靶向效率Re值同样表明，脑Re值最高，达12.12，说明脑靶向性最好。综上所述，三指标皆表明，Cur–NLCs具有明显脑靶向性。

表6-43 各器官姜黄素溶液和Cur–NLCs的靶向数据

器官	姜黄素溶液		Cur–NLCs		靶向指数TI $(c_{max})_{NP}/$ $(c_{max})s$	相对靶向效率Re
	AUC/($\mu g/g \cdot h$)	靶向效率Te	AUC/($\mu g/g \cdot h$)	靶向效率Te		
肝	1.83	0.10	3.22	0.09	0.8936	1.75
心	4.77	0.27	5.14	0.15	0.5473	1.07
脾	3.44	0.20	10.73	0.31	1.5841	3.11
肺	3.04	0.17	7.04	0.21	1.1761	2.31
肾	4.1	0.24	5.16	0.15	0.6392	1.25
脑	0.25	0.01	3.03	0.09	6.1553	12.12

②姜黄素聚氰基丙烯酸丁酯纳米粒脑靶向性研究。聚氰基丙烯酸丁酯纳米粒（PBCN）作为脑靶向载体是从1995年开始的。Kreuter等研究发现PBCN载药系统经吐温系列产品修饰后能够通过血脑屏障，其中以使用吐温80效果最好，自此成为研究热点。

a.姜黄素聚氰基丙烯酸丁酯纳米粒（Cur–PBCN–NPs）制取方法。采用乳化聚合法。按1%浓度将稳定剂右旋糖酐70（Dex/0），溶于pH=1的酸性介质中，逐步滴加1g/L BCA溶液0.1%,W/V，在搅拌速度500r/min下，搅拌4h，加入姜黄素单位溶液（1g/L）继续搅拌2h，调节体系pH=5~6，继续搅拌1h，使BCA单体充分聚合，得Cur–PBCN–NPs，再加入吐温–80以保持良好溶解性（10g/L），保持0.5h，用0.45μm微孔滤膜过滤，即得。

Cur–PBCN–NPs表征：平均粒径179.8nm，包封率约为100%，载药量2.63%纳米粒子呈球形，无粘连。具有很好缓释性，姜黄素丙二醇溶液释放很快，6h已基本释放完全。Cur–PBCN–NPs 0.5h累积释放率达23%，4h时为65%，之后缓慢释放。稳定性试验表明，Cur–PBCN–NPs常温放置下易变化，应在冷藏条件下保存。

b.Cur–PBCN–NPs脑靶向性评价。按小鼠试验方法，分别静脉注射姜黄素注射液（制取方法，适量姜黄素溶解于15% N，N–二甲基乙酰胺中，加入40%的PEG400和45%的5%注射葡萄糖溶液，0.22μm过滤除菌后即得）和Cur–PBCN–NPs。HPLC测定各器官AUC$_{0\sim\infty}$和c_{max}，$t_{1/2}$等数据，得靶向效率Te，靶向指数TI和相对靶向效率，结果如表6-44所示。从表6-44中可看出，从靶向效率Te值表明，姜黄素溶液Te值，心、肾器官为0，主要分布在肺、脾、肝中，而Cur–PBCN–NPs肺的Te值下降，其余器官都有不同程度地提高，这说明姜黄素纳米化制剂比原来姜黄素溶液提高了心、肝、脾、肾、脑的药物浓度。而从靶向指数TI看，Cur-PBCN-NPs静脉注射后，心和脑的姜黄素c_{max}比姜黄素溶液提高1.26和1.33倍，表明纳米给药改变了姜黄素在心、脑中的分布。

表6-44 各器官姜黄素注射和Cur-PBCN-NPs的靶向数据

器官	姜黄素溶液		Cur-PBCN-NPs		姜黄素溶液靶向效率Te	Cur-PBCN-NPs靶向效率Te	靶向指数 TI	相对靶向率 Re
	$AUC_{0\sim\infty}/$ $(ng/g \cdot h)$	$c_{max}/$ (ng/g)	$AUC_{0\sim\infty}/$ $(ng/g \cdot h)$	$c_{max}/$ (ng/g)				
心	—	88.3	278.2	104.6	0	1.91	1.26	—
肝	253.7	403.9	1770.5	97.8	8.13	12.12	0.24	10.1
脾	1600.2	1238.0	7684.5	832.0	51.31	52.64	0.67	10.2
肺	1234.4	1359.0	4033.4	1260.0	39.58	27.63	0.93	3.11
肾	—	—	671.6	47.0	0	4.60	—	—
脑	30.5	25.8	158.84	34.1	0.98	1.10	1.33	3.5

研究还认为Cur-PBCN-NPs能多穿透血脑屏障，吐温80是最重要的脑靶向受体介导物，吐温80能识别脑组织载体蛋白B，在纳米粒和受体之间起到锚定作用，使作用更加牢固，然后受体和吐温80修饰的纳米粒模拟低密度脂蛋白，透过血脑屏障的内皮细胞到达脑组织细胞，此外还认为吐温80能抑制血脑屏障中毛细血管内皮细胞的P-糖蛋白，从而提高了脑组织中的姜黄素浓度。

③乳铁蛋白修饰姜黄素纳米脂质体脑靶向的研究。乳铁蛋白（Lf）是一种相对分子质量为80000的阴离子糖蛋白，属于转铁蛋白家族，现已证明多种生物血脑屏障表面存在转铁蛋白受体，能够介导LF通过细胞吞噬转运入脑，而且转运过程为单向转运，非常利于修饰的载体跨血脑屏障并在脑组织浓集。目前许多研究中，将乳铁蛋白作为靶向分子和载体材料通过各种方式相连构建脑靶向传输系统。乳铁蛋白修饰姜黄素纳米脂质体就是其中一种。

a.姜黄素纳米脂质体（Cur-NLCs）的制备方法。选用辛癸酸甘油三酯（WL1349）为液体脂质，三月桂酸甘油酯（trilaurin）为固态脂质，采用熔融—乳化法制备，称取trilaurin 0.12g，WL1349 0.48g和姜黄素0.04g，混合加热到80℃熔融作为油相。另将含有0.2g吐温和0.001g十二烷基硫酸钠（SDS）的10mL溶液加热至80℃作为水相。在磁力搅拌下，将同温度的水相迅速注入油相继续搅拌5min，制得初乳。后置于探头超声仪超声400W 90次（工作2s，间歇2s），迅速将所制得的纳米乳滴冰浴固化30min，过0.45μm

微孔滤膜，即得（Cur-NLCs）。平均粒径（187.5±4.7）nm，zeta电位（-23.7±2.9）mV。

b.乳铁蛋白修饰姜黄素纳米脂质体（Lf-Cur-NLCs）的制取方法。将乳铁蛋白按1.5%用去离子水配成水溶液，将上述制得的Cur-NLCs，按等体积缓慢加入盛有Cur-NLCs混悬剂的西林瓶中，孵育6h，即得Lf-Cur-NLCs。其纳米粒性质表征，外观呈类球形，平均粒径范围167.8~299.9nm，zeta电位范围-26.87~-13.03mV。

c.Lf-Cur-NLCs脑靶向评价。采用荧光探测方法，选用NIRD-15为荧光探针。选用20只小鼠，随机分为四组，5只/组，分别以不同的乳铁蛋白质量浓度（5种质量浓度分别为0.5、10、1.5、2.0、2.5mg/mL）制备成5种含量乳铁蛋白的Lf-Cur-NLCs，分别为Lf1-Cur-NLCs，Lf2-Cur-NLCs，Lf3-Cur-NLCs，Lf4-Cur-NLCs和Lf5-Cur-NLCs，然后进行小鼠尾静脉注射，剂量10mg/kg。然后进行荧光探针检测发现，当乳铁蛋白质量浓度为2.0mg/mL时Cur-NLCs表面吸附达到饱和。未经乳铁蛋白修饰的空白Cur-NLCs，注射后药物主要分布在肝脏，其他组织很少，而经过乳铁蛋白修饰的Lf-Cur-NLCs注射5min后，脑组织已有较强荧光出现。随着时间推移，脑部荧光强度先增强再逐步减弱，240min以后，活体成像中其他器官已检测不到荧光强度，但脑组织中还能检测到弱的荧光。这表明Lf-Cur-NLCs较Cur-NLCs具有明显的脑靶向性。此外还发现，乳铁蛋白修饰不同，在脑部荧光强度也不同，比较之后发现静脉注射240min后，Lf3-Cur-NLCs注射时其脑部荧光强度最强，说明当乳铁蛋白浓度为1.5mg/mL时修饰的姜黄素脂质体，其脑靶向性最好。

④RDP多肽修饰的姜黄素隐形脂质体脑靶向性研究。狂犬病毒含5种蛋白质：糖蛋白、核蛋白、双聚酶、磷蛋白及基质蛋白。其中狂犬病毒糖蛋白不但与狂犬病毒毒力有关，而且也能刺激机体产生中和抗体，抵抗病毒感染。

狂犬病毒糖蛋白（RVG）是一种嗜神经性的蛋白质，能够携带其他物质向中枢神经系统转运，促进其他病毒转运至脑部，RVG由505个氨基酸组成。研究证实，其中位于第189~214和第330~357位的肽段具有嗜神经性，这些肽段是RVG与受体结合的关键部位，将这些肽段进行改造，可得到靶向中枢神经系统无免疫原性的RVG衍生肽段（RDP），用它和姜黄素纳米粒连接，形成RDP衍生多肽姜黄素脂质体修饰物（RDP-Cur-L-Ns），可将姜黄素转运到脑组织。

a.RDP多肽修饰的姜黄素隐性脂质体的制取方法。按2个步骤进行。第一步：导向化合物的合成，按照物质的量比为2：1精确称取聚乙二醇MW2000（PEG MW2000购自美国Nanoes公司）和RDP（纯度95%，购自上海吉尔公司），溶于二甲基甲酰胺（DMF）中，然后加入20μL的N-甲基吗啉，置于4mL离心管中，在搅拌器中搅拌48h。取出反应袋，置于透析袋（MW3500）中，放入2L去离子水中透析48h（每6h换水1次），冷冻干燥，得PEG-RDP，-20℃冰箱保存。第二步：RDP多肽修饰姜黄素脂质体（RDP-Cur-L-Ns）的制取。采用薄膜分散法，将聚碳酸酯（PC）20mg、胆固醇（Chol）2mg、姜黄素1mg，维生素E 2mg、吐温80（一种水溶性乳化剂）2mg、自制的PEG-RDP 3mg放入10mL茄形瓶中，加入氯仿3mL溶解，37℃减压旋转蒸发10min，使其形成均匀的薄膜，然后加入1mL去离子水，37℃于摇床中水化1h，形成混悬剂，间歇超声90s，得到澄清透明呈淡黄色乳光的脂质体溶液，并过100nm膜使粒子分布均匀，即得RDP-Cur-L-Ns。4℃冰箱内保存。第三步：制得的Cur-Ns和RDP-Cur-L-Ns的表征。Cur-L-Ns，平均粒径（81.20±5.13）nm，zeta电位（-4.77±0.96）mV，包封率（87.68±3.71）%。RDP-Cur-L-Ns，平均粒径（98.56±6.97）nm，zeta电位（-3.94±0.47）mV，包封率（86.31±2.83）%。两种脂质体稳定性良好，4℃冰箱放置60d后，包封率仍保持在80%左右。两种脂质体都具有一定缓释作用，累积释放率测定结果表明，Cur-L-Ns在前6h内大量释放累积释放率60%，而后进入慢速释放期，12h释放率达80%。RDP-Cur-L-Ns，6h后释放约45%，24h释放量不到80%，说明RDP-Cur-L-Ns具有更好的缓释效果。

　　b.RDP-Cur-L-Ns脑靶向评价。同样按姜黄素浓度为1g/L配制成三种姜黄素试样：姜黄素悬乳液（溶于1%羧甲基纤维素钠中）、Cur-L-Ns和RDP-Cur-L-Ns，分别对小鼠尾静脉注射给药，测定不同时间小鼠各器官姜黄素浓度，检测结果如表6-45所示。从表6-45中可以看出三种注射液在各器官中的浓度随时间逐步减少，而最大浓度姜黄素出现最早，其次是Cur-L-Ns，最后是RDP-Cur-L-Ns，这表明了RDP-Cur-L-Ns具有最好的缓释性。三种注射液比较，姜黄素溶液（Cur）主要分布在肝、肺、肾中，心、脾也有少量分布，但由于血脑屏障，脑部未能检测到姜黄素。而Cur-L-Ns注射后，主要分布在肝、肾、肺中，在脑、脾中有少量分布，而在心脏中未能检测出姜黄素。RDP-Cur-L-Ns注射后，在脑部分布大幅提高，其次是肝、肾也有少量分布，肺脾微量，心脏也未能检测出姜黄素。这说明RDP-Cur-L-Ns提高了进入脑组织姜黄素转运量，具有明显的脑靶向性，能够实现对脑部肿瘤的主动靶向。

表6-45 不同时间各器官姜黄素的浓度　　　　　　　　　　　　　　单位：μg/g

器官		姜黄素浓度								
		0.25h	0.5h	1h	2h	4h	6h	8h	12h	24h
脑	Cur	—	—	—	—	—	—	—	—	—
	Cur-L-Ns	—	0.3	⓪.5	1.1	②.0	0.6	0.1	—	—
	RDP-Cur-L-Ns	—	0.6	1.2	4.0	7.8	⑪.0	9.0	6.6	1.9

续表

器官		姜黄素浓度								
		0.25h	0.5h	1h	2h	4h	6h	8h	12h	24h
肝	Cur	(6.9)	4.2	(5.1)	4.8	2.0	1.8	0.9	—	—
	Cur–L–Ns	0.5	0.6	1.9	4.0	(6.1)	4.1	2.0	1.4	
	RDP–Cur–L–Ns	—	0.4	0.8	1.5	3.9	5.8	(6.0)	4.0	0.6
肾	Cur	(5.0)	4.2	(4.8)	4.1	2.0	1.0	0.2	—	—
	Cur–L–Ns	0.4	0.5	1.6	2.3	(3.3)	1.5	0.8		
	RDP–Cur–L–Ns	—	0.2	0.4	1.8	2.3	(2.4)	2.2	1.2	—
肺	Cur	(11.9)	9.7	10.6	(9.6)	6.5	2.9	1.4	0.6	
	Cur–L–Ns	0.4	0.8	(1.4)	0.6	0.2	—	—		
	RDP–Cur–L–Ns	—	—	—	0.4	(0.9)	0.8	0.7	0.2	
脾	Cur	(3.0)	1.3	1.8	1.7	1.1	0.2	0.1		
	Cur–L–Ns	0.2	0.3	(1.4)	0.7	0.2				
	RDP–Cur–L–Ns	—	—	—	0.1	0.3	(0.5)	0.4		
心	Cur	(4.1)	3.1	1.4	2.1	1.2	0.4	0.1		
	Cur–L–Ns									
	RDP–Cur–L–Ns									

注：O表示最高浓度，一表示未检出。

　　⑤Cur-PLGA-PEG-PLGA载药纳米胶束脑、肺靶向的研究。嵌段共聚物（block copolymer）是指单一线性共聚物分子中存在两种结构不同的链段单元按照一定序列组合的聚合物。是由疏水—亲水链段组成的两亲性分子，在水溶液中自发形成具有核—壳结构的有序聚集体胶束。疏水部分构成内核，作为疏水性药物（姜黄素）的容器，将药物增溶在核心，降低副作用。外壳对药物起保护作用，提高药物稳定性，达到缓释作用。PLGA-PEG-PLGA，就是以聚乙二醇（PEG）为亲水段，丙交酯（LA）、乙交酯（GA）为疏水段而形成的嵌段共聚物，其合成示意如图6-22所示。这种药物载体具有较高内核载药容量和特有的药物体内分布特征。

　　a.姜黄素-聚丙乙交酯-聚乙二醇-聚丙乙交酯（Cur-PLGA-PEG-PLGA）的制取方法，制取过程分以下两步进行。

　　试剂预处理。将丙交酯和乙交酯（济南岱罡生物公司）分别与重置乙酸乙酯按1：1加热回流溶解，自然冷却至室温析晶，过滤，重结晶3次后，40℃下真空干燥3d，在氮气保护下干燥器密封保存。聚乙二醇处理，将PEG和二氯甲烷放入具有回流冷凝装置圆底烧瓶中，加热溶解后，降温至5℃以下，在冰水浴下加入冷乙醚至结晶析出。

Cur–PLGA–PEG–PLGA聚合物合成。反应有两步：丙交酯、乙交酯开环再与聚乙二醇聚合。将3500mgPEG放入具有磁力搅拌的干燥三颈瓶中，在真空下150℃干燥4h，氮气保护下将丙交酯5906mg、乙交酯595mg加入三颈瓶中，在真空下120℃搅拌30min。待所有物质溶化后，氮气保护下加入异辛酸亚锡（0.2%wt），反应物在氮气保护下，160℃搅拌反应8h后，将反应液抽真空30min，去除未反应单体，得聚合物粗品。将所得粗品5~8℃冰水浴下用冷蒸馏水溶解，待全部溶解后，将其放在80℃的水浴中沉淀，去除水溶性杂质，将上层悬浮物溶液倒掉，重复3次，将黏稠的聚合物放在冷冻干燥机中冻干，去除残余水分，氮气下保存。经检测，数均相对分子质量为7956。

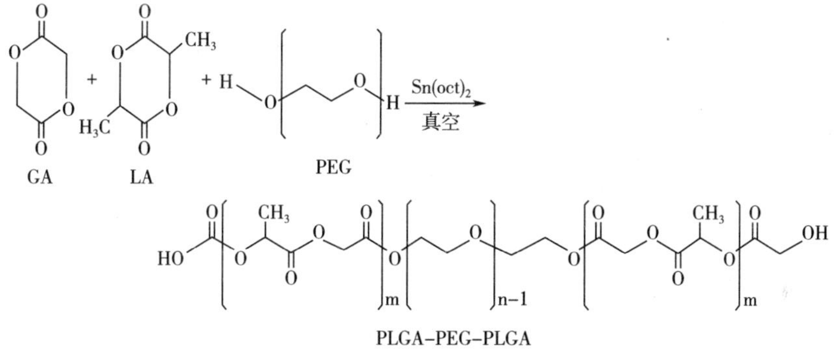

图6-22　PLGA–PEG–PLGA合成示意图

b.Cur–PLGA–PEG–PLGA纳米胶束的制取方法。按正交试验最佳配方用药量计算。精确称取Cur–PLGA–PEG–PLGA 50mg和姜黄素5mg，置于安瓶中，用2mL丙酮溶解，超声2min，将上述混合溶液转入透析袋内（截留相对分子质量3500），用4~8℃的500mL重蒸水透析24h，前3h每1h更换1次水，后21h每3h换一次水，透析结束后，测定透析袋内溶液体积，并用0.45μm微孔滤膜过滤，除去未包封的姜黄素［由于姜黄素在水中溶解度很低（11ng/mL），所有未包载的姜黄素都能被滤除］即得姜黄素聚合物胶束溶液，4℃冰箱保存备用。

Cur–PLGA–PEG–PLGA性质表征，平均粒径26.29nm，包封率（70.03±0.34）%，载药量（6.4±0.02）%，药物溶解度1.47mg/mL，zeta电位-0.71mV。具有良好稳定性，在4~8℃下放置3个月后，胶束粒径、载药量均无明显变化。水溶性明显提高，在水中溶解度姜黄素为2.99×10^{-8}mol/L，而载药胶束为3.99×10^{-3}mol/L。体外释放具有明显缓释性，姜黄素溶解10min累积释放率75%，0.5h达94.53%，1h达97.38%。姜黄素胶束

10min有60%释放，2h达78.5%，48h达92%。

c.Cur–PLGA–PEG–PLGA脑靶向评价。使用小鼠按10mg/kg剂量分别给药，并按生物样品处理方法，用HPLC测定各器官指标，结果如表6-46所示。从表6-46中可以看出，Cur载药胶束在脑、肺中的靶向指数TI为2.00和1.02，这说明和姜黄素溶液比较，改变了原来药物在各器官分布，脑和肺有增加，尤以脑最为明显，而肝、脾药含量下降。靶向效率Te和相对靶向效率Re也表明，脑和肺对药物摄取量有所增加，尤以脑部增加更显著，所有数据表明Cur–PLGA–PEG–PLGA胶束对脑具有最明显靶向性，其次是肺。

表6-46 姜黄素和Cur–PLGA–PEG–PLGA靶向性指标

器官	姜黄素溶液		Cur-PLGA-PEG-PLGA		相对靶向效率Re	靶向指数TI	靶向效率Te
	AUC/ （μg/L·h）	c_{max}/（μg/L）	AUC/ （μg/L·h）	c_{max}/（μg/L）	AUC_N/ AUC_S	C_N/C_S	AUC靶/AUC非靶
肝	142.02	270.61	546.09	141.68	3.85	0.52	0.670
脾	621.80	389.17	213.70	165.64	0.34	0.43	0.917
肺	1245.6	1041.7	6922.8	1060.0	5.56	1.02	3.472
心	—	—	—	—	—	—	—
肾	—	—	—	—	—	—	—
脑	59.65	80.73	853.71	161.87	14.31	2.00	24.70

综上所述，有许多种姜黄素纳米制剂本身就具有肝靶向性。目前主要研究是姜黄素纳米制剂脑、肺的靶向性，特别是脑。一般药物很难通过血脑屏障到达脑病灶部位，但通过纳米制剂将是一种很值得研究的方法。

（五）靶向纳米药物目前存在的问题

虽然随着纳米技术、生物技术的发展，靶向纳米药物显示出更优越的抗肿瘤活性和更小的毒副作用，表现出巨大的发展前景。然而目前靶向纳米药物还存在一些必须解决的问题，主要有以下几点。

（1）药物包裹效率较低，即载药量较低。

（2）纳米材料的生物相容性还有待提高。

（3）靶向性分子和纳米药物的连接效率较低，连接后靶向性分子活性降低。

（4）由于人体的复杂性及其所存在的各种生物屏障，导致纳米药物对肿瘤的靶向性还不够理想。

只有解决这些问题后，靶向纳米药物在肿瘤临床治疗中的应用才能成为现实。

二、糖尿病

糖尿病是一种胰岛素分泌缺陷引起胰岛素含量低下（Ⅰ型糖尿病）或胰岛素作用障碍（Ⅱ型糖尿病）所导致人体高血糖为特征的代谢性疾病，持续高血糖与长期代谢紊乱可导致全身组织器官，特别是眼、肾、心血管及神系统损害及其功能障碍和衰竭。严重者可引起失水、电解质紊乱和酸碱平衡失调等急性并发症，如酮症酸中毒和高渗性昏迷。

（一）姜黄素可有效降低Ⅱ型糖尿病血糖水平和减少尿量

国外最早提出姜黄素对血糖有影响的是Srinivasan。Srinivasan于1972年描述了姜黄素对血糖有控制作用。2002年，Arun等研究发现姜黄素可明显降低糖尿病大鼠模型的血糖、血红蛋白、糖化血红蛋白水平。我国石磊对姜黄素影响Ⅱ型糖尿病患鼠的血糖水平和排尿量做了研究，首先使用高脂高糖饲料喂养大鼠4周，并单次腹腔注射0.5%链脲佐菌素（SPZ）溶液，人工建立糖尿病患鼠模型，再按姜黄素200mg/kg剂量喂饲6周。对大鼠尾静脉采血，测血糖、血脂、空腹胰岛素等指标。结果表明，患糖尿病的大鼠服用姜黄素前血糖含量为（27.82±3.55）mmol/L、排尿量（26.42±0.55）mL，服用6周姜黄素后血糖含量降为（12.58±2.11）mmol/L、排尿量降为（17.28±0.71）mL，而未服用姜黄素组血糖含量仍维持在（22.56±0.54）mmol/L、排尿量为（25.96±0.71）mL。这说明姜黄素对患Ⅱ型糖尿病大鼠有明显降低血糖水平和减少尿量的作用。同时研究者还发现，对未患糖尿病的大鼠，喂服姜黄素对血糖水平无影响，患糖尿病大鼠如继续喂饲高脂高糖食物，血液中的甘油三酯可居高不下，可使胰岛素受体数量减少，胰岛素受体亲和力下降，影响胰岛素 B 细胞分泌造成胰岛B细胞功能缺陷，姜黄素降低血糖作用下降，血糖下降很少。Babu等采用含量0.5%的姜黄素饲料喂养链脲佐菌素诱导糖尿病大鼠8周，能明显改善患病大鼠的空腹血糖水平及代谢紊乱。

（二）姜黄素与格列本脲联用增强降低Ⅱ型糖尿病患鼠的血糖作用效果及保肝作用

格列本脲（Gli）是第二代磺酰脲类口服降糖药，目前在临床上广泛用于治疗Ⅱ型糖尿病。陈洁等研究了姜黄素和格列本脲联合应用于Ⅱ型糖尿病患鼠的降糖效果，首先高脂喂养大鼠8周，再给予链脲佐菌素30mg/kg，腹腔注射1周。人工造模糖尿病患鼠模型，再分成4组：糖尿病患鼠模型对照组（注射药物同体积生理盐水）、Gli组（1mg/kg）、姜黄素组（100mg/kg）、姜黄素+Gli组（姜黄素100mg/kg+Gli 1mg/kg），每日1次，连续5d，末次给药前禁食12h，于给药后0、2、4、6h断尾取血测定血糖。将动物处死，制备血清，测定ALT、AST活性、胰岛素水平及肝糖元含量等，结果如表6-47所示。（因为格列本脲半衰期为6h，故试验时间为6h）

表6-47 姜黄素与格列本脲联合使用时对Ⅱ型糖尿病大鼠血糖的影响　　　　　单位：mmol/L

组　　别	血糖			
	0	2h	4h	6h
糖尿病患鼠对照组	20.91±4.57	22.10±3.16	21.66±4.29	22.15±2.85
单服用Gli组	21.72±5.14	16.44±4.56	16.30±4.89	17.18±6.18
单服用姜黄素组	21.01±3.90	21.29±4.50	19.98±5.68	20.56±4.59
联合服用Gli+姜黄素组	20.32±6.98	15.95±3.88	10.64±3.07	6.96±3.08

从表6-47中可看出，Gli组6h血糖与对照组相比下降22%，姜黄素6h内对血糖影响不大，但和Gli联用后，降糖作用迅速。6h与对照组相比下降69%。姜黄素与格列本脲联合使用对Ⅱ型糖尿病患鼠血清转氨酶活性及肝指数影响如表6-48所示。

表6-48 姜黄素与格列本脲联合使用对Ⅱ型糖尿病患鼠血清转氨酶活性及肝指数影响

组别	ALT/（μmol/min·L）	AST/（μmol/min·L）	肝脏指数/（×10⁻³）
未患病对照组	40±10	89±20	28±6
糖尿病患鼠对照组	120±19	182±29	43±8
单服用Gli组	110±15	175±19	45±6
单服用姜黄素组	56±11	90±27	35±9
联合服用姜黄素+Gli组	54±20	89±21	28±4

从表6-48中可以看出，患糖尿病大鼠的ALT、AST、肝脏指数明显上升，这说明大鼠肝脏出现损害，单独服用Gli对降低ALT和AST作用不大，而单独服用姜黄素，对降低AST和AST显著作用。这说明姜黄素有保肝、护肝作用，而姜黄素和格列本脲联合使用，不但降糖作用明显，还充分发挥了保肝、护肝作用，可使肝脏指数基本恢复正常。

（三）姜黄素降低Ⅱ型糖尿病发病率

　　Ⅱ型糖尿病的发生和形成是一个逐步发展的过程，早期由于患者已存在葡萄糖代谢障碍，产生了高血糖，虽未达到Ⅱ型糖尿病诊断标准，但可能逐步发展为Ⅱ型糖尿病，此时称为糖尿病早期患者。有关姜黄素可降低Ⅱ型糖尿病发病率的论文发表在*Diabetes Care*杂志上。泰国医师Somlak Chueng Samarn在240例糖尿病早期患者中，随机分别安排服用姜黄素胶囊和对照剂，每日口服2次，9个月后，116名服用对照剂病人中19人发展为Ⅱ型糖尿病（占16.4%），而119名服用姜黄素的病人中无1人发展为Ⅱ型糖尿病患者。研究者认为，由于姜黄素可能保护了胰岛B细胞免受损伤，促进该细胞释放调节血糖的胰岛素，降低了Ⅱ型糖尿病的发病率。

（四）姜黄素在糖尿病肾病中的保护作用

糖尿病是由胰岛素分泌不足或作用缺陷所引起，长期碳水化合物以及脂肪、蛋白质代谢紊乱可引起多系统损害，导致眼、肾、神经、心脏、血管等组织器官慢性进行性病变、功能减退及衰竭。糖尿病肾病（DN）是糖尿病常见的微血管并发症之一，是导致末期肾衰竭的重要原因之一。其早期病理表现肾小球肥大、肾小球滤过率下降、微量蛋白尿、毛细血管基底增厚、系膜区增宽，最终发展为肾小球硬化。姜黄素的保护作用表现在以下几个方面。

1. 降低小鼠24h尿白蛋白排泄量，减少肾脏Ⅳ型胶原蛋白和纤连蛋白（FN）的表达，减少此类细胞外基质成分（ECM）产生，减轻肾小球硬化程度

陆苗苗对人工诱导的小鼠DN模型进行口服200mg/kg·d，连服18周试验治疗。结果表明，服用姜黄素组与对照组小鼠模型比较，肾组织Ⅳ型胶原蛋白，FN蛋白表达明显下降，分别下降75.41%和19.30%。24h尿白蛋白排泄量减少了59.73%，染色观察肾组织病变得到明显改善，肾小球硬化指数降低了64.42%，明显改善肾小球硬化程度。本研究还发现，将服用姜黄素组和对照组的小鼠模型进行比较，血糖与肾功能水平相差不大，这说明此时姜黄素作用并不是通过降低血糖而达到保护肾的作用的。

2. 对糖尿病肾病过程中抗氧化应激作用的保护

糖尿病初期，糖代谢紊乱可以增加氧化应激水平，同时由于机体清除自由基的能力下降，可导致机体产生大量活性氧。姜黄素有增强机体抗氧化酶清除自由基能力，从而减轻氧化应激反应，减轻细胞损伤。姜黄素能明显降低糖尿病大鼠氧化应激和脂质过氧化程度，增加还原型谷胱甘肽含量，从而减轻肾细胞的损伤。田华等建立了人工诱导DN大鼠模型并以200mg/kg·d姜黄素灌胃，连服8周，并和对照组比较，末次给药后检

测24h尿微量蛋白排泄率（UAER），检测血糖（BG）、甘油三酯（TG）、胆固醇（TC）、肌酐清除率（Ccr）、尿素氮（BUN），检测肾匀浆中过氧化氢酶（CAT）、超氧化物歧化酶（SOD）和谷胱甘肽过氧化物酶（GSH-Px）活性，检测肾匀浆中丙二醛（MDA）含量。结果如表6-49所示。

表6-49　姜黄素对大鼠生化指标影响

组别	BG / (mmol/L)	TG / (mmol/L)	TC / (mmol/L)	Ccr / (mL/min·kg)	BUN / (mmol/L)	UAER / (mg/24h)
正常组	1.35±0.56	0.82±0.13	1.71±0.19	3.18±0.24	7.99±1.24	0.41±0.07
患病对照组	26.17±1.57	1.74±0.26	9.68±0.54	5.28±0.51	15.82±2.67	0.86±0.13
患病服用姜黄素组	18.34±1.46	1.41±0.39	8.05±0.36	4.36±0.79	11.89±2.78	0.58±0.19

从表6-49中可以看出，给患DN大鼠服用姜黄素后，较对照组BG、TG、TC、Ccr、BUN、UAER指标都有明显下降，但口服200mg/kg·d姜黄素量，8周后仍达不到正常大鼠指标。

从表6-50中可以看出，给患DN的大鼠服用姜黄素后，CAT、GSH-Px、SOD活力较对照组分别提高了38.57%、25.54%、35.20%，而MDA含量明显下降，降低了22.13%。此外，高巍等、干冬青等对此方面都做了研究，并取得相似的研究结论。

表6-50　姜黄素对大鼠肾皮质活力及过氧化状态影响

组别	CAT/ (U/g)	SOD/ (U/mL)	MDA/ (nmol/mg)	GSH-Px (U/mg)
正常组	616.48±102.72	560.48±58.21	2.86±0.09	56.56±5.35
患病对照组	345.32±87.96	346.69±28.56	3.75±0.12	42.43±3.89
患病服用姜黄素组	478.51±115.32	468.71±34.63	2.90±0.15	53.27±5.35

3. 姜黄素能有效果抑制糖尿病大鼠肾脏AGEs（晚期糖基化终产物）的形成及其RAGE（特异性受体）mRNA表达。

研究发现AGEs的形成和堆积是糖尿病肾病形成的关键因素：AGEs除了直接致病作用外，还通过与RAGE特异性结合并产生一系列效应而加重发病，于冬青使用荧光法测定了大鼠服用姜黄素后对其肾皮质AGEs水平及RAGE mRNA表达的影响，结果如表6-51所示。

表6-51 姜黄素对大鼠肾皮质AGEs水平及RAGE mRNA表达的影响

组别	AGEs（AFU/mg胶原蛋白）	RAGE mRNA
正常组	24.56 ± 8.34	0.167 ± 0.086
患病对照组	58.72 ± 10.48	0.634 ± 0.196
患病服用姜黄素组	33.12 ± 7.35	0.402 ± 0.092

从表6-51中可以看出，患DN病大鼠，AGEs水平显著升高，是正常组的2.39倍，RAGE mRNA表达是正常组的3.80倍，经姜黄素口服治疗，AGEs的水平明显下降，AGEs水平是患病组的56%，RAGE mRNA表达是患病组的63%，降低了一半以上。

4. 姜黄素能有效抑制糖尿病大鼠肾脏转化生长因子-β_1（TGF-β_1）表达

TGF-β是一种多功能细胞因子，有5种异构体。肾脏中是以TGF-β_1为主，在肾小管上皮细胞较多，肾小球含量较小。TGF-β_1在糖尿病肾病中发挥重要作用，被认为是早期参与诱导糖尿病肾病最主要的细胞因子。TGF-β_1能通过自分泌和旁分泌途径诱导肾脏多种细胞肥大和细胞外基质积聚，导致肾脏肥大、系膜区扩张、基底膜增厚，使肾产生病理改变。于冬青试验了姜黄素对大鼠肾皮质TGF-β_1 mRNA表达相对值的影响，结果如表6-52所示。

表6-52 姜黄素对大鼠肾皮质TGF-β_1 mRNA表达相对值的影响

组　别	TGF-β_1 mRNA
正常组	0.745 ± 0.167
患病对照组	1.458 ± 0.236
患病服用姜黄素组	1.083 ± 0.195

从表6-52中可以看出，糖尿病对照组TGF-β_1 mRNA的表达明显高于正常组，是正常组的1.96倍，服用姜黄素后可明显降低大鼠的TGF-β_1 mRNA表达，是对照组的74%，下降了一半以上。

（五）姜黄素对糖尿病神经性疼痛的改善作用

糖尿病神经病理性痛（DNP）是糖尿病最常见的慢性并发症之一，主要特点是持续性自发性痛，能诱发疼痛以及痛觉过敏。陈果等采用腹腔注射链唑霉素方法建立DNP模型。其中，组腹腔注射姜黄素100mg/kg，1次/d，连续2周，给药后3、7、14d时，采用2390型Electronic Von Frey 触觉测痛仪测定机械缩足痛阈值（MWT）和热缩足潜伏期

（TWL），结果如表6–53所示。

表6–53 姜黄素对大鼠MWT和TWL的影响

组别	MWT/g				TWL/s			
	0	3d	7d	14d	0	3d	7d	14d
正常组	63±15	65±10	63±11	64±9	11.9±2.4	11.8±2.4	11.5±2.1	11.8±3.1
患DNP组	40±10	39±11	38±11	37±12	7.4±2.2	7.6±2.2	7.5±1.6	7.7±1.5
患DNP对照组	39±10	37±11	39±10	37±10	7.5±2.1	7.5±1.4	7.3±1.9	7.5±2.0
患DNP注射姜黄素组	39±10	42±9	47±10	56±12	7.6±2.2	7.8±1.7	8.8±2.2	9.8±2.1

从表6–53中可以看出，患DNP大鼠在注射姜黄素后，在3~14d中，MWT、TWL逐步提高，大鼠的疼痛过敏得到缓解，明显改善DNP症状。研究人员认为，姜黄素可通过抑制脊髓和背根神经节（DRG）神经细胞凋亡，从而减轻大鼠DNP。此外，革炜对24名糖尿病周围神经痛（DPNP）患者，分别服用FDA批准使用的加巴喷丁药物100mg/粒、3粒/次、3次/d，姜黄素630mg/粒、1粒/次、3次/d，以及空白对照组，进行8周试验。结果表明，姜黄素治疗糖尿病周围神经痛有一定疗效，尤其是在改善糖尿病神经患者的疼痛感觉上。姜黄素在提高生理机能和精力方面的临床疗效略优于加巴喷丁，但口干、胃部不适及腹泻等不良反应的发生率略高于加巴喷丁组。

（六）姜黄素对糖尿病大鼠视网膜病变改善作用

糖尿病视网膜病变（DR）是糖尿病常见并发症，是致盲的主要原因。从发病机制来说，近来研究认为，DR是一种低度慢性炎性疾病，巨噬细胞游走抑制因子（MIF）是一种促炎因子，参与早期DR的发生并起作用。刘娟用酶联免疫吸附实验（ELISA）法检测了各试验组大鼠视网膜MIF含量，这表明姜黄素口服200mg/kg·d，8周后血糖水平有所下降。大鼠视网膜中MIF含量下降，对大鼠DR有所改善。

（七）姜黄素可延缓糖尿病心肌病变

糖尿病心肌病（DCM）是糖尿病的一种慢性并发症，该病可以引发心肌广泛性灶性坏死，导致临床上逐步出现心功能异常，如心力衰竭、心律失常和心源性休克甚至诱发猝死。其病理表现为心肌毛细血管基底膜增厚、管腔狭窄、心肌纤维化和心肌细胞肥大等。许多研究者对姜黄素改善DCM的机制做了研究。刘忠和等利用人工诱导大鼠糖尿病模型，进行100mg/kg和200mg/kg两种剂量姜黄素喂食16周。然后测定心肌组织中GSH-Px活力及MDA含量，并测定血清中心肌钙蛋白（CTnl）含量，结果如表6-54所示。

表6-54 姜黄素对患DCM大鼠的CTnl、MDA含量及GSH-Px活力的影响

组　别	GSH-Px/（10^3U/g）	MDA/（mol/g）	CTnl/（μg/L）
正常组	465±41	6.2±0.5	0.32±0.07
患DCM对照组	392±66	11.8±0.4	0.66±0.03
患DCM+姜黄素组（100mg/kg）	453±72	10.2±1.1	0.54±0.02
患DCM+姜黄素组（200mg/kg）	463±59	7.5±0.7	0.50±0.08

从表6-54中可以看出，DCM组GSH-Px活力下降，MDA含量增高，CTnl增高，喂食姜黄素后，恢复GSH-Px活力，喂食200mg/kg姜黄素组GSH-Px活力基本达到正常组水平。MDA和CTnl都降低。研究认为，正是由于姜黄素的抗氧化能力降低了糖尿病时心肌产生更多活性氧簇（ROS）造成心肌细胞DNA损伤和细胞凋亡。MDA含量和GSH-Px活力指标就反映了心肌细胞过氧化程度。CTnl仅存于心肌细胞中，而心机特异性的肌钙蛋白，是高度特异和灵敏的反映心肌细胞损伤坏死的标志物，姜黄素服用后逆转CTnl水平改变表明姜黄素可抑制DCM的损伤。徐秋玲等认为，核转录因子κB（NF-κB）通路参与了心肌纤维化过程，抑制NF-κB通路减少细胞外基质的沉积及细胞黏附分子表达从而减轻心肌纤维化。大鼠喂食姜黄素15~30mg/kg·d。大鼠通过上调mRNA-146表达（信使核糖核酸-146）进而抑制NF-κB的激活，减轻心肌纤维化。金科研究认为，心肌细胞常合成多种金属基质蛋白酶（MMP），而 MMP-2可降解弹力蛋白和胶原蛋白，从而导致心肌细胞凋亡，而且再建时心肌硬度增加、弹性下降。给大鼠皮下注射15~60mg/kg姜黄素，能够下调MMP-2 mRNA表达，而且随着姜黄素用量的上升，下调作用提高，可改善大鼠DCM。

三、肝病

肝脏疾病（LD）有很多种，按照发病机制可分为两类，病毒性肝病和非病毒性肝病。病毒性肝病是由不同肝炎病毒引起的传染性肝炎，有甲、乙、丙、丁、戊型病毒性肝炎。其中，以乙型病毒肝炎最为普遍。我国现有相当多数量的乙肝病毒感染者，其中部分为慢性乙肝病患者。我国现有的肝硬化、肝癌等严重疾病患者，有80%以上都是由乙肝发展而来。非病毒性肝病有酒精性肝病，是由于长期过量饮酒（嗜酒）所致肝脏

损伤疾病。药物或毒物性肝病，是由化学毒物（如磷、砷、四氯化碳等）、药物或生物毒素所引起的肝炎所致肝脏病变。脂肪性肝病是由于肝细胞内脂肪堆积过多而形成的病变。肝硬化是各种原因长期损伤肝脏后引起的肝脏纤维化。肝硬化病变是肝脏病晚期表现，肝癌则是肝硬变在各种诱导因素的促使下发生的癌变。

（一）姜黄素对酒精性肝病的保护作用

酒精性肝病（ALD）是因为长期大量饮酒所致的肝损伤疾病，重度饮酒者脂肪肝发生率达80%，10%~35%可发展为酒精性肝炎，8%~20%将发展成肝硬化，进一步导致肝细胞坏死，直到肝功能衰竭。ALD是由乙醇及其代谢产物乙醛引起的肝脏代谢和内环境紊乱导致的，ALD组织病理学主要表现为酒精性脂肪肝（AFL）、酒精性肝炎（AH）、肝纤维化（AHF）和酒精性肝硬化（AC）。陈瑶采用大鼠试验研究了姜黄素对酒精性肝病的保护作用以及作用机制试验，将大鼠分为三组：无饮酒；只喂同剂量生理盐水的对照组；饮酒组，每天定时用45%（体积分数）二锅头0.75mL/100g·d灌胃4周，再用56%（体积分数）白酒1.0mL/100g·d灌胃6周，再用65%（体积分数）白酒1.5mL/100g·d灌胃10周。饮酒+姜黄素组试验组，从第6周开始将姜黄素100mL/kg·d溶入灌胃的白酒中，其他条件与饮酒组相同。试验期结束后，分别测定各组血清的ALT、AST值，并解剖取肝进行病理学检查并对肝组织的组织蛋白酶B（Cat B）和胱蛋白酶抑制剂C（CysC）进行检测，结果如表6-55、表6-56、表6-57所示。

表6-55 各组大鼠肝指数比较

组别	体重/g	肝重/g	肝指数/（肝重/体重×100%）
无饮酒对照表	422.50 ± 3.21	14.52 ± 1.89	3.4 ± 0.08
饮酒模型组	408.07 ± 4.33	21.29 ± 2.02	5.2 ± 0.13
饮酒+姜黄素试验组	434.29 ± 2.37	16.53 ± 1.17	3.8 ± 0.07

肝指数可以反映肝脏受损程度，从表6-55中可以看出，饮酒使肝指数增加50%，而姜黄素能明显减少肝指数的增加，这说明ALD大鼠肝脏充血水肿得以明显改善。

表6-56 各组大鼠血清ALT、AST，AST/ALT比较

组别	ALT/（U/L）	AST/（U/L）	AST/ALT
无饮酒对照组	36.34 ± 1.98	34.57 ± 3.21	0.95 ± 0.13
饮酒模型组	107.27 ± 2.07	286.83 ± 5.48	2.67 ± 0.81
饮酒+姜黄素试验组	69.66 ± 2.31	73.23 ± 2.82	1.09 ± 0.22

从表6-56可以看出，ALT和AST是反应肝细胞受损程度的重要指标，酒精性肝炎具有特征性酶学改变。AST升高要比ALT升高明显，所以AST/ALT>2是判断酒精性肝损伤的重要指标。试验表明姜黄素能明显降低ALT、AST，使AST/ALT<2。

表6-57 CatB和CysC在各组肝组织中表达的平均光密度

组　别	CatB	CysC
无饮酒对照组	1.257 ± 0.021	0.934 ± 0.018
饮酒模型组	5.983 ± 0.134	4.326 ± 0.705
饮酒+姜黄素试验组	2.521 ± 0.061	1.869 ± 0.029

组织蛋白酶B（Cat B）是一种半胱氨酸蛋白水解酶，主要参与基质蛋白的降解和转化，介导细胞炎性坏死及凋亡，它可以通过多种途径诱导细胞凋亡。最终导致肝纤维化的形成。胱蛋白酶抑制剂C（CysC）的作用，目前尚有争议，但表6-57中说明，酒精性肝炎会造成CysC表达上调，并发现CysC主要分布于肝细胞坏死灶及中央静脉周围，推测在ALD进展中失去对CatB调控，并参与ALD中肝细胞凋亡的发展过程。所以，研究认为姜黄素是通过抑制CatB和CysC的表达，从而抑制肝细胞凋亡进程的发展而改善ALD的机制的。此外，尹蓉也进行了类似的研究，饮酒组以56°白酒按6.72g/kg灌胃，每天一次，6周造模，共喂养12周。服用姜黄素组从第6周后，分别加不同量姜黄素40mg/kg·d，80mg/kg·d和160mg/kg·d.12周后测定血清ALT、AST、碱性磷酸酶（ALP）以及肝细胞中NF-κB表达。结论表明，姜黄素可明显改善ALD症状，而且改善效果随姜黄素喂养量成正比关系。

（二）姜黄素对非酒精性脂肪肝病有改善作用

非酒精脂肪肝病（NAFLD）包括单纯性脂肪肝、脂肪性肝炎和脂肪性肝硬化3种类型。在肥胖人群中患病率为50%，其中约30%患者可逐步转为脂肪性肝纤维化和肝硬化。谭德安等研究了姜黄素对NAFLD的改善作用。试验通过喂食高脂饲料（10%猪油+2%胆固醇+88%普通饲料）8周，大鼠NAFLD造模成功，分为三组进行试验，第一组为用普通饲料喂食的正常对照组，第二组造模成功后继续喂养高脂饲料（NAFLD组），第三组造模成功后高脂饲料+姜黄素200mg/kg·d，继续喂养4周。然后将其处死、采血、分离血清和组织匀浆标本，检测各项指标，并对肝脏进行病理学检查，其结果如表6-58、表6-59、表6-60所示。

表6-58　各组大鼠肝指数及肝功能比较

组别	肝指数肝重/体重	血TG/（mmol/L）	血TC/（mmol/L）	AST（U/L）	ALT（U/L）
正常对照组	2.57±0.20	0.59±0.10	1.51±0.83	165±35	52±36
NAFLD组	4.62±0.54	0.92±0.23	4.34±1.74	254±81	106±41
姜黄素治疗组	3.43±0.48	0.62±0.18	2.28±0.46	146±27	48±24

从表6-58中看出，姜黄素治疗组肝指数，血TG，TC比NAFLD组都有明显下降，AST和ALT基本恢复到正常对照组水平。这说明姜黄素可明显改善NAFLD组的肝功能状况。表6-59说明喂食姜黄素，可使肝NAFLD组TG、TC、LDL-C值下降，这明显改善了NAFLD组肝脂质状况，但姜黄素对HDLC-C影响不大。

表6-59　各组大鼠肝脂质含量比较

单位：mmol/L

组别	肝TG	肝TC	HDLC-C	LDC-C
正常对照组	1.08±0.28	0.585±0.06	0.34±0.23	0.13±0.12
NAFLD组	2.17±0.63	1.235±0.79	0.29±0.17	0.73±0.52
姜黄素治疗组	1.51±0.35	0.655±0.68	0.28±0.16	0.29±0.30

表6-60　各组大鼠胰岛素抵抗指数，TNF-α及脂联素的比较

组别	HOMA-IR	TNF-α/（μg/L）	脂联素/（μg/L）
正常对照组	5.7±1.2	62.8±12.7	21.8±1.0
NAFLD组	10.3±3.1	316±36.1	14.3±0.9
姜黄素治疗组	6.5±1.8	132±26.9	20.6±2.5

许多研究发现，胰岛素抵抗（IR）是NAFLD的一种普遍现象，IR可导致肝脂肪的积累，再发展到脂肪性肝炎。大多数NAFLD患者在慢性过程中出现糖尿病或糖耐量异常，IR和肝纤维化进展产生关联。从表6-60中可看出NAFLD组胰岛素抵抗指数明显提高，喂食姜黄素可降低HOMA-IR数值，降低IR。NAFD患者TNF-α显著升高，肝组织中TNF-α表达显著增强，并通过TNF-R_1信号通路而激活氨基端激酶（JNK），而激活的JNK激酶使胰岛素受体底物-1（ISR-1）上丝氨酸磷酸化，并导致IR发生。姜黄素可抑制TNF-α水平，抑制JNK激酶活性，有效抑制IR发生，纠正低脂联素血症和脂代谢紊乱，使NAFLD组大鼠血脂、肝功能异常、肝脏增大、肝脂质沉积、肝细胞脂肪变性等病理改变均显著减轻，改善NAFLD症状。

姜黄素治疗NAFLD效果得到许多研究的证明，但对于NAFLD发病机制以及姜黄素治疗NAFLD的机制，许多研究者做了不同方面的研究。陈其慧认为过氧化物酶体增殖物激活受体γ共激活因子1α（PGC1α）是NAFLD发病机制重要基因之一。PGC1α的表达失调和甲基化异常和NAFLD紧密有关，研究发现，姜黄素可使NAFLD组肝组织PGC1α mRNA表达显著提高，姜黄素通过肝脏PGC1α启动子区胞嘧啶鸟嘌呤=核苷酸（CPG）甲基化作用的促进，改善大鼠NAFLD肝脏脂肪的变性。此外，国内还有姜黄素对大鼠肝的固醇调节元件结合蛋白1C（SREBP-1C）表达影响，对载脂蛋白B100（ApoB100）表达影响，对血红蛋白氧合酶-1（HO-1）表达的影响，从多个不同方向展示姜黄素治疗NAFLD的机制。

（三）姜黄素对病毒性肝炎的作用

病毒性肝炎（viral heptitis）是由多种肝炎病毒引起的肝病，临床主要表现为乏力、食欲减退、恶心、呕吐、肝肿大及肝功能损害，部分病人可有黄疸、发热、荨麻疹、关节痛等症状。病毒性肝炎分甲、乙、丙、丁、戊五种类型。

1. 姜黄素对乙型肝炎的作用

乙型肝炎是由乙型肝炎病毒（HBV）引发的一种肝病，简称乙肝，是病毒性肝炎中发病率最高的一种肝病，按照病程可分为急性乙型肝炎和慢性乙型肝炎。急性乙型肝炎，发病急，持续期2~6周，症状逐渐消失，肝功能恢复正常。慢性乙型肝炎，病程超过半年，反复发作。长时间不治愈，会导致肝硬化，肝功能严重损伤，有的发展成肝癌。治疗乙肝常用的抗病毒药物之一是干扰素（IFN）。张航等采用口服姜黄素并以肌肉注射γ-干扰素（IFN-γ）为对照进行了慢性乙型肝炎肝纤维化的临床试验。干扰素是一种广谱抗病毒剂，并不直接杀伤病毒，而是通过细胞表面受体作用使细胞产生病毒蛋白，从而抑制乙肝病毒的复制。这是目前最主要的抗病毒感染和抗肿瘤生物制品，从1957年开始，历经多年研究。2005年，聚乙二醇干扰素被美国FDA批准，正式作于乙型治疗。

（1）试验方法　根据2000年西安会议制定的"慢性乙型肝炎肝纤维化诊断标准"选取年龄16~65岁，乙肝病史1~26年符合标准的病例67例，随机分为2组，姜黄素35例（男23/女12），平均年龄32.7岁。IFN-γ组32例（男性20例，女性12例）平均年龄33.8岁，分组有随机性，无显著差异。给药方式，姜黄素组，500mg姜黄素/片，2片/次，2次/d，口服，6个月；IFN-γ组，100万U/支，1支/次，1次/d，肌肉注射3个月，以后隔日1次，注射3个月。

（2）疗效评定方法　除观察病情症状体征外，分别测定用药前后的几项重要指标。乙肝病毒学指标如表6-61所示，肝功能指标如表6-62所示。肝脏B超指标如表6-63所示及肝纤维化血清学指标如表6-64所示。

表6-61 两种用药血清病毒学指标比较

组别	时间	乙肝病毒表面抗原 HBsAg（＋）	乙肝病毒E抗原 HBeAg（＋）	乙型肝炎病毒DNA HBV DNA（＋）
姜黄素	用药前	35	24	35
	用药后	34	19	32
IFN-γ组	用药前	32	21	32
	用药后	30	15	28

从表6-61中可看出，用药前两组HBsAg均为阳性，用药后姜黄素转阴1例，IFN-γ组转阴2例。HBeAg（＋）两组用药后各转阴5例和6例，HBVDNA两组用药后各转阴3例和4例。从表6-62中可看出，两组用药前肝功能检测项目各指标均无显著差异，用药后两组病例的AST、ALT均下降，姜黄素下降更为明显，TDIL略有下降，ALB和GLO变化不大。

表6-62 两种用药血清肝功能指标比较

组别	时间	天门冬氨酸氨基转移酶（AST）/（U/L）	丙氨酸氨基转移酶（ALT）/（U/L）	血清总胆红素（TDIL）/（μmol/L）	血清白蛋白（ALB）/（g/L）	血清球蛋白（GLO）/（g/L）
姜黄素组	用药前	131±62	136±45	18.4±7.1	39.4±6.7	31.5±4.1
	治疗3个月	67±39	102±33	14.3±5.2	42.3±4.5	30.1±3.5
	治疗6个月	46±21	41±29	12.5±4.7	43.2±3.6	27.8±4.6
IFN-γ组	用药前	123±54	127±38	17.2±6.5	40.6±6.3	32.7±3.8
	治疗3个月	99±48	104±36	15.6±5.7	40.9±3.8	31.5±4.1
	治疗6个月	87±31	83±28	15.7±6.9	41.3±3.7	30.8±5.2

表6-63 两组用药肝脏B超积分变化

组别	治疗前积分	治疗后积分	改善病例数/%	加重病例数/%
姜黄素组	7.3±2.1	5.8±1.6	8（22.86）	4（11.43）
IFN-γ组	7.4±1.9	6.7±2.0	6（18.75）	5（15.63）

从表6-63中可看出，两组病例治疗前B超检查，肝脏表面、边缘、门脉积分相近，经过治疗后，B超积分有所下降，这表明症状有所改善。比较而言，姜黄素组改善效果略比IFN-γ组更好。

表6-64 两组用药肝脏纤维化血清指标变化

组别	时间	透明质酸 （HA）/（μg/L）	层黏连蛋白 （LN）/（μg/L）	Ⅳ型胶原 （IV-C）/（μg/L）	Ⅲ型前胶原 （PMP）/（μg/L）
姜黄素组	用药前	257±223	143±46	154±75	15.3±7.9
	用药后	113±108	64±33	148±63	5.6±2.7
IFN-γ组	用药前	236±72	124±57	176±92	13.7±8.1
	用药后	129±63	83±49	150±67	7.5±6.3

从表6-64中看出，两组用药后肝脏血清纤维化指标均有明显下降，姜黄素的下降效果略为好些，这说明姜黄素具有与IFN-γ相同功能的抗肝纤维化作用。

此外两组患者经6个月治疗后主要临床症状、体征变化，如胁肋刺痛（或胀痛）、纳呆食少、困倦乏力、面色晦暗、尿黄、腰酸膝软等症状体征均得到显著改善，结果如表6-65所示。从表6-65中可以看出姜黄素在改善乙型肝炎肝硬化症状体征中有较好效果，治愈效果和IFN-γ组基本相当。

表6-65 两组用药前后症状体征变化

症状体征	姜黄素组			IFN-γ组		
	治疗前/例	治疗后/例	治愈率/%	治疗前/例	治疗后/例	治愈率/%
胁肋刺痛	30	2	93.3	29	0	100
头晕目眩	5	0	100	3	0	100
烦躁易怒	7	0	100	6	0	100
胁下痞块	4	2	50.0	2	1	50.0
面色晦暗	31	20	35.5	29	13	55.2
赤缕血痣	11	6	45.5	12	7	41.7
困倦乏力	34	1	97.1	28	2	92.9
目肤发黄	3	0	100	5	1	80.0
尿　黄	27	3	88.9	24	2	91.7
便　溏	20	0	100	18	0	100
纳呆食少	29	5	82.8	27	4	85.2
口干咽燥	8	1	87.5	6	0	100

续表

症状体征	姜黄素组			IFN-γ组		
	治疗前/例	治疗后/例	治愈率/%	治疗前/例	治疗后/例	治愈率/%
腰膝酸软	23	2	91.3	25	4	84.0
失眠多梦	9	1	88.9	11	3	72.7
畏寒喜暖	2	0	100	0	0	—
爪甲不荣	7	0	100	4	0	100
舌质晦暗	12	6	50.0	13	8	38.5
脉弦缓	10	7	30.0	12	5	58.3

（3）结论　从上面各组指标分析结果表明姜黄素能改善慢性乙肝临床症状，有轻微抗病毒作用，有明显的保肝护肝作用，有较高安全性可长期服用，6个月治疗中姜黄素组患者未出现明显不良反应，心电图、血尿常规检查、肾功能检查结果，用药前后无明显变化。研究表明，姜黄素抗纤维化治疗效果与IFN-γ相近，价格更便宜，具有很大应用潜力。

2. 姜黄素对丙型肝炎的作用

丙型肝炎是感染丙型肝炎病毒（HCV）而发生的肝脏疾病。姜黄素对丙型肝炎的治疗作用，现在研究的并不多。Kim k等研究认为姜黄素通过抑制PI3K–AKT（磷脂酰肌醇3激酶-丝氨激酶）旁路来抑制脂类转录因子和固醇调节元件结合蛋白1（SPEBP1）诱导的HCV复制。姜黄素还可诱导血红素加氧酶1（HO–1）的产生，进而诱导血红素（hemin）的产生而阻碍了HCV复制。最终抑制了HCV。还有报道将姜黄素和HCV细胞共同培养，发现姜黄素可通过在HCV细胞膜的流动性，导致其结合和融合能力障碍，可抑制HCV在细胞间传染和增殖。

四、脑神经疾病

（一）阿尔茨海默病

阿尔茨海默病（AD）是以智能衰退为主要表现的神经系统退行性疾病。临床表现为认知和记忆功能不断恶化，其病理特征主要表现为细胞外间隙β–淀粉样蛋白（Aβ）沉积所形成老年斑（SP）细胞内异常磷酸化的蛋白聚集所形成的神经纤维缠结（NFTs）以及神经元和突触连接的丢失。随着海马神经元机能不断发生障碍，患者会出现短时记忆衰退，日常自理能力下降，随着与语言、逻辑能力相关的皮层神经元大量凋亡，AD患者会失去判断能力，并伴随着人格发生变化。我国AD患者已有一定数量，随着我国人口老龄化进程的加快，AD患者将更多，AD一般经过8~10年的发病期，最后患者会发展为严重痴呆，常因伴随继发性身体疾病或衰竭而死亡。AD已成为21世纪威胁人类健康的严重疾病之一。

近年来姜黄素对AD的预防和治疗作用受到很大关注。据流行病学研究显示，印度成年人中AD发病率较美国低4.4倍。这是和印度人喜爱消费富含姜黄素成分的咖喱有关。姜黄素能促使Aβ分解，抑制Aβ形成、聚集、改善AD症状。胡珊珊通过对大鼠双侧海马CA1区注射A$\beta_{1\text{-}42}$，构建AD大鼠模型。姜黄素干预组以300mg/kg·d腹腔注射，术后第3d、第7d、第14d、第21d处死各组大鼠。第21d处死前，采用Morris水迷宫检测大鼠记忆能力（以逃避潜伏期时间表达，时间越长，AD症状越重），并同时通过染色试验，观察海马CA1神经元形态、凋亡及A$\beta_{1\text{-}40}$表达等情况。研究姜黄素对AD大鼠症状的改善和作用机制。结果如表6-66所示。从表6-66中可以看出，三组大鼠在迷宫试验第1d逃避潜伏期无明显差异。正常对照组，第4d训练后，时间大大缩短，AD模型组时间减少不多。而同时注射姜黄素组使其得到很显著的改善。而且大鼠试验中搜索方式由周边搜索逐渐转变为直线式搜索。采用免疫组化方法观察各组A$\beta_{1\text{-}40}$蛋白表情况。结果见表6-67所示。从表6-67中可以看出，正常对照组大鼠海马CA1区少有A$\beta_{1\text{-}40}$阳性表达神经元，表达水平无规律小范围波动。AD模型组，海马CA1区A$\beta_{1\text{-}40}$阳性神经元表达率从第3d开始就明显提高，而且随着时间的增加继续增长。而姜黄素治疗组从第3d后就出现明显抑制海马CA1区阳性神经元的表达，并随着姜黄素干预时间增加，数值一直下降，表现出姜黄素改善AD的机制。如此这方面的研究还有很多，例如，彭云关于姜黄素对阿尔茨海默病模型大鼠海马神经元自噬的影响的研究，陈晓培等关于姜黄素对阿尔茨海默病小鼠海成InR和IGFIR表达的影响的研究，乔娜娜等关于姜黄素对阿尔茨海默病细胞模型miRNA106a的影响的研究等。总结这些研究，一般认为，姜黄素治疗阿尔茨海默病的作用机制主要有以下几方面。

表6-66 各组大鼠Morris水迷宫试验逃避潜伏期测定

组别	逃避潜伏期/s			
	第1d	第2d	第3d	第4d
正常对照组	78.25±6.24	54.07±5.93	48.13±6.61	25.84±5.47
AD模型组	79.4±9.13	78.42±7.28	69.92±7.73	64.29±6.32
姜黄素治疗组	77.45±8.69	69.19±9.19	58.12±6.71	38.59±5.74

表6-67 各组大鼠海马CA1区Aβ_{1-40}阳性神经元表达率　　　　　　　　　　单位：%

组别	第3d	第7d	第14d	第21d
正常对照组	4.69±1.36	5.21+1.38	5.04±2.21	3.81±1.35
AD模型组	60.88±4.22	72.57+8.75	80.32±5.29	88.34±4.61
姜黄素治疗组	58.13±3.62	66.73±9.41	63.87+7.31	60.07±7.91

1. 姜黄素对Aβ有抑制作用

AD主要是由大脑特异区域的Aβ神经毒性蓄积所引起。淀粉样前蛋白裂解酶1（BACE1）是体内生长Aβ所必需的β分泌酶。姜黄素通过激活过氧化物酶体增生物激活受体-γ（PPAR-γ）抑制BACE1启动因子来减少Aβ的产生和聚集。姜黄素可和大鼠中的老年斑（SP）结合降低脑内Aβ_{42}的形成和聚集。所以姜黄素是一种良好的Aβ聚集抑制剂。

2. 姜黄素抑制细胞凋亡作用

神经细胞凋亡是AD发生的重要机制，姜黄素通过增强抗凋亡相关蛋白Bcl-2表达及降低促凋亡蛋白Bax和Caspase-3表达，有效地减少AD大鼠海马和皮层神经细胞的凋亡。

3. 姜黄素的抗炎作用

现已证实AD患者脑内存在神经炎性反应，姜黄素可以通过阻断神经细胞核因子NF-κB介导的炎症因子的转录，减少细胞内炎症因子白细胞介素IL-1、IL-6及TNF-α、INOS、COX-2等的表达，达到抑制炎症的作用，保护神经细胞。

4. 姜黄素的抗氧化物作用

氧化损伤能加速加剧AD的症状。氧化作用会引起细胞内ROS水平升高，促使Aβ积累。姜黄素对NO类的自由基有很强的清除作用，能有效地提高细胞SOD和GSH-Px活性。清除细胞内ROS，对氧化应激神经元损伤产生保护作用。

5. 姜黄素的金属螯合作用

金属离子是自由基产生的主要催化剂。姜黄素作为金属螯合剂与Aβ上金属离子结合，降低淀粉样沉积，降低Aβ生成，减少对神经元的损伤。

（二）帕金森病

帕金森病又称特发性帕金森病（PD）是一种以黑质中多巴胺（DA）能神经元变性

坏死为主要病理特征的退行性中枢神经系统疾病,是老年人常见的神经系统性疾病。65岁以上人群的患病率为1%,男性多于女性。帕金森病的主要症状是震颤,从上肢逐步发展到下肢、下颌、口唇。肌肉强直造成姿势障碍、头部前倾等。运动障碍造成多样性运动缺陷、表情缺乏、瞬目少,严重时会出现咀嚼、吞咽困难等。

于嵩研究了姜黄素对PD症状改善的作用,取5月龄体重约25g雄鼠30只,分为3组,正常对照组、模型组、模型+姜黄素组。模型组连续5d腹腔注射1-甲基-4-苯基1,2,3,6-四氢吡啶(MPTP)(30mg/kg),随后连续7d注射二甲基亚砜(DMSO)。制作成帕金森病模型,用模型+黄素组连续5d腹腔注射MPTP(30mg/kg),随后连续7d腹腔注射姜黄素(50mg/kg,用DMSO溶解)试验结果有以下结论。

1. 姜黄素改善MPTP造就模型组的小鼠行为异常

姜黄素用药7 d后,与模型组相比,小鼠水平运动、垂直运动评分增加,牵引试验评分显著提高。

2. 姜黄素减少MPTP诱导的多巴胺能神经元的退行性死亡

免疫组织化学染色(IHC)结果显示,与正常对照组相比,MPTP模型组小鼠黑质和纹状多巴胺能神经元和神经纤维显著减少,然而姜黄素治疗组小鼠黑质和纹状体内的神经元和神经纤维数量明显增加。通过光密度测定方法显示,MPTP模型组小鼠黑质酪氨酸羟化酶(TH)阳性细胞丢失达43%,纹状体的多巴胺转运体(DAT)免疫阳性产物的光密度值(代表多巴胺能神经纤维)减少了91%,而姜黄素给药组小鼠脑内的TH阳性细胞增加到了82%,DAT光密度值增加到了36%。

3. 姜黄素抑制星状胶质细胞的激活

神经胶质纤维酸性蛋白(GFAP)是星型胶质细胞的特征性标记物,在组织损伤或炎症时,GFAP的表达和活性增强。使用IHC法检测结果显示,MPP模型组小鼠GFAP比正常对照组高出2.5倍。姜黄素治疗组的GFAP水平比正常对照组略有升高。

4. 姜黄素抑制JNK的活性

有研究报道,JNK的活性可促使多巴胺能神经元的死亡,MPTP模型组小鼠中脑内JNK水平明显提高。而姜黄素治疗组,JNK活性明显降低,这说明姜黄素可通过抑制JNK信号通路来保护多巴胺能神经元的损伤。此外,潘静等也证实了姜黄素能抑制多巴胺神经元的丢失。赫杨杨采用了对小鼠灌胃姜黄素(100mg/kg),1次/d,连续8周,同样发现姜黄素有改善PD症状。

（三）癫痫

癫痫是常见的中枢神经系统疾病，全世界约5千万患者。临床表现有多种，典型而严重的表现为癫痫持续状态（SE）。癫痫病发作表现为惊厥，是由于脑神经元不规则的、过度的同步放电引起的短暂脑力障碍，并致病灶扩展到一侧或双侧脑半球。癫痫的反复发作，又可加重脑损伤，使人丧失记忆力。大多数癫痫可通过药物进行治疗控制，但仍有25%左右的癫痫称为难治性癫痫。现有一些人工合成西药（如丙戊酸钠、卡马西平、加巴喷丁、奥卡西平等）能在一定程度上抑制癫痫的发作，但不能阻断癫痫的产生与形成，而且长期服用，容易导致肝功能损害、血液系统异常、皮肤损伤等严重后果，所以不能用于长期防治癫痫。所以研制安全、高效的防治癫痫病的新型中药受到了人们的很大关注。

李鑫做了姜黄素对癫痫大鼠行为学的研究，将体重250~300g成年雄性大鼠分为2组。一组为模型组，采用匹罗卡品腹腔注射的方法造就致病模型。注射前先用1mg/kg腹腔注射甲基莨菪碱，以减少匹罗卡品的外周作用，30min后再腹腔注射匹罗卡品300mg/kg（溶于1mL生理盐水）。第二组姜黄素治疗组，姜黄素溶解于二硝基亚砜，200mg/kg腹腔注射，发病前半小时给药。采用改良的Racine评分标准评估发作程度，面肌自动症、尾巴僵直和湿狗样抖——1，2级，单侧前肢痉挛——3级，双侧前肢痉挛加后肢站立　4级，四肢同时产生痉挛并出现过往性的姿势丧失——5级。1min连续发作次数>6次，每次发作>3级，则记为癫痫持续状态。记录大鼠发作情况，2~24h大鼠存活情况。24h后断头处死所有大鼠，取脑双侧海马，–80℃保存，待用。试验结果如表6-68所示。

表6-68 两组大鼠癫痫发作潜伏期及达到SE持续状态时间比较

组别	动物数/只	潜伏期/min	SE始发时间/min
模型组	30	101 ± 4.6	41.7 ± 12.3
姜黄素治疗组	30	19.6 ± 5.7	695 ± 18.7

表6-69 两组癫痫大鼠不同时间死亡数比较

组别	2h之内/只	6h之内/只	12h之内/只	24h之内/只
模型组	7	12	16	19
姜黄素治疗组	4	7	9	11

从表6-68、表6-69可以看出，姜黄素可延长大鼠癫病发作的潜伏期，延后癫痫持续状态发作时间，减少发作期死亡率。

研究还发现，GAT1是γ氨基丁酸（GABA）转运体的一种亚型，主要分布于皮质及边缘系统中，能够快速摄取突触间隙和细胞外液中的GABA，是调节GABA神经元功能活动的重要蛋白质。GAT1功能异常和SE发作有关。姜黄素对GAT1介导的内向性稳态电流有抑制作用，这可能是姜黄素抑制癫痫发作的机制。但是要进一步确认还需通过实验求证姜黄素对GAT1蛋白表达的影响。对于姜黄素抑制SE的机制，还有许多学者都做了研究，杜鹏等应用钴染色技术观察了KA引起癫痫发作后海马神经元染色细胞的变化，姜黄素明显缓解KA导致细胞内钙的升高，而且以15μmol/L浓度的姜黄素作用最明显。王娜等研究了用海人酸（又称红藻氨酸）致痫大鼠和腹腔内注射剂量100mg/kg姜黄素治疗组，并对各组海马神经元PI3K、Akt、mTOR、蛋白表达进行测定，结果如表6-70所示。

表6-70　各组大鼠海马神经元PI3K，Akt和mTOR蛋白表达测定

组别	n	PI3K	Akt	mTOR
正常对照组	10	0.244 ± 0.013	0.235 ± 0012	0.247 ± 0.014
海人酸致病模型组	10	0.157 ± 0.010	0.149 ± 0.013	0.137 ± 0.011
姜黄素治疗组	10	0.236 ± 0.011	0.205 ± 0.013	0.228 ± 0.014

从表4-21可看出，致病组PI3K、Akt和mTOR蛋白表达水平显著下降，而PI3K信号通路是神经元细胞重要信号通路之一。它的活化可降低神经元兴奋性，减少神经元的损伤降低海马神经的凋亡。而注射姜黄素可提高PI3K、Akt和mTOR蛋白表达提高其活性，干预神经元兴奋，降低神经元损伤，减少神经元凋亡，从而达到抗癫痫的效果。

（四）抑郁症

抑郁症是一种复杂的心境障碍性疾病，主要表现为心境低落，语言减少、运动迟缓，情绪的消沉可以从闷闷不乐到悲痛欲绝，可能有自杀的企图，是一种严重的致残性疾病。随着社会竞争日益激烈，抑郁症发病率呈逐年上升趋势。据统计全世界抑郁症患者占总人口的3%~5%。发病机制至今尚无定论。当前以"单胺假说"的研究为主流观点。有人认为5-羟色胺（5-HT）、去甲肾上腺素（NA）和/或多巴胺（DA）神经递质系统功能失衡是主要病因。目前，临床上使用的抗抑郁药一般是通过影响单胺递质的再摄取，抑制单胺的代谢或选择性地阻断5-HT或NA受体而发挥作用的。药物大致可分

成三类：①单胺重摄取抑制剂，例如经典的三环类抗抑郁药。②单胺氧化酶（MAO）抑制剂，包括选择性和非选择性MAO抑制剂。③受体拮抗剂，例如5-HT$_2$受体拮抗剂等。虽然这些药物对抑郁症均有较好疗效，但许多药物疗效不稳定，毒副作用大。由传统中药开发高效、低毒的抗抑郁药成为了现今研究的热点。

1. 王任烨通过经典的动物抑郁模型，研究了姜黄素抗抑郁的作用，并从单胺递质代谢的角度探讨了姜黄素抗抑郁的机制。

研究将20~25g小鼠分为三组，先在饲养环境中适应5d后开始实验，实验前禁食8~12h，食水自由。一组正常对照组，第二组姜黄素用药组，按不同剂量对姜黄素溶于花生油中，在行为测试前60 min前灌胃给药，第三组丙咪嗪组，将丙咪嗪（一种三环类抗抑郁化学药物）在行为测试前30min腹腔注射给药。行为试验包括：①小鼠悬尾试验。给药后60min（姜黄素）或30min（丙咪嗪）在距小鼠尾尖部末梢约1cm部位用胶带粘在特制铁架上，动物距离地面高度为30cm。观察6min内实验小鼠的行为，并记录最后4min内小鼠不动的时间，结果如表6-71所示。②小鼠强迫游泳试验。正式测试前24h将小鼠置于水深10cm的玻璃圆缸作强迫游泳训练15min，给药后再次将小鼠置于玻璃缸内强迫游泳6min，观察记录最后4min小鼠不动时间（小鼠停止挣扎，浮在水中保持不动的时间），结果如表6-72所示。从表6-72中可以看出，服用姜黄素组明显缩短了小鼠不动时间，分别减少了18.2%、29.3%、40.7%、55.3%，其效果与姜黄素用量成正比关系，其药用效果与丙咪嗪相当。

表6-71　各组小鼠旋尾试验不动时间　　　　　　　　　　　　　　　　　　单位：mg/kg

组别	正常对照组	姜黄素组不同剂量				丙咪嗪组
		1.25mg/kg	2.5mg/kg	5mg/kg	10mg/kg	（10mg/kg）
不动时间 / s	84	70	58	48	38	46

表6-72　各组小鼠强迫游试验不动时间　　　　　　　　　　　　　　　　　单位：mg/kg

组别	正常对照组	姜黄素组不同剂量				丙咪嗪组
		1.25mg/kg	2.5mg/kg	5mg/kg	10mg/kg	（10mg/kg）
不动时间/s	135	117	72	54	48	70

从表6-72中可看出，服用姜黄素组明显减少强迫游泳试验的不动时间，其抑制率分别为15.4%、47.1%、52.5%、59.3%。上述实验数据表明姜黄素在小鼠行为绝望模型中具有抗抑郁作用。研究还对姜黄素抗抑郁的信号转导通路的机制做了研究。通过测定大

鼠额叶皮层和海马等不同脑区的腺苷酸环化酶（AC）活性、环磷酸腺苷（CAMP）含量和磷酸化的CAMP反应元件结合蛋白（p-CREB）表达的改变，发现抑郁症模型大鼠额叶皮层海马区中AC活性、CAMP含量和p-CREB的表达明显下降，而姜黄素能明显拮抗这些表达的下降，能增强不同脑区AC-CAMP-CREB信号转导通路，能明显改善大鼠自主活动、探究行为及学习记忆的能力。

2. 陈文星对姜黄素抗抑郁作用的研究

试验使用静脉注射利血平2mg/kg和腹腔注射40mg/kg丁苯那嗪致小鼠抑郁模型，并随后观察小鼠关闭眼帘一半数量及僵住症的发病情况。研究者发现患抑郁小鼠模型组，表现出眼帘下垂、运动不能、体温下降等，并按三种不同剂量使用姜黄素（30，50，100mg/kg）和使用传统治疗抑郁症的西药氟西汀，观察药物使用效果，结果如表6-73和表6-74所示。

表6-73 姜黄素对利血平引起小鼠抑郁模型的影响

组别	剂量/（mg/kg）	眼帘下垂动物数	运动不能动物数	肛温/℃
正常组	0.5%CMC-Na	0	0	36.23±0.57
抑郁模型组	0.5%CMC-Na	18	17	35.53±0.65
氟西汀组	15.6	11	7	36.15±0.59
姜黄素高剂量组	100.0	9	5	36.23±0.51
姜黄素中剂量组	50.0	11	8	36.15±0.53
姜黄素低剂量组	30.0	15	8	36.17±043

表6-74 姜黄素对丁苯那嗪引起小鼠抑都模型的影响

组别	剂量/（mg/kg）	眼帘下垂动物数	僵住动物数
正常组	0.5%CMC-Na	0	0
抑郁模型组	0.5% CMC-Na	18	18
氟西汀组	15.6	11	10
姜黄素高剂量组	100	9	11
姜黄素中剂量组	50.0	18	7
姜黄素低剂量组	30.0	14	11

从表6-73和表6-74可看出，姜黄素对由于利血平和丁苯那嗪引发的小鼠抑郁具有明

显改善作用，特别是中、高剂量组作用明显。试验还研究了姜黄素抗抑郁的机制，研究者认为，姜黄素对单胺重摄取无明显抑制作用。但对盐酸色胺的代谢有干扰，即姜黄素可抑制体内单胺氧化酶，从而增强盐酸色胺的作用，产生改善抑郁的作用。

3. 宋玮等对姜黄素抗抑郁作用也做了相似的研究

给小鼠尾静脉注射剂量为2mg/kg的利血平，1h后观察计算15s内小鼠眼帘关闭一半的数量，再将小鼠放置在直径为7.5cm的圆形白纸上。计算15s内依然停留在圈内的小鼠数目。另一组小鼠腹腔注射剂量为40mg/kg的丁苯那嗪，与上面同样观察眼帘关闭及小鼠僵住症状的情况。发现此两组小鼠出现明显抑郁症状，表现为眼帘下垂，体温下降及不喜运动。另有两组分别注射剂量为50mg/kg和100mg/kg的姜黄素。结果发现，1/2以上的小鼠未出现抑郁症状。注射剂量为100mg/kg组抗抑郁效果明显优于注射组50mg/kg。研究认为，姜黄素抗抑郁的作用机制是姜黄素通过对抑郁患者的单胺氧化酶进行抑制，使单胺类递质作用加强，从而改善抑郁症患者体征的。

4. 锦州市中医院徐中文（2003—2004年）使姜黄素治疗抑郁症的临床研究并和阿米替林用药组进行了比较

阿米替林是治疗抑郁症最常用的三环类抗抑郁药，有较强镇静作用，可使抑郁症患者情绪提高，对患者的思维缓慢、行动迟缓及食欲不振等症状有所改善，是治疗各种抑郁症常用药。

（1）试验方法　研究选用符合中国神经精神疾病抑郁症诊断标准的150例抑郁症患者，随机分为2组，姜黄素组80例，阿米替林组70例。给药方法：姜黄素组初始给药剂量15mg/d，2周后逐渐增至100~150mg/d，平均剂量（75±5）mg/d，疗程6周。阿米替林组，初始给药剂量50mg/d，2周后逐渐增至150~250mg/d，平均剂量为（198±39）mg/d，疗程6周。两组患者基本资料如表6-75所示。从表6-75中看出，患者分组具有随机性。

表6-75　两组患者基本资料比较

组别	年龄	性别（男/女）	文化程度（大学/中学/小学）	病程/年
姜黄素组	37.4	46/34	33/25/22	12.6
阿米替林组	36.2	50/20	26/20/24	13.4

（2）疗效评价方法　采用汉密顿抑郁量表及临床总体印象量表评定疗效。根据汉

密顿抑郁量表评分下降<25%为无效，下降25%～49%为有效，下降50%~74%为显著有效，下降75%以上为恢复。

（3）试验结果 治疗前和治疗后第1、2、3、4、5周分别用汉密顿抑郁量表评定疗效，并分别查血、尿常规、肝功能、心电图，并记录不良反应，结果如表6-76和表6-77所示。从两表中可看出，治疗前两组患病程度评分相近，经过6周治疗后，姜黄素组和阿米替林组都能明显改善抑郁症患者的病状，而且姜黄素治疗效果相近。最重要的是，两组不良反应比较，姜黄素组无不良反应，而阿米替林组有口干，便秘、视力模糊等抗胆碱能症状为主的不良反应，多出现于第一、二周。

表6-76 两组患者治疗前后汉密顿量表评分

组别	治疗前	治疗1周后	治疗2周后	治疗4周后	治疗6周后
姜黄素组	33.4±3.9	25.6±2.7	16.2±5.1	11.9±5.7	8.5±4.6
阿米替林组	31.5±4.1	24.7±0.4	18.1+4.5	14.5±5.2	10.1±5.2

表6-77 两组患者临床疗效比较

组别	恢复病例	显著有效病例	病例有效	有效病例	总有效率
姜黄素组	36例	23例	14例	7例	91%
阿米替林组	26例	20例	14例	10例	86%

五、关节炎

关节炎的病因复杂，主要与炎症、自身免疫反应、感染、代谢紊乱、创伤、退行性病变等因素有关。关节炎有以下类型：风湿性关节炎，类风湿性关节炎、外伤性关节炎、骨性关节炎、感染性关节炎、痛风性关节炎等。共同的临床表现为关节疼痛、肿胀、渗液畸形等，由于长期关节活动受限，可导致永久性关节功能丧失。

佐剂关节炎（AA）是以注射完全弗氏佐剂制造的以类风湿关节炎（RA）为发病机制的关节炎病理实验模型。商玮等研究了姜黄素对大鼠佐剂性关节炎的治疗效果。将大鼠随机分为4组，10只/组。正常组。关节炎模型组：每只大鼠左后跖皮注射完全弗氏佐剂（CFA）0.1mL造模。姜黄素治疗组：造模后第9d开始腹腔注射姜黄素，50mg/（kg·d）（溶解于10%DMSO）连续14d，甲氨蝶呤组（治疗关节炎化学药物）：按0.5mg/

（kg·3d）腹腔注射甲氨蝶呤，连续5次。全部动物于第23d，即美黄素最后1次给药24h后处死，检测各项指标，结果如表6-78、表6-79和表6-80所示。

表6-78 各组大鼠体重增长率比较

组别	实验前体重/g	实验后体重/g	体重增长率/%
正常组	149.80±4.19	281.10±6.84	87.76±6.33
关节炎模型组	150.20±3.89	212.30±5.69	41.46±6.07
姜黄素治疗组	150.50±2.72	255.10±5.70	69.56±5.23
甲氨蝶呤治疗组	150.40±3.77	256.40±6.19	70.56±5.32

关节炎疼痛评分，按规定方法测定大鼠疼痛反应，最小0分，最大5分，见表6-79。

表6-79 各组大鼠不同时间关节炎疼痛评分

组别	9d	12d	15d	19d	23d
正常组	0.3±0.483	0.3±0.483	0.1±0.316	0.2±0.422	0.1±0.316
关节炎模型组	1.4±0.699	2.7±0.483	3.4±0.516	4.4±0.516	4.6±0.516
姜黄素治疗组	1.4±0.843	2.5±0.527	2.7±0.483	3.4±0.516	3.5±0.527
甲氨蝶呤治疗组	1.3±0.823	2.7±0.483	3.1±0.738	3.6±0.699	3.5±0707

采用关节炎指数（AI）积分评价其关节炎症程度，将大鼠足爪炎症分为5级，正常：0分。1分：1个或1个以上趾关节红肿。2分：整个足爪红肿。3分：踝关节以下红肿。4分：包括裸关节在内的内部足爪红肿。将每只大鼠4只足爪累计得分为大鼠的AI。最大积分值为16分，见表6-80。

表6-80 各组大鼠不同时间AI积分比较

组别	9d	12d	15d	19d	23d
正常组	0.08±0.3	0.06±0.02	0.10±0.21	0.09±0.15	0.10±0.06
关节炎模型组	2.03±1.28	5.16±1.77	8.02±0.48	10.97±0.39	11.55±0.97
姜黄素治疗组	1.98±0.75	4.83+1.02	7.45±0.87	8.74±0.46	8.39±0.35
甲氨蝶呤治疗组	2.12±1.04	5.06±1.07	7.96±0.62	8.46±0.72	8.40±0.46

从表6–78、表6–79、表6–80中的研究数据可看出，姜黄素对佐剂性关节炎大鼠有治疗作用，改善大鼠体重增长率，从第15d起明显减少大鼠疼痛反应，降低关节炎疼痛和AI积分数值，而且产生效果起效比甲氨蝶呤要早（一方面本身是慢作用药物，另一方面给药方式1次/3d，姜黄素是1次/1d有关）。商炜还对姜黄素治疗佐剂性关节炎的机制作了研究，通过对各组滑膜病理的研究，发现正常组滑膜纤维组织较为疏松，无炎性细胞浸润，关节炎模型组关节滑膜衬里层细胞明显增厚，严重增生，滑膜内现很多炎性细胞浸润，滑膜纤维组增生显著。试验检测了各组大鼠滑膜血管内发生长因子（VEGF）、血管内皮生长因子受体（VEGFR）和微血管密度（MVD）的表达，结果如表6–81所示。

表6–81 各组大鼠滑膜VEGF，VEGFR和MVD的表达

组别	VEGF	VEGFR	MVD
正常组	0.15 ± 0.24	0.20 ± 0.35	4.20 ± 0.79
关节炎模型组	1.35 ± 0.34	1.15 ± 0.24	11. ± 1.50
姜黄素治疗组	0.70 ± 0.26	0.65 ± 0.24	8.8±1.14
甲氨蝶呤治疗组	0.75 ± 0.26	0.60 ± 0.32	8.7 ± 1.15

从表6–81中可看出，姜黄素可减轻滑膜炎性细胞浸润，滑膜细胞增生，滑膜纤维组织增生等病理变化，减少AA滑膜的MVD及VEGF、VEGFR的表达是其主要作用机制。

（二）姜黄素对骨关节炎的研究

陈琼等通过姜黄素作用骨关节炎（OA）软骨细胞和正常软骨，观察姜黄素对软骨细胞、细胞因子释放的影响，探讨姜黄素对OA治疗作用机制

研究对象是2011年7~12月骨科接受关节置换的4例OA患者关节软骨。患者7人，4女，3男，平均年龄78岁。首先切取软骨层、消毒、漂洗切成1mm³的碎片，加入Ⅱ型胶原酶，在37℃，5%CO_2条件下培养和静量消化16h，收集软骨细胞，并在培养瓶中继续培养，试验采用的是2~6代软骨细胞。将软骨细胞接种于孔板中，并加入不同浓度姜黄素溶液，培育48h，再加入噻唑蓝，培育4h后。在酶标仪上测定吸光度，计算增殖抑制率，结果如表6–82所示。再进行Elies实验，检测MMP–13和IL–6水平。结果如表6–83所示。

表6-82 不同浓度姜黄素对软骨细胞增殖抑制情况

组别	OA软骨细胞		正常软骨细胞	
	吸光度	增殖抑制率／%	吸光度	增殖抑制率／%
空白组（正常组）	0.11±0.02	0	0.09±0.01	0
姜黄素µmol/L组	0.45±0.11	0	0.50±0.13	0
姜黄素10µmol/L组	0.42±0.15	8	0.45±0.18	12
姜黄素40µmol/L组	0.31±0.10	41	0.40±0.14	24
姜黄素80µmol/L组	0.28±0.09	50	0.31±0.13	46
姜黄素120µmol/L组	0.19±0.04	76	0.18±0.05	78

表6-83 姜黄素对OA软骨细胞的IL-6和MMP-13水平的抑制作用

组别	IL-6		MMP-13	
	正常软骨细胞	OA软骨细胞	正常软骨细胞	OA软骨细胞
0µmol/L组	869.92±195.66	1011.13+432.97	6962.28±3526.94	8512.24±1009.26
10µmol/L组	630.34±393.86	954.62±126.83	5709.35±3260.78	5245.88±2483.27
40µmol/L组	602.24±432.66	827.33±149.23	4803.08+2881.56	4596.23+2513.38
80µmol/L组	446.33+228.86	718.75±112.42	1018.58±377.97	3326.89±2537.87
120µmol/L组	319.53±250.29	539.75+130.84	552.66+183.34	2973.52±795.07

从表6-82和表6-83中可看出：①姜黄素可以抑制软骨细胞增殖，而且增殖抑制率随姜黄素用量的增加而增大。②OA软骨细胞分泌的MMP-13和IL-6水平高于软骨细胞，姜黄素可以抑制软骨细胞MMP-13和IL-6的分泌，而且其影响随姜黄素用量的增加而增大。研究认为姜黄素通过NF-κB抑制一些细胞的生存和增殖基因，抑制软骨细胞增殖，诱导凋亡。姜黄素用于治疗关节炎的研究还有很多。

六、脑梗死、脑出血

（一）姜黄素用于脑梗死的研究

四川泸州医学院附属医院1999—2001年谭华等进行了姜黄素用于治疗脑梗死的临床研究。脑梗死包括脑血栓形成，腔隙性梗死和脑栓塞等，由于脑组织局部供血动脉血流的突然减少或停止，造成该血管供血区的脑组织缺血、缺氧，导致脑组织坏死、软化。

其作用机制是脑缺血时可造成局部自由基水平增加和白细胞浸润，自由基增加和白细胞浸润又可加重脑细胞损害，脑细胞坏死，如此恶性循环。研究通过用药前后神经功能缺损评分，血浆超氧化物化岐比酶（SOD）总活力和丙二醛（MDA）含量变化，探讨姜黄素治疗脑梗死的效果与机制。

1. 试验方法

根据全国第四次脑血管病会议制定的标准，并经CT证实，同时排除脑梗死性出血、脑动脉炎、冠心病、糖尿病等，选用65例脑梗死患者，随机分为2组，姜黄素治疗组33例，男19例，女14例，年龄46~83岁，平均63.24岁，病程2h~3d，梗死体积（7.47±3.65）cm^3，神经功能缺损评分28.76±14.49。常规治疗组32例，男17例，女15例，年龄45~80岁，平均62.76岁，病程3h~3d，梗死体积（7.12±3.6）cm^3，神经功能缺损评分28.2±13.65。另设健康体检者40例，男24例，女16例，年龄44~79岁，平均63.71岁。

给药方法：常规治疗组，采用阿斯匹林、胞二磷胆碱及扩张血管药物给药，2周为1个疗程。姜黄素组，采用常规治疗，同时加服姜黄素，50mg/粒，3粒/次，3次/d。2周为1个疗程。

2. 试验结果

两组治疗前后测定SOD总活力及MDA含量结果如表6-84所示。临床神经功能缺损评分，按脑卒中患者临床神经功能缺损程度评分标准进行评分，结果如表6-85所示。从表6-84中可以看出，脑梗死患者在治疗前，血清SOD比健康人组明显低，MDA含量明显增加，这说明脑缺血发生机体氧化，抗氧化平衡紊乱，机体产生大量自由基。SOD代表机体清除自由基的能力，脑梗塞患者清除自由基能力明显低于健康人组，治疗后两组SOD都有上升，但姜黄素治疗组治疗效果明显优于常规治疗组，SOD基本达到健康人水平。MDA是氧自由基发生脂质过氧化反应的代谢产物，它的含量越高间接反应脑组织中氧自由基含量越高。表6-84中治疗前两组患者MDA含量都高于健康人组。在治疗后MDA明显下降，而且姜黄素治疗组下降效果明显优于常规治疗组。从表6-85中可以看出，两组治疗前临床神经功能缺损评分相近，但治疗后，姜黄素组治疗效果明显优于常规治疗组。综上所述，研究结论是，口服姜黄素450mg/d同时采用常规治疗脑梗死具有一定临床效果，治疗效果明显优于单用常规治疗方法，且未发现毒副作用，这说明姜黄素治疗脑梗死具有潜力。

表6-84　两组用药前后SOD总活力、MDA含量比较

组别	SOD（U/mL）			MDA（μmol/L）		
	治疗前	治疗后	增加率/%	治疗前	治疗后	降低率/%
姜黄素组	83.62±13.21	115.67±14.69	38.33	12.98±1.32	8.79±1.21	32.28
常规治疗组	81.92±12.37	92.37±13.21	12.76	12.67±1.29	11.67±1.02	7.89
健康人组	108.22±16.02	—	—	7.63±1.71	—	—

表6-85　两组用药前后临床神经功能缺损评分比较

组别	临床神经功能评分		
	治疗前	治疗后	降低率/%
姜黄素组	28.76±14.49	13.73±7.21	52.26
常规治疗组	28.29±13.65	19.63±9.56	30.61

（二）姜黄素用于脑出血研究

脑出血后产生脑水肿及病变部位周围组织缺血，可造成局部自由基水平增高，自由基的形成又会促使脑水肿加重，如此恶性循环致脑水肿扩大，四川泸州医院院附属医院采用姜黄素对脑出血患者脑水肿进行用药，并通过SOD总活力和MDA含量测定，探讨姜黄素辅助治疗脑出血机制。

1. 试验方法

按照标准，选用发病72h内，脑出血量≤30mL，单侧基底节区出血，瘫痪侧肢体肌力<4级，意识清醒或嗜睡患者64例，男36例，女28例，平均年龄62.57岁。随机分为两组，姜黄素治疗组，33例，男19例，女14例平均年龄63.13岁，病程2h～3d。给药方法：口服姜黄素胶囊（山东淄博岱鹏生物化工研究所提供）50mg/粒，姜黄素3粒/次，3次/d，同时还按非姜黄素治疗组同样注入脱水剂治疗，2周为1个疗程，另一组为非姜黄素治疗组31例，男17例，女14例，平均年龄61.96岁，病程3h～3d。给药方法：采用脱水剂药物治疗，20%甘露醇125mL静脉滴注，2次/d，40~60mg静脉推注2次/d，脱水剂应用时间为10d。

2. 试验结果

分别对患者在用药前和用药后的脑水肿体积及SOD总活力、MDA含量检测，其结

果如表6-86和表6-87所示。

　　从表6-86中可以看出，在使用脱水剂药物同时，姜黄素可使脑水肿加速消退，脑水肿体积变小，这表明姜黄素可改善脑出血症状。从表6-87中可看出，治疗前两组SOD总活力远低于正常人水平，这表明脑出血患者自由基水平增高，SOD总活力下降，代表机体清除自由基能力下降。用药后SOD总活力有所提高，用药中加服姜黄素SOD总活力提高更为显著。MDA是氧自由基产生过氧化反应的代谢产物，它的含量越高，表明机体内自由基水平越高。通过治疗，两组MDA含量均明显下降，而姜黄素治疗组下降效果更明显。所以研究推论，姜黄素对抗脑出血后脑水肿形成机制可能是由于姜黄素抗氧化活性通过清除自由基而发挥的。

表6-86 两组治疗前后脑水肿体积比较

组别	例数	治疗前脑水肿体积/cm³	治疗后脑水肿体积/cm³	降低率/%
姜黄素组	33	15.74 ± 6.41	5.03 ± 2.16	68.04
非姜黄素组	31	14.92 ± 7.02	8.97 ± 3.21	39.88

表6-87 两组治疗前后SOD总活力和MDA含量变化

组别	SOD总活力/（nU/mL）			MDA含量/（nmol/mL）		
	治疗前	治疗后	增加率/%	治疗前	治疗后	降低率%
姜黄素组	49.57 ± 8.13	84.13 ± 11.75	69.72	32.61 ± 5.02	12.97 ± 2.28	60.23
非姜黄素组	47.05 ± 7.92	61.96 ± 11.2	31.69	30.34 ± 4.97	18.98 ± 3.06	37.24

七、皮肤病

　　在医学上，皮肤病是有关皮肤的疾病，是严重影响人民健康的常见病、多发病之一。发病率很高，种类很多。当皮肤受到内外因素影响后，其形态、结构、功能均发生变，产生病理过程并发展成临床表现，但一般多比较轻，常不影响健康，但少数较严重者可以危及生命。姜黄素用于治疗皮肤病的研究主要有以下几种。

（一）银屑病

　　银屑病是一种常见慢性炎症性皮肤病。患者具有特征性的红色丘疹、斑块及银白色鳞屑。银屑病发病率0.1%~0.3%，好发于中青年，治疗困难，易反复。此病看上去对生命威胁不大，但易使患者产生心理阴影，危害身心健康。姜黄素应用于此病的研究已进入临床应用阶段。

1. 大鼠治疗研究试验

杨正生等用豚鼠进行了姜黄素治疗银屑病的研究，将体重300~350g，7~9周龄豚鼠，随机分6组，每组6号。正常对照组：不进行任何处理，饲养3周后取耳部标本。另外5组用5%普萘洛尔乳膏涂豚鼠耳背，4次/d，共3周，建立豚鼠银屑病模型后，继续进行以下处理。银屑病模型组：造模后直接取耳部标本。造模后观察组：造模后不进行任何处理，观察2周后取耳部标本，低剂量姜黄组：造模后给予25%聚乙二醇溶液配制的姜黄素溶液20mg/（kg·d），1次/d灌胃，2周后取耳部标本，高剂量姜黄素组：造模后用姜黄素溶液40mg/（kg·d），1次/d灌胃，2周后取耳部标本，将各组标本HE染色观察，参照皮肤组织病理学评分标准进行评分，并将组织切片进行免疫组化染色，检测增殖细胞核抗原（PCNA）阳性细胞，并进行统计学方法分析，结果：①豚鼠皮肤形态观察，造模前豚鼠耳部皮肤光滑无脱屑，造模后皮肤明显增厚，局部出现红斑，外观粗糙，经姜黄素治疗2周后，银屑病皮肤损伤明显减轻，红斑、鳞屑及表皮粗糙增厚现象明显减轻，高剂量姜黄素组更为明显。②豚鼠银屑病病理学评分结果。按LSD法标准进行各组评分，姜黄素治疗组可明显降低银屑病组评分。高剂量组效果更明显。③测定增殖细胞核抗原（PCNA）表达阳性率，表明姜黄素可明显降低银屑病组PCNA的表达，高浓度姜黄素降低银屑病PCNA数值更为明显，结果如表6-88所示。研究认为，PCNA表达是一种比较可靠表达数值。细胞增殖情况的指标PCNA高表达反映皮肤角质形成细胞（KC）异常增殖和分化。正是由于姜黄素具有的抗炎、抗氧化、抗细胞异常增殖的功效，对银屑病豚鼠细胞异常增殖的抑制作用，才能缓解银屑病的症状。

表6-88 姜黄素对豚鼠银屑病模型组织病理评价及对PCNA表达的影响

组别	只数	组织病理学评分	PCNA蛋白表达阳性率/%
正常对照组	6	0.92 ± 0.20	20.83 ± 2.99
银屑病模型组	6	6.42 ± 0.49	63.17 ± 5.47
选模后观察组	6	6.17 ± 0.26	62.00 ± 4.85
造模后对照组	6	6.00 ± 0.32	60.17 ± 5.96
低剂量姜黄组	6	4.25 ± 0.27	43.50 ± 2.90
高剂量姜黄组	6	1.75 ± 0.42	25.50 ± 3.74

高尚璞根据银屑病中，核转录因子κB（NF-κB）呈高表达，它是细胞凋亡的主要控制蛋白，具有促进细胞分裂增殖作用，与银屑病的角质形成细胞过度增殖有显著相关性，而姜黄素和抑制NF-κB活化有关，为此人们研究了姜黄素能否抑制皮肤角质形成细胞增殖，其机制是否与NF-κB具有相关性。研究采用291小鼠正常角质形成细胞，常规培养至90%融合，分别加入5、10、15、20、25μmol/L的姜黄素，继续培养3h和6h，MTT法检测不同浓度姜黄素，291细胞增殖情况，在常规培养291细胞中，分别加入肿瘤坏死因子（TNF-α）20ng/mL和姜黄素20μmol/L，继续培养3h，显微镜下观察细胞形态和活性，并分析各组细胞NF-κB及IκBα蛋白表达情况。结果如图6-23所示。

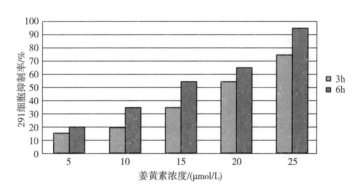

图6-23 姜黄素的剂量和时间对291细胞增殖的影响

显微镜下观察发现，姜黄素作用291细胞3h后，细胞收缩，形态变圆，单个视野死亡细胞数增加，姜黄素组细胞吸光度下降（表6-89）。各组NF-κB相对灰度值和IκBα蛋白表达如表6-90所示。

表6-89 姜黄素和TNF-α对291细胞增殖的影响

组 别	n	吸光度（490nm）
空白组（仅有细胞培养液）	8	0.392 ± 0.012
姜黄素（20μmol/L）	8	0.232 ± 0.037
TNF-α组（20ng/mL）	8	0.433 ± 0.025
姜黄素+TNF-α组（20μmol/L+20ng/mL）	8	0.348 ± 0.019

表6-90 姜黄素和TNF-α对各组NF-κB和IκBα表达的影响

组别	n	NF-κB	IκBα
空白组	8	0.493 ± 0.079	0.453 ± 0.028
姜黄素组	8	0.415 ± 0.046	0.711 ± 0.153
TNF-α	8	0.737 ± 0.134	0.484 ± 0.035
姜黄素+TNF-α组	8	0.509 ± 0.115	0.683 ± 0.121

从上面三组研究数据可看出，不同浓度范围内姜黄素（5~25μmol/L）随剂量增加，时间增长（3~6h），姜黄素抑制291细胞增殖效应在逐渐增强。由于肿瘤坏死因子α（TNF-α）在银屑病中起着重要的促推作用，可使NF-κB活化，并大量复制增殖。姜黄素可降低291细胞中NF-κB蛋白的表达，提高IκBα蛋白表达，这是姜黄素抑制角质形成细胞增殖的机制之一。此外，于春水等研究了姜黄素可抑制人永生化表皮细胞（HaCaT）细胞中维母细胞生长因子10（FGF10）mRNA的转录和FGF10蛋白的翻译。正是由于姜黄素这样的抑制作用，减少了角质细胞的生长和增殖，缓解了银屑病症状。关于姜黄素治疗银屑的小鼠试验研究还有很多，可查阅有关文献。

2. 姜黄素用于银屑病的临床研究及对NF-κB的影响

银屑病是一种由多基因遗传决定的，多环境因素刺激诱导的慢性免疫相关性炎症性皮肤病。张颖鹏等采用姜黄的水提取物进行治疗银屑病的临床试验。（这就需要考虑不同地区、不同季节、不同品种姜黄原料所含活性成分的差异对银屑病治疗的影响）

（1）试验方法 选取临床确诊为寻常型银屑病患者（近2个月未系统用药治疗）30例。给药方式:每日用姜黄50g（其中含总姜黄素2.5%），煎水200mL，分2次口服，疗程为2个月，服药期间避免感染、劳累、精神紧张及辛辣刺激食物等诱发因素，不服用或外用其他治疗银屑病药物。记录治疗前和2个月疗程治疗中的皮损情况，进行银屑病皮损面积和严重程度指数（PASI）评分，观察临床疗效。同时对皮损组织，使用RT-PCR法检测，并用NF-κB mRNA表达。

（2）试验结果 30例患者PASI评分和NF-κB mRNA表达如表6-91所示。

表6-91 姜黄用于银屑病PASI评分及NF-κB mRNA表达

	PASI评分	NF-κB mRNA表达
使用姜黄前	25.8 ± 7.9	0.792 ± 0.11
使用姜黄后	14.2 ± 4.3	0.402 ± 0.08

从表6-91中可以看出，治疗后PASI评分明显下降，这说明姜黄对银屑病有改善作用。研究认为，姜黄的主要活性物质为姜黄素，姜黄素在体外可明显抑制人角质形成细胞的增殖，可降低银屑病患者磷酸酶激酶活性，从而治疗银屑病。NF-κB是细胞内重要核转录因子，是细胞激活的标志，姜黄素降低 NF-κB mRNA表达，减低NF-κB活化，阻断NF-κB与一氧化氮酶的结合，从而对银屑病皮损的改善和治疗。此外研究还发现，治疗中，无1例产生不良反应，仅6.6%患者（2/30）出现轻度皮肤瘙痒。结论是姜黄素是值得研究的一种治疗银屑病的安全药物。

（二）增生性瘢痕和瘢痕疙瘩

增生性瘢痕（HS）是人体外部皮肤遭到破坏后，损伤部位周围的正常组织在一系列刺激下过度生长，形成高出周围皮肤、颜色发红、质地坚硬的病理组织结构，可出现挛缩、瘙痒、疼痛等不适症状，不仅影响美观，而且给患者带来了极大痛苦。增生性瘢痕形成后的高度明显高于周围皮肤，生长超过原来损伤边缘，向周边侵袭性生长的部分称之为疙瘩。瘢痕疙瘩在生长方面特点与肿瘤十分相似，故属于良性肿瘤范畴。目前治疗增生性瘢痕的方法有很多种，包括药物、手术、理疗等，但仍无一种方法能达到完全治愈的效果。治疗增生性瘢痕的药物有糖皮质激素、抗代谢药、抗组胺药等，这些化学药物因易复发，副作用严重等情况限制了临床使用。这样，从天然药物中寻求有效防治药物，就受到了更多的重视。

1. 姜黄素减轻兔耳增生性瘢痕作用的研究

周曙研究了姜黄素减轻兔耳增生性瘢痕的作用。研究使用12只体重为2.0～2.7kg的新西兰大白兔为试验对象。正常饲养3d后，进行兔耳增生性瘢痕疾病造模，先用3g/100mL戊巴比妥钠水溶液从耳缘静脉缓注，全麻后，避开可见血管，用打孔器钻出4个直径1cm的圆形全层皮肤缺损创面，去除软骨膜，创面不做特殊处理，使其自然恢复，术后2周可观察到皮肤产生增生组织，4周后增生达最高。实验分为6组，A组：正常皮肤对照组，B组：未给药的瘢痕模型组，C组：康瑞保阳性药对照组，D组：2.5%姜黄素用药组，E组：5%姜黄素用药组，F组：10%姜黄素用药组。术后28d开始用药，0.1g/次，1次/d，连续用药28d。姜黄素用药配方：姜黄素、凡士林、液体石蜡三组比例分别为0.25:7.75:2，0.5:7.5:2，1:7:2。用药结束后，全麻，标本切片，再染色处理，检测各项指标：①瘢痕增生指数（HI）=瘢痕最高点与表面之间垂直距离/周围正常组织与表面垂直距离。②成纤维细胞数密度（NA）。③胶原纤维面积密度（AA）。研究结果表明：外部观察，经药物治疗28d后，药物组和瘢痕模型组比较，增生性瘢痕体积缩小，厚度变薄，表面趋平，硬度变软，色泽变浅。效果尤以10%姜黄组和康瑞保组效果明显。指标检测如表6-92所示。

表6-92 各组用药对兔耳瘢痕增生指数、成纤维细胞数密度，胶原纤维面积密度的影响

组别	瘢痕增生指数（HI）	成纤维细胞数密度（NA）	胶原纤维面积密度（AA）
正常对照组（A）	1.01±0.02	5.88±1.89	40.13±2.19
瘢痕模型组（B）	2.43±0.21	25.12±2.00	82.69+2.30
康瑞保用药组（C）	1.52±0.20	9.06±1.95	52.75±2.46
2.5%姜黄素用药组（D）	2.20±0.19	16.25±2.14	67.31±2.65
5%姜黄素用组（E）	1.70±0.15	16.31±1.92	6.681±1.97
10%姜黄素用药组（F）	1.42±0.16	16.06±2.14	53.50±2.61

从表6-92可以看出，姜黄素具有明显治疗增生性瘢痕的作用，用量10%姜黄素可与康瑞宝药效相当。

2. 姜黄素对人增生瘢痕和瘢痕疙瘩成纤维细胞抑制作用的研究

胡晓龙等认为机体在受到创伤之后，成纤维细胞（FB）是创面愈合的主要修复细胞之一，它在创面修复过程中活化、增殖。合成胶原及分化的异常直接导致增生性瘢痕和瘢痕疙瘩。研究以增生性瘢痕成纤维细胞（HSFB）和瘢痕疙瘩成纤维细胞（KFB）为对象，对姜黄素对其生物作用做了研究并以此阐述了姜黄素辅助治疗HS的机制。

（1）姜黄素对体外培养HSFB的抑制作用研究 从经临床和病理确诊患病6个月～1年的5例患者，手术取增生性瘢痕标本切成小块，去除皮下脂肪、血凝块及表皮，按规定方法加培养液，常规培养，传代，实验选用第3～6代细胞。姜黄素以二甲基亚砜溶解，试验不同浓度24h作用效果，5μmol/L组，10μmol/L组和20μmol/L组。采用MTT法测定细胞增殖，以酶标仪于490nm处测吸光度，如表6-93所示。利用流式细胞仪结合Annexin V-PI标记法测定HSFB凋亡率，如表6-94所示。利用实时荧光法RT-PCR检测细胞Ⅰ、Ⅲ型前胶原及Bcl-2 mRNA表达量变化。如表6-95所示。

表6-93 姜黄素对HSFB的抑制作用

组别	对照组	5μmol/L姜黄素组	10μmol/L姜黄素组	20μmol/L姜黄素组
吸光度	0.432±0.030	0.350±0.034	0.302±0.012	0.243±0.039

表6-94 姜黄素对HSFB作用后24h细胞凋亡率

组别	对照组	5μmol/L姜黄素组	10μmol/L姜黄素组	20μmol/L姜黄素组
细胞凋亡率/%	2.0	4.0	12.0	50.0

表6-95 姜黄素对细胞Ⅰ、Ⅲ型前胶原及BcL-2mRNA表达量的影响

组别	Ⅰ型前胶原mRNA表达	Ⅲ型前胶原mRNA表达	Bcl-2 mRNA表达
对照组	1.17 ± 0.05	1.4243 ± 0.0397	1.8358 ± 0.1486
5μmol/L姜黄素组	0.9308 ± 0.018	1.109+0.037	1.6916 ± 0.0755
10μmol/L姜黄素组	1.0148 ± 0.026	0.9615 ± 0.0167	1.7136 ± 0.0425
20μmol/L姜黄素组	0.6848 ± 0.0268	0.7934 ± 0.022	0.8498 ± 0.0197

　　从表6-93、表6-94、表6-95中可看出姜黄素可明显抑制HSBF的生长，且抑制效果呈显著的浓度依赖关系。由于姜黄素抑制了HSBF的增殖和活性，从而抑制了HS的生长。同时表明姜黄素能降低细胞内Ⅰ、Ⅲ型前胶原mRNA表达量。Bcl-2基因是凋亡抑制基因，它对细胞增殖虽无明显作用，但能延长细胞寿命，姜黄素明显减少Bcl-2 mRNA的表达，促进了瘢痕的细胞凋亡，成为了抑制瘢痕的机制之一。

　　（2）姜黄素对体外培养KFB的抑制作用研究　　研究选用了确诊有瘢痕疙瘩的5例年青患者，1个月内未予任何外用药物治疗，2年内未接受药物注射、放疗和外科治疗。手术切下瘢痕疙瘩皮肤组织，经过漂洗、消毒，进行常规消化、传代。实验选用3~6代细胞、姜黄素用量分组按（1）所述方法进行，应用MTT法测定姜黄素48h对KFB增殖及KFB上清液中胶原含量变化，结果如表6-96所示。利用实时荧光法RT-PCR测定各组24h后Ⅰ型、Ⅲ型前胶原及结缔组织生长因子（CTGF）mRNA表达影响，结果如表6-97所示。

表6-96 姜黄素对KFB和KFB胶原分泌的抑制影响

组别	KFB细胞增殖/（490nmOD值）	KFB上清细胞胶原含量/（550nmOD值）
对照组	0.436 ± 0.019	0.148 ± 0.007
5μmol/L姜黄素组	0.363 ± 0.021	0.121 ± 0.005
10μmol/L姜黄素组	0.312 ± 0.006	0.095 ± 0.005
20μmol/L姜黄素组	0.153 ± 0.004	0.078 ± 0.002

表6-97　姜黄素对细胞Ⅰ、Ⅲ型前胶原CTGF mRNA表达量的影响

组别	Ⅰ型前胶原mRNA表达	Ⅲ型前胶原mRNA表达	CTGF mRNA表达
对照组（0μmol/L）	1.17±0.050	1.159±0.0275	1.012±0.0236
5μmol/L姜黄素组	0.922±0.102	0.6939±0.0401	0.629±0.0318
10μmol/L姜黄素组	0.609±0.062	0.2373±0.102	0.6275±0.0316
20μmol/L姜黄素组	0.490±0.055	0.2335±0.0069	0.5736±0.0429

　　上述研究表明，姜黄素对KFB生长增殖有抑制作用且与剂量呈明显相关性，并能有效抑制细胞胶原的合成，同时姜黄素对CTGF蛋白mRNA表达有抑制作用，瘢痕疙瘩中有广泛分布的表达，CTGF mRNA的成纤维细胞，尤其在瘢痕外周扩展区域表达明显增强。姜黄素正是通过抑制CTGF mRNA的表达，来抑制瘢痕疙瘩发展的。此外，康建毅等也研究了不同浓度姜黄素（12.5μmol/L，25μmol/L，50μmol/L，100μmol/L）对人HS成纤维细胞（FB）增殖和胶原合成的影响，结果也表明较高浓度的姜黄素能有效抑制HS成纤维细胞增殖和Ⅰ型胶原合成，对HS具有一定疗效。

　　综上所述，需要郑重说明的是，姜黄虽然自古以来就是一种中药，虽然受到许多研究者的关注，先后发表的论文也有数千篇，但姜黄素用于医药方面还处于研究阶段。本书中介绍的也都是研究者们真实的试验数据，决无妄自结论，但总的来说，这些研究还是分散的，局部的。目前国内尚无一家权威机构对姜黄素在医药方面的应用做出系统、全面的研究，我国至今尚未正式批准为临床用药。所以切勿根据一篇论文的介绍就使用姜黄素治病，这样可能产生误用。正式使用，必须待国家正式批准姜黄素为临床用药才可，为此，还需做大量、细致、科学的试验研究。

　　需要告诉读者的是，上海中医药大学附属普陀医院多年来致力于姜黄素的研究。在中西医学方面累积了相当数量的文章及课题，有需更多了解姜黄素在医药应用研究的读者可自行联系，以便了解更多研究情况。

参考文献

［1］施文荣，刘艳. 姜黄素抗肿瘤作用研究情况. 中国药学杂志，2004，39（3）：164-167.

［2］郑珺，陈红. 姜黄素的药理作用及临床应用. 海峡药学，2001.23（3）：84-86.

[3] 王晓霞，刘卫东. 姜黄素药理学研究进展. 北方药学，2010，7（2）：30–33.

[4] 潘园凤，张晓东，朱晓新. 姜黄素抗肿瘤作用及其机制研究最新进展.

[5] 韩金荣，张林西. 姜黄素抗肿瘤作用机制. 国际肿瘤学杂志，2013，40（11）：823–825.

[6] 唐春蓝，杨和平. 姜黄素抗肿瘤作用分生生物学机制研究进展. 重庆医学，2006，35（6）：555–558.

[7] 潘国凤，张晓东，朱晓新. 姜黄素抗肿瘤作用及其机制研究最新进展，中药药理与临床，2007，23（5）：247–249.

[8] 廖丽荣，孙莉. 姜黄素抗肺癌作用研究医药前沿. 2013，4：80–81.

[9] 陈健，张华，张颂文，等. 姜黄素治疗乳腺癌的研究进展. 中华乳腺病杂志，2013，7（2）：117–121.

[10] 吴晓健，吴凯南. 姜黄素对人乳腺癌MCF–7细胞抗增殖作用研究. 第三军医大学学报，2006，28（18）：1870–187.

[11] 韦达. 姜黄素诱导人乳腺癌细胞MCF–7凋亡及其机理的研究. 博士学位论文，南京中医药大学，2008.

[12] 何静. 姜黄素对乳腺癌MCF–7细胞增殖，侵袭性及VEGF–C表达的影响. 硕士学位论文，南昌大学，2011.

[13] 李静，曹友德，江进. 姜黄素对乳腺癌MDA–MB–231细胞侵袭的抑制作用. 中国生物制品杂志，2013，26（11）：1610–1613.

[14] 杨光，杨宇，曾宪阳. 姜黄素协同阿霉素抑制乳腺癌细胞生长的作用及其机制. 武警医学2013，24（6）：474–477.

[15] 郑召岭. 姜黄素抗炎及免疫调节作用研究进展. 山西中医，2008，24（3）：8–51.

[16] 赵革平，次兴德、洪行球，等. 姜黄醇提取物对血管平滑肌细胞增殖的影响[J].浙江中医学院学报1999，23（3）：21–23.

[17] 郝宪恩，王鑫淼，宁翠淼，等. 姜黄素对大鼠实验性脑梗死面积的影响[J]..中华实用中西医杂志，2002，15（2）：255–257.

[18] 李作孝，李小刚，熊先骥. 姜黄素对脑出血患者自由基形成影响的研究[J].中华老年心血管病杂志，2002，4（3）：179–182.

[19] 陈磊磊，龙明智，杨季明，等. 姜黄素对血管损伤后内膜增生的影响[J]. 现代中西医结合杂志，2003，12（18）：1944–1945.

[20] 俞盛，金建生. 姜黄素对糖尿病及其微血管病变治疗研究进展. 医学综述，2007，13（19）：1496–1498.

[21] 张颖，曹洪，张昌军. 姜黄素抑制子宫骨内膜异位症微血管密度的实验研究. 时珍国医国药，2008，19（8）：1979–1981.

[22] 张鹏，黄海琼，姜桢. 姜黄素对大鼠微血管平滑肌细胞增殖的影响. 中国分子心脏病学杂志，2010.5.

[23] 赵鹏，蔡辉. 姜黄素抗血管新生作用研究进展. 医学临床研究，2011，28（7）：1047–1049.

[24] 王岩，张博，李建华. 姜黄素对肾脏保护作用机制的研究进展[J]. 中国现代医生，2009，47（35）：23–25.

[25] 于嵩. 姜黄素对帕金森病及阿尔茨海默病神经元保护作用的实验研究. 博士学位论文，中国医科大学，2010.

[26] 杜希恂. 姜黄素对6–OHDA诱导的多巴胺神经元损伤的保护作用. 硕士学位论文，青岛大学，2009.

[27] 陈思砚，潘静，陈生弟. 姜黄素在神经系统疾病治疗中的应用. 上海交通大学学报（医学版），2010，30（6）：732–734.

[28] 黄志凌，肖波，王蓉，等. 姜黄素对癫痫持续状态后海马内质网应激相关分子表达的影响[J]. 中国神经免疫学和神经病学杂志，2007，14（3）：141–145.

[29] 黄志凌，肖波，谭利明，等. 姜黄素对癫痫持续状态致大鼠海马神经元程序化死亡的影响[J]. 中国康复医学杂志，2006，21（7）：590–592.

[30] 王莉，曹毅. 姜黄素防治皮肤病的研究. 中国皮肤性病学杂志，2011，25（8）：639–641.

[31] 于春水，眭维耻，林茂，等. 姜黄素对HaCat细胞中成纤维细胞生长因子10影响的试验研究[J]. 实用皮肤学杂志，2008，1，（4）：204–206.

[32] Kurd SK，Smith N，vanvoorhees A，et al.Oral curcumin in the treatment of moderate to severe psoriasis vulguris: A Prospective clinical frial[J].J Am Acad Dermatol，2008，58（4）:625–631.

[33] 邱实，谭升顺. 姜黄素对人黑素瘤A375细胞增殖及凋亡的影响[J]. 中国皮肤性病学杂志，2009，23（11），707–709.

[34] 周曙，金海蓉，胡晋红. 姜黄素在皮肤外伤修复中的作用机制研究进展医学综述. 2015，21（16）：2983–2985.

[35] 康顺爱. 姜黄素抗紫外线辐射损伤保护作用及其机制. 博士学位论文，吉林大学公共卫生学院，2009.

[36] 康建毅，黄宏，朱方强，等.姜黄素对人增生性瘢痕成纤维细胞生长及功能的影响. 中国中西医结合杂志2009年12月，29（12）：1100–1103.

[37] 胡晓龙. 姜黄素对增生性瘢痕和瘢痕疙瘩成纤维细胞的生物作用. 硕士学位论文，第四军医大学西京医院烧伤中心，2008.

[38] 陈文星，刘乐平. 李璘等姜黄素抗抑郁作用及其机制研究. 中药新药与临床药理，2006.

[39] 徐英，库宝善，姚海燕，等. 姜黄素的抗抑郁作用. 中国临床康复，2005.

[40] 张立康，汪小珍，李婉姝，等. 姜黄素在大鼠体内药代动力学和生物利用度研究. 中国药理学通报，2011，27（10）：1458–1462.

[41] 王旗，王爨. 姜黄素的代谢研究. 中国药理学通报，2003，19（10）：1907–1101.

[42] 李霁. 姜黄素血浆样品的高能量液相色谱定量分析及其药代动力学研究. 硕士学位论文，第二军医大学，2010.

[43] 温彩霞，许建华，黄秀旺. 姜黄素在小鼠体内各脏器的药代动力学研究. 中药药理与临床，2007，23（4）：26–26.

[44] 张庆云，莫曾南，姜黄素生物利用度研究进展. 中国药房，2009年20（33）2631–2633.

[45] Lao，CD，Ruffin MT.Normolle D，et al.Dose escalation of a curcuminoid formulation[J]，BMC Complement Alfern Med，2006，6（4）:10.

[46] Ravindranath V, Chandrasekhara N.Invitro studies on the intestinal absorption of curcumin in rats.Toxicology 1981, 20（2~3）:251–257.

[47] 王胜. 姜黄素固体分散体生物利用度检测及其抗胃溃疡药理研究. 硕士学位论文, 中山大学, 2005.

[48] 汪小珍. 姜黄素在大鼠体内生物利用度研究. 硕士学位论文, 温州医学院, 2011.

[49] 王金蕊. 提高难溶性口服药物生物利用度方法研究. 首都医药, 2011: 52–53.

[50] 张庆云, 莫曾南. 姜黄素生物利用度研究进展. 中国药房, 2009, 20（33）, 2631–2633.

[51] 毛华, 许小红. 新型制剂技术提高姜黄素生物利用度的研究进展. 成都医学院报, 2014, 9（5）: 632–634.

[52] 呼日乐巴根. 胡椒碱的药理作用研究情况. 中国民族医药杂志, 2009: 68–70.

[53] 王秀梅, 彭文兴. 胡椒碱可提高药物生物利用度的作用机制研究进展. 中国临床药理学杂志, 2010, 26（6）: 471–473.

[54] 王秀梅. 胡椒碱对人体内姜黄素药代谢动力学的影响. 硕士学位论文, 中南大学, 2010.

[55] 曾晓会. 胡椒碱对姜黄素代谢和调脂效应的影响. 博士学位论文, 广州中医药大学, 2009.

[56] 陈建平. 右旋龙脑促进姜黄素类化合物抑制HepG2肝癌细胞增殖的分子机制研究. 华南理工大学, 博士学位论文, 2015.

[57] 张彩云, 易加明, 袁慧玲, 等. 姜黄素及其制剂的药代动力学研究. 安徽医药, 2014, 6（18）: 1–3.

[58] 张军、郭卫、翟光喜. 姜黄素剂型的研究概况. 食品与药品, 2010, 12（3）: 133–135.

[59] 毛华, 许小红. 新型制剂技术提高姜黄素生物利用度的研究进展. 成都医学院学报 2014, 9（5）:632–634.

[60] 许汉林, 孙芸, 邵继征, 等. 不同方法制备姜黄素脂质体的研究. 中国中医药信息杂志, 2006, 13（7）: 51–54.

[61] 张新芹. 微囊化提高姜黄素稳定性的研究. 黑龙江医药, 2008, 21（6）: 35–37.

[62] 曾晓会, 陈玉兴, 赵自明, 等. 姜黄素微囊在大鼠体内的药代动力学研究. 中国实验方剂学杂志, 2010, 16（2）: 107–109.

[63] 杨汝磊, 王征. 姜黄素的水溶性药物递送系统的研究进展. 国际药学研究杂志. 2012, 39（4）: 303–305.

[64] 吴学梅, 张晶, 许建华, 等. 姜黄素自微乳化给药系统的体内外评价. 福建医科大学学报, 2010, 3.

[65] 石磊, 王汝上. 姜黄素自微乳在Beagle犬体内的药动学分析. 中国实验方剂学杂志, 2014, 20（12）: 133–136.

[66] 国大亮, 朱晓薇, 张艳军. 姜黄素自微乳颗粒的研究. 齐鲁药事, 2012, 31（6）: 316–318.

[67] 李治芳, 王莉, 李玉. 姜黄素微乳凝胶的制备. 宁夏医科大学学报, 2015, 37（3）349–351.

[68] 韩刚, 范颖, 翟冠钰, 等. 姜黄素滴丸在大鼠体内药代动力学研究中成药. 2009, 31

（3）：377–379.

［69］陈毅文，张玲. 姜黄素纳米制剂的研究进度. 医学综述，2014，20（2）.

［70］牛静. 姜黄素纳米脂质体内的制备及性质研究. 硕士学位论文，南昌大学食品学院，2015.

［71］高艳. 姜黄素纳米混悬剂的研究. 硕士学位论文，山东大学，2010.5.

［72］苏旬. 姜黄素脂质立方液晶纳米粒的研究. 硕士学位论文，山东大学，2012.

［73］忻志鸣，叶根深. 纳米粒制剂研究进展. 中国药业，2010，19（16）：14–17.

［74］高凌燕，屠锡德，周建平. 纳米粒给药系统制备的研究进展. 药学与临床研究，2007，15（3）：179–181.

［75］胡宏伟，李剑勇，吴培星，等. 纳米乳在药剂学中的研究进展及其应用. 湖北农业科学，2009，48（4）：747–749.

［76］杨雪峰，赵坤，姜金庆. 纳米乳给药系统的应用，广东农业科学，2011，7：125–127.

［77］谢洁红，夏书芹，张晓鸣. 姜黄素纳米复合物的制备与表征. www.doc88.com，2014.

［78］李松霖，谭群友，王如文，等. 新型姜黄素纳米粒对Lewis肺癌细胞增殖，凋亡的影响. 第三军医大学学报，2015.

［79］段菁华. 姜黄素聚氰基丙烯酸正丁酯纳米粒抗癌活性及逆转多药耐药研究. 博士学位论文，中南大学，肝脑外科研究中心，2011，5.

［80］武莹，杨建设. 姜黄素偶联O–羧甲基壳聚糖纳米粒的制备及抗癌活性考察. 中国实验方剂学杂志，2013，10月，19（19）：1–3.

［81］张李巧，栾立标，吴炎，等. 姜黄素CTPP–PEG–PCL胶束的制备及体外评价. 中国中药杂志，2013，38（13）：2109–2114.

［82］陈小会，蒋福升，马哲龙，等. 新型姜黄素纳米粒制备，表征及体外抗肿瘤活性评价. 医学研究杂志，2012，41（6）：42–47.

［83］赵小静. 阿霉素—姜黄素共输送脂质纳米载药系统抗肝癌研究. 博士学位论文，华中科技大学，2015.

［84］王婷. 姜黄素纳米层状双氢氧化物复合物的制备及其性能研究. 硕士学位论文，冈济大学.

［85］罗志慧，杨洪钦，何逸鹏，等. 姜黄素纳米粒子抑制乳腺癌细胞MCG–7活性的光学检测. 福建师范大学（自然科学版），2014，30（3）：43–46.

［86］高艳. 姜黄素纳米混悬剂的研究. 硕士学位论文，山东大学，2010.

［87］黄振华. 负载姜黄素的海藻酸酯纳米粒的制备，表征及功能评价. 硕士学位论文，中国海洋大学生命学院，2012.

［88］毕超，王言才，陈修平，等. 姜黄素纳米混悬液的抗癌活性及细胞摄取研究. 中药新药与临床管理，2013，24（4）：416–421.

［89］陈通克. 姜黄素纳米制剂对肿瘤细胞体外抑制作用及其机制探讨. 硕士学位论文，温州医学院，2013.

［90］潘洪明，费洪新，卢长方，等. 姜黄素纳米微粒对体外胃癌MGC803细胞凋亡机制的影响. 中国医学导报，2012，9（29）：16–20.

［91］邓舒婷，甘霖，周琦，等. 固体脂质纳米姜黄素联合顺铂对卵巢癌SKOV3的增殖及Bax/

Bcl-2蛋白表达的实验研究. 重庆医科大学学报，2011，36（6）：650-653.

[92] 邓舒婷，徐建业，李蓉，等. 紫杉醇联合固体脂质体纳米姜黄素对人卵巢癌HO-8910细胞的抑制作用研究. 中国药房，2013，24（19）：1756-1759.

[93] 王海鸥. 载硫酸长春碱/姜黄素的聚合物纳米粒给药系统研究. 硕士学位论文，重庆医科大学药学院，2011.

[94] 董静文. PLGA载姜黄素纳米粒对人宫颈癌Hela细胞的抑制作用及机制探究. 博士学位论文，中南大学湘雅医学院，2012.

[95] 张燕. 负载姜黄素的纳米胶束对宫颈癌的抑制作用研究. 硕士学位论文，四川医科大学，2015.

[96] 钟思文，陈方敏，石家齐，等. 姜黄素-聚乳酸-羟基乙酸共聚物纳米粒对前列腺癌PC-3细胞的研究. 中华实验外科杂志，2015，32（12）：3208-3209.

[97] 高洁，李博华. 靶向抗肿瘤纳米药物研究进展. 中国医药生物技术，2008，3（2）：143-145.

[98] 房嫣，彭倩雯. 药物制剂靶向性评价方法研究进展. 中国药师，2013，16（8）：1232-1234.

[99] 孙辉，高萌，蒋妮，等. 姜黄素PLGA-TPGS纳米粒的制备和质量评价. 大连医科大学学报，2013，35（5）：438-441.

[100] 孙晓红，李德灶，高萌，等. 姜黄素PLGA-TPGS纳米粒在小鼠体内分布及肝靶向性研究. 大连医科大学学报，2015，37（3）：237-241.

[101] 张继芳. 沉淀法制备两种脂溶性抗癌中药聚乳酸纳米粒的比较及其肝靶向性研究. 硕士学位论文，四川大学，2005.

[102] 张华. 姜黄素蛋白纳米给药系统的研究. 硕士学位论文，重庆医科大学药学院，2012.

[103] 曹丰亮. 姜黄素肺靶向明胶微球的研究. 硕士学位论文，山东大学，2009.

[104] 方敏. 姜黄素纳米结构脂质载体的制备及其靶向性研究. 博士学位论文，华中科技大学，2013.

[105] 孙敏. 姜黄素聚氰基丙烯酸丁酯纳米粒的研究. 硕士学位论文，山东大学，2011.

[106] 肖衍宇，陈曦，邹浪，等. 乳铁蛋白修饰纳米脂质载体的制备及其脑靶向评价. 中国药效杂志，2013，48（20）：1755-1760.

[107] 项松涛，赵明，史现勋，等. RDP多肽修饰的姜黄素隐形脂质体脑靶向作用的研究. 中国药理学通报，2015，31（8）：1136-1141.

[108] 宋智梅. 姜黄素PLGA-PEG-PLGA载药胶束的研究. 硕士学位论文，山东大学，2011.

[109] 张卫民，徐纪平，黄文. 姜黄素对胰腺癌细胞体外生长及其细胞周期的影响. 中国热带医学，2008，8（12）：2115-2116.

[110] 庞慧芳. 姜黄素对胰腺癌细胞增殖，凋亡及上皮间质转化的影响. 硕士学位论文，华中科技大学，2013.5.

[111] 陈龙佩，吴杰，孟颖等，姜黄素对胰腺癌细胞PANC-1体外侵袭转移的影响. 现代仪器与医疗，2015，4，1-3.

[112] 李立方. 姜黄素对人胰腺癌细胞1990SW增殖及凋亡的影响及其机制研究. 硕士学位论文，河南大学，2014.

[113] 方斌斌. 姜黄素通过上调MIR-7抑制人胰腺癌细胞生长的机制研究. 硕士学位论文, 蚌埠医学院, 2015.5.

[114] 刘民. 姜黄素对前列腺癌PC-3M细胞作用的实验研究. 博士学位论文, 吉林大学.2007.4月.

[115] 杨磊, 陈立军, 谢红, 等. 姜黄素对前列腺癌LNCap细胞PSA生成及AR表达的影响. 武警医学院学报, 2006, 15（2）: 85-87.

[116] 石磊. 姜黄素对乙型糖尿病大鼠血糖的影响. 河北医学, 2008, 14（10）: 1195-1197.

[117] 陈洁, 乐江. 姜黄素与格列本脲联用对乙型糖尿病大鼠糖代谢的影响及其机制. 中国药师, 2014, 17（6）: 912-914.

[118] 陆苗苗. 姜黄素对db/db小鼠糖尿病肾病的治疗作用. 硕士学位论文, 中南大学, 2011, 5.

[119] 田华, 胡灵卫, 张玉霞, 等. 姜黄素对糖尿病肾病大鼠肾脏抗氧化应激作用及保护机制. 中国临床药理学杂志, 2013: 457-459.

[120] 高巍, 张雪梅, 朱路甲. 姜黄素对糖尿病大鼠氧化应激的影响. 中国食品添加剂, 2013: 88-90.

[121] 于冬青. 姜黄素对糖尿病大鼠肾脏的保护作用及机制研究. 博士学位论文, 重庆医科大学, 2005.

[122] 陈果, 黄葱葱, 党江坤, 等. 姜黄素对糖尿病神经病理性痛大鼠脊髓和背根神经节神经细胞凋亡的影响. 中华麻醉学杂志, 2011, 31（4）: 435-437.

[123] 革炜. 姜黄素治疗糖尿病周围神经痛的临床观察. 硕士学位论文, 温州医学院, 2012.

[124] 刘娟. 姜黄素对糖尿病大鼠视网膜中巨噬细胞游走抑制因子（MIF）表达的影响及意义. 硕士学位论文, 南昌大学医学院, 2010.

[125] 刘忠和, 余薇, 刘超, 等. 姜黄素对糖尿病大鼠心肌的保护作用. 中国病理生理杂志, 2014, 30（4）: 725-728.

[126] 徐秋玲, 金秀东, 张绪东, 等. 姜黄素对糖尿病大鼠心肌NF-KB的影响和机制研究. 辽宁中医杂志, 2013.

[127] 金科. 姜黄素对链脲霉素诱导糖尿病大鼠心肌MMP-2表达的影响. 广东医学, 2010, 31（20）: 2636-2638.

[128] 宋露萍, 廖瑞芳. 姜黄素治疗动脉粥样硬化性心血管疾病的研究进展. 中南医学科学杂志, 2013, 41（4）: 417-419.

[129] 许灿新, 王春, 廖瑞芳, 等. 姜黄素通过阻断核因子-KB减少培养的人内皮细胞中白介素-1β诱导的内皮脂酶的表达[J]. 中国药理学通报, 2008, 24（1）: 75-79.

[130] 陈瑶. 姜黄素对酒精性肝病大鼠Cathepsin B 和CystatinC表达的影响. 硕士学位论文, 武汉科技大学附属天佑医院, 2011.

[131] 尹蓉. 姜黄素对酒精性肝损伤保护作用的实验研究. 硕士学位论文, 兰州大学, 2008.

[132] 谭德安、府伟灵, 周智广, 等. 姜黄素治疗大鼠非酒精性脂肪肝病的实验研究. 重庆医学, 2007, 36（16）: 1626-1628.

[133] 陈其慧. 姜黄素对非酒精脂肪性肝病大鼠PGC1α基因的去甲基化和治疗作用. 硕士学位论文, 广州医科大学, 2013.

[134] 张航，孙守才，宋健，等. 姜黄素治疗慢性乙型肝炎肝纤维化临床疗效观察. 现代中医药，2007，27（3）：3–6.

[135] 胡珊珊. 姜黄素对阿尔茨海默病模型大鼠海马神经元内质网应激的影响. 硕士学位论文，中南大学湘雅二医院，2014.

[136] 李娟，聂晶，张敏. 姜黄素对阿尔茨海默病（AD）模型大鼠抗痴呆作用研究. 医学研究杂志，2013，42（6）：173–175.

[137] 彭云. 姜黄素对阿尔茨海默病模型大鼠海马神经元自噬的影响. 硕士学位论文，中南大学，2013.

[138] 陈晓培，王虹，李瑞晟，等. 姜黄素对阿尔茨海默病小鼠海马InR和IGF1R表达的影响. 中国实验动物学报，2013，21（1）：27–29.

[139] 王琦，刘瑜琦. 姜黄素对阿尔茨海默病发病机制作用的研究进展. 中国老年学杂志，2014，34（5）：2911–2913.

[140] 于嵩. 姜黄素对帕金森病及阿尔茨海默病神经元保护作用实验研究. 博士学位论文，中国医科大学，2010.

[141] 赫杨杨. Micro PET/CT受体显像在中药姜黄素治疗帕金森病模型鼠中的实验研究. 硕士学位论文，河北医科大学，2012.

[142] 文帅，梁日生，杨卫忠. 姜黄素神经保护作用与癫痫. 国际神经学神经外科学杂志，2010，37（1）：46–48.

[143] 李鑫. 姜黄素抗癫痫作用及机制的初步研究. 硕士学位论文，复旦大学附属中山医院，2009.

[144] 王娜，佟凤兰，曾常茜. 姜黄素对海人酸致痫大鼠PI3K/Akt/mTOR通路调节作用的实验研究. 中国中医药科技，2015，22（5）：534–536.

[145] 王任烨. 几种多酚类化合物的抗抑郁作用及可能机制研究. 硕士学位论文，温州医学院，2007.

[146] 陈文星，刘乐平，李璘，等. 姜黄素抗抑郁作用及其机制研究. 中药新药与临床药理，2006，17（5）：317–320.

[147] 宋玮，王明臣. 姜黄素抗抑郁作用及其机制分析. 临床研究，2015，3：60–61.

[148] 王卿. 姜黄素抗抑郁作用的临床调查. 中国中医药，2014，12（10）：145–146.

[149] 商玮，赵凌杰. 赵智明等姜黄素对大鼠佐剂性关节炎疗效的研究.《第六届全国中西医结合基础理论研讨会论文集》，2010：244–248.

[150] 商玮. 姜黄素对大鼠佐剂性关节炎滑膜血管新生及成纤维样滑膜细增殖影响. 硕士学位论文，南京中医药大学，2008.

[151] 邢国胜，赵文君，张凯，等. 姜黄素对类风湿关节炎患者滑膜细胞增殖与凋亡的影响. 中国医院药学杂志，2009，29（11）：872–874.

[152] 陈琼，赵明才，陈悦，等. 姜黄素对骨关节炎软骨细胞增殖及分泌MMP–13，IL–6的影响. 现代中西医结合杂志，2013，22（6）：459–461.

[153] 刘建业. 盐酸氨基葡萄糖联合姜黄素对兔膝骨关节细胞凋亡的影响. 硕士学位论文，郑州大学第二临床学院，2014.

[154] 杨正生，李力，王亚斐，等. 姜黄素对豚鼠银屑病样动物模型的药效评价及对增殖细

胞核抗原表达的影响. 中华皮肤科杂志，2015，48（3）：175–177.

[155] 赵一. 姜黄素影响 HacaT细胞增殖靶点及对TAP诱导的银屑病小鼠模型作用研究. 博士学位论文，第二军医大学，2013.

[156] 张颖鹏，刘志刚，任诗峰，等. 姜黄素治疗银屑病临床疗效观察及对NF–KappaB活性的影响[J]. 江西医药，2012，47（11）：994–996.

[157] 张勇，肖君刚，陈慧. 姜黄治疗寻常性银屑病的临床疗效及外周血T细胞群变化[J]. 中国中西医结合皮肤性病学杂志，2005，4（01）：10–11.

[158] 周曙. 姜黄素抗增生瘢痕作用及其机制的实验研究. 硕士学位论文，第二军医大学，2015.

[159] 康建毅，黄宏，朱方强，等. 姜黄素对人增生性瘢痕成纤维细胞生长及功能的影响. 中国中西医结合杂志，2009，29（12）：1100–1104.

[160] 胡晓龙. 姜黄素对增生性瘢痕和瘢痕疙瘩成纤维细胞的生物学作用. 硕士学位论文，2008.

[161] 苏旬，贺秀丽，刘秀菊. 姜黄素的临床研究进展、食品与药品，2012，14（5）：193–198.

[162] 李中春. 姜黄素联合美金刚治疗阿尔茨海默病疗效研究，中华老年医学杂志，2012，31（7），605–606

[163] 伊红蕾，王运良，乔立艳，等. 姜黄素和安理申联合治疗老年性痴呆研究. 中国实用神经疾病杂志，2012，15（17）：13–15.

[164] 徐中文. 姜黄素与阿米替林治疗抑郁症的效果比较. 中国临床康复，2005，9（24）：204–205.

[165] 王卿. 姜黄素抗抑郁作用的临床调查. 中国中医药现代远程教育，2014，12（10）：145–146.

[166] 姚金香. 姜黄素对产后抗抑郁作用的临床观察与研究. 中国现代药物应用，2015，9（12）：161–163.

[167] 张航，孙守才，宋健，等. 姜黄素治疗慢性乙型肝炎肝纤维化临床疗效观察. 现代中医药，2007，27（3）：3–7.

[168] 李作孝，李小刚，熊先骥，等. 姜黄素对脑出血患者自由基形成影响的研究. 中华老年心脑血管病杂志，2002，4（3）：179–181.

[169] 革炜. 姜黄素治疗糖尿病周围神经痛的临床观察. 硕士学位论文，温州医学院，2012.

[170] 张颖鹏，刘志刚，任时峰，等. 姜黄素治疗银屑病临床疗效观察及对NFκB活化的影响. 江西医药，2012，47（11）：994–946.

[171] 张勇. 姜黄治疗寻常型银屑病的临床疗效及外周血免疫学指标变化硕士学位论文. 青岛大学医学院，2004.5.

第七章

姜黄素的制备

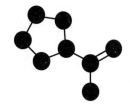

姜黄素的生产方法主要有两种，从天然原料姜黄中制取和化学合成的方法制取。

第一节 从天然原料生产

从天然原料姜黄生产姜黄素，由于除去姜黄油、姜黄树脂的方法不同，提取姜黄素的方法不同，以及后续的精制提纯方法不同，形成几种不同的生产工艺。

一、工艺流程

（1）方法1

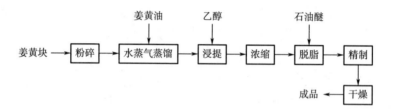

（2）方法2

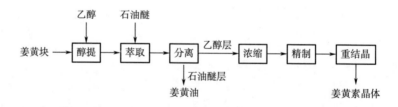

二、姜黄原料的提取

姜黄素的提取方法研究报道很多，最常用的是乙醇提取法，其他还有碱水提取法、酶法、水杨酸钠法、超临界CO_2萃取法等。

（一）乙醇提取法

在常温或中高温条件下，用不同浓度乙醇（一般采用70%~80%）提取姜黄素，提取方式有浸提法和渗滤法等，并可使用超声波，微波或表面活性剂等辅助萃取方式提高萃取率。此方法提取率较高，工艺简单，反应条件易控制，是生产中最常使用的方法。下面列举几种乙醇提取法的最佳工艺条件及姜黄素得率。

1. 一般乙醇提取法

姜黄原料粉碎过40目筛。采用80%乙醇为萃取剂，以三种不同方式进行萃取。①姜黄乙醇回流萃取，加热乙醇回流提取3次，每次80%乙醇用量为姜黄6倍，每次回流萃取时间2h。②姜黄乙醇温浸萃取，加热至80℃保温3次，每次80%乙醇用量为姜黄6倍，每次提取时间2h。③姜黄乙醇渗滤提取，先用80%乙醇避光浸渍6h后，渗滤提取，80%乙醇用量为姜黄4倍，渗滤速度为9mL/（min·kg）收集滤液。三种浸提方式结果如表7-1所示。从表中可看出，采用80%乙醇提取姜黄素，以温浸法所得产品姜黄素含量最高。

表7-1 三种乙醇浸提方式比较

提取方法	浸膏净重/g	浸膏得率/%	浸膏姜黄素含量/（mg/g）	浸膏含姜黄素量/mg	原料中姜黄素含量/（g/100g）
乙醇回流提取	8.3	16.6	87.87	722.76	1.45
乙醇温浸提取	8.5	17.0	98.00	833.00	1.67
乙醇渗滤提取	5.94	11.88	117	694.98	1.39

2. 超声波乙醇提取法

在乙醇提取过程中增加超声波处理能够促使植物细胞壁破碎，加速溶剂渗透和溶出，提高提取效率，姜黄原料粉碎至40目，采用85%乙醇为溶剂，固液比为1:8，浸泡12h，用超声波处理35min，得到最佳效果。在各种研究工艺中，超声波作用时间一般在35～60mim。

3. 微波乙醇提取法

在乙醇提取中通过微波辅助作用，引起植物细胞内部结构变化，促进姜黄素溶解，同时微波作用可使提取温度升高，加快渗透扩散，提高溶解速度。最佳工艺条件：提取溶剂为75%乙醇溶液，固液比为1:30，微波功率360W。辐射时间60s，姜黄素提取率最高。相同溶剂和固液比相同的提取工艺中，达到同样效果使用微波处理的提取，萃取时间可缩短5h以上，在微波处理中需要注意的是，应防止微波功率过大或处理时间太长引起溶剂沸腾，造成溶剂损失，反而使提取率下降。

4.添加表面活性剂的乙醇提取法

在乙醇的提取中添加某些表面活性剂，可提高姜黄素的提取率，经研究目前确定有较好效果的有以下几种。

（1）甘草酸（甘草中含甘草酸5%~10%）　姜黄粉以30%乙醇为提取剂，固液比1∶10，加热回流萃取1h。甘草酸加入量为姜黄原料量的30%，姜黄素提取效率最高，相同条件下比不加甘草酸提取率提高10倍。研究表明，添加表面活性剂甘草酸，可提高姜黄素在水中的溶解度，所以添加甘草酸可使提取溶剂乙醇的量从80%下降到30%。

（2）十二烷基磺酸钠（SDS）　最佳工艺条件，姜黄粉以50%乙醇溶液为提取剂，固液比为1∶20，常温振荡萃取，加SDS量为姜黄粉量0.5%，姜黄素提取率可达71.5%。研究表明，其他一些表面活性剂，如司盘20、司盘60、吐温20、溴化十六烷基三甲胺（STBS）都有一定提高萃取率的效果（姜黄素提取率52%~57%），但以SDS效果最好。从以上工艺可看出，添加SDS可使提取溶剂乙醇的量从80%下降到50%。

（二）碱水提取法

采用1%~3% NaOH水溶液为提取剂提取姜黄粉末，溶液pH9.0~9.5，为防止姜黄素在碱性条件下氧化，添加抗氧化剂1% NaHSO$_3$溶液，提取温度20℃，提取时间28h（或沸水中提取3次，提取时间60、54、30min，过滤除去姜黄原料渣，用盐酸调pH，用1mol/L HCl调溶液pH为3~4，有黄色絮状沉淀产生，静置或离心，倾去上清液，沉淀先用pH为3~4的盐酸水溶液洗两次，再用水冲洗至中性，在60℃条件下干燥得产品，此方法浸膏得率35.5%，浸膏中姜黄素含量为14.13mg/g。姜黄素提取率小于乙醇提取法。

（三）酶解提取法

此法常采用的酶为纤维素酶和果胶酶或两者复合酶。将姜黄粉粉碎至40目加水升温至90℃，搅拌保温1h，降温至50℃左右，调pH为4.5，加酶，酶浓度0.35mg/mL，酶解120min。再按照碱水提取法工艺步骤进行碱水提取，得到的产品和单纯碱水提取法得到的产品相比，姜黄素提取率可提高8%左右。

此外，经研究几种酶的酶解条件是：①纤维素酶酶解条件，pH为6.0，每1g姜黄粉加入5.0mg酶，45℃酶解2.5h，总姜黄素提取量33.9mg/g。②半纤维素酶酶解条件，pH为4.3，每1g姜黄粉加7.0mg酶，45℃下酶解4h，总姜黄素提取量31.4mL/g。③果胶酶酶解条件：pH为4.0，每1g姜黄粉加9.0mg酶，40℃下酶解4.5h，总姜黄素提取量为36.9mL/g。④纤维酶+半纤维素酶复合酶酶解条件：pH为5.4，每2g姜黄粉加纤维素酶12mg，半纤维素酶12mg，45℃下酶解2.5h，总姜黄素提取量为35.5mL/g。⑤纤维素酶+

半纤维素酶+果胶酶复合酶解条件：pH为4.6，每2.0g姜黄粉加入果胶酶25mg、纤维素酶12mg、半纤维素酶12mg，于60℃下酶解4h，总姜黄素提取量为33.7mL/g。结果表明，单独使用某一种酶时酶解效果从好到差依次排列是果胶酶>纤维素酶>半纤维素酶。复合酶的酶解效果只比纤维素酶和半纤维素酶单独效果稍好，但可缩短酶解时间，三种酶复合效果反而较差，不再使用。

（四）水杨酸钠溶液提取法

将粉碎至20目的姜黄粉，加入3.0mol/L浓度的水杨酸钠溶液，固液比1∶20，30℃下，搅拌萃取8h，过滤，得滤液，再用4倍量水稀释，并自然沉降12h，倾去上清液，得沉淀，用水洗至中性后于60℃干燥24h得粗品，再用热乙醇溶解粗品，过滤，将乙醇溶液蒸去乙醇回收，残留物40℃干燥24h得产品。此方法可得姜黄素含量90%以上产品，但得率较低，故此法生产中并不常用。

（五）CO_2超临界提取法

通过正交试验确定的最佳工艺条件为原料粒度1mm，萃取压力35MPa，萃取温度40℃，萃取时间3h，CO_2流量30L/h，夹带剂为95%乙醇，用量为1mL/g。在最佳条件下，提取液总姜黄素含量可达14.317mg/g，比一般的传统乙醇回流法要高。此法尽管提取效率较高，但由于超临界设备容积较小，原料装载量少，影响企业生产能力。

综上所述，姜黄素的提取有很多种方法，各有特点，综合考虑，企业采用的方法大多是乙醇提取法。

三、提取液的精制

原料姜黄粉经过溶剂萃取后得萃取液，经过溶剂回收或水洗、醇洗等操作得姜黄素粗品，姜黄素含量较低，需要经过精制提高姜黄素含量，常用的精制方法是柱分离法，选用的柱材料有很多种，如下所述。

（一）活性白土柱层析

将购置的颗粒活性白土在150℃下加热处理5h，再用丙酮浸泡3h（以达湿润和润洗作用，有利于后续吸附），湿法装柱于夹套式自动控温层析柱中。活性白土的装柱量按100g活性白土最多可吸附总姜黄素3.45g计算，将粗品用一定量丙酮溶解，控制柱温15℃，将丙酮粗品溶解液按流速2.5mL/min加入柱内，使活性白土充分吸附姜黄素。先用适量石油醚洗脱除脂，再用碱性丙酮（pH=12）洗脱，洗脱柱温25℃，洗脱流速2.5 mL/min，收集洗脱液，蒸去溶剂，水洗剂，在60℃下干燥6h，即得产品，精制产品姜黄素含量达93.78%。此法姜黄素回收率可达85.6%。

（二）大孔树脂吸附柱法

1. 分离提纯姜黄素使用的大孔吸附树脂吸附和解吸性能

用于分离提纯姜黄素的大孔吸附树脂，要求对姜黄素吸附量大，而且易解吸的特点。几种型号的大孔吸附树脂对姜黄素吸附和解吸率的测定如表7-2所示。从表7-2中可看出，几种树脂中，吸附率最高的为H103，但解吸率较低。解吸率最高的是S-8，其吸附率也高达70.7%，综合考虑，此树脂常用。但需要注意的是，解吸率与所用洗脱溶剂乙醇浓度有关。表7-3所示为三种树脂不同乙醇浓度下姜黄素的吸附率与解吸率。从表7-3中可以看出，DM301和DA201树脂吸附率都比较高，但DA201的解吸率比较低，所以这三种树脂中，以DM301分离精制姜黄素效果最好。

表7-2 几种树脂对姜黄素的吸附率与解吸率

树脂型号	吸附率/%	无水乙醇解吸率/%
NKA-9	75.0	60.6
D4020	35.7	96.0
AB-8	45.1	95.0
D4006	35.1	92.0
S-8	70.1	97.0
D3520	39.3	96.0
H103	91.5	43.0
X-5	64.7	87.8
NKA-Ⅱ	84.7	49.9

表7-3 3种树脂对姜黄素吸附率和解吸率比较

型号	树脂质量/g	乙醇浓度/%	吸附量/g	吸附率/%	解吸量/g	解吸率/%
DM301	6.9997	75	0.1202	42.88	0.0981	81.61
	6.9994	80	0.1011	36.07	0.0738	72.99
	7.0000	85	0.1013	36.14	0.0677	65.84
D101	6.9993	75	0.0610	21.76	0.0482	79.01
	6.9997	80	0.0574	20.48	0.0438	76.30
	6.9995	85	0.0526	18.77	0.0293	55.77

续表

型号	树脂质量/g	乙醇浓度/%	吸附量/g	吸附率/%	解吸量/g	解吸率/%
	7.0002	75	0.1219	43.48	0.0578	47.42
DA201	7.0003	80	0.1122	40.03	0.0507	45.23
	6.9999	85	0.1104	39.39	0.0586	53.17

2. H1020型树脂提纯姜黄素

（1）树脂预处理　将市购树脂先用树脂体积95%乙醇浸泡24h，使之充分溶胀。将其湿法装柱，用95%乙醇以2BV/h的流速清洗树脂约2h，在95%乙醇中浸泡2h，再用水以2BV/h冲洗树脂，以除尽其中乙醇，然后用2BV的5%盐酸-水溶液以4BV/h~6BV/h流速对树脂进行酸洗，并浸泡2~4h，用水洗至中性。再用2BV的95%乙醇冲洗。用2BV的2%氢氧化钠水溶液以4BV/h流速冲洗，并浸泡2~4h，再用水冲洗至中性，再用95%乙醇冲洗即可。

（2）树脂柱吸附　用60%乙醇为溶剂，将待精制产品配成浓度1.72mg/mL溶液，上样流速1.0BV/h，上样量8BV。此工艺下姜黄素吸附量13.84mg/mL，吸附率98.61%。

（3）树脂柱洗脱　洗脱剂70%乙醇水溶液，洗脱剂用量17BV，洗脱剂流速1.5BV/h，此工艺下，姜黄素洗脱率达88.36%，洗脱液浓缩，除去溶剂，60℃下干燥得产品，产品姜黄素含量83.12%。

（4）树脂再生　用95%乙醇浸泡2h，并用12BV量洗脱，可恢复72%以上的吸附能力。

3. HZ801树脂提纯姜黄素

（1）树脂预处理　用5BV工业乙醇浸泡12h，湿法装柱，继使用乙醇洗至树脂柱流出液加水后不混浊，再用水以3BV/h流速冲洗树脂柱，然后按2BV/h流速注入2%HCl溶液浸泡2h，再用水洗柱至流出液为中性。用5%NaOH溶液按2BV/h流速注入树脂柱，浸泡2h，再用水洗涤至流出液中性。

（2）树脂柱吸附　按树脂量∶样品量=100∶1称重粗品量，加2BV乙醇溶解粗品，湿法上柱。

（3）树脂柱洗脱　首先用50%乙醇洗脱除去大部分杂质，再用80%乙醇洗脱，收集洗脱液，除去溶剂，所得产品主要含姜黄素和脱甲氧基姜黄素两种成分，总含量为90%以上。再用90%乙醇洗脱，得洗脱液，蒸发除去溶剂得产品，主要含双脱甲氧基姜黄素，产品干燥后，含量大于90%。

4. S–8树脂提纯姜黄素

（1）树脂预处理　将树脂用乙醇充分浸泡24h，然后用蒸馏水洗去乙醇，再用5%NaOH溶液反复洗去残留杂质，用蒸馏水冲洗至流出液为中性。

（2）树脂吸附　用60%乙醇溶解粗品，配制成浓度为0.31g/L姜黄素溶液，以1.0mL/min流速注入树脂柱，使柱充分吸附姜黄素。然后用无水乙醇以1.0mL/min流速洗脱，经过约120min后，可洗脱完全，洗脱液姜黄素浓度为原液的3倍。将洗脱液除去溶剂，60℃下干燥，所得产品姜黄素含量达90%以上。

5.DM301树脂提纯姜黄素

（1）树脂预处理　先用95%乙醇浸泡24h，充分溶胀，倾倒上层乙醇液，湿法装柱，以95%乙醇洗脱至流出液加水不呈白色浑浊为止，再用蒸馏水洗至无醇味。

（2）以80%乙醇溶液溶解姜黄素溶液上柱，上样浓度432.5μg/mL，上样量6BV，充分被树脂吸附。

（3）树脂洗脱　用70%乙醇溶液洗脱。洗脱液姜黄素含量比原液提高近4倍，蒸除溶剂，干燥得产品，产品含姜黄素达93.5%。

6. DA201树脂提纯姜黄素

最佳工艺条件为，上样浓度382mg/L，上样流速1mL/min，洗脱剂90%乙醇溶液，洗脱速度3mL/min，收集洗脱液，蒸发除去溶剂，干燥得产品，姜黄素含量达80.25%。

（三）聚酰胺吸附柱法

1. 方法1

用20%乙醇和聚酰胺树脂混合，湿法装柱。将姜黄素提取物用乙醇溶解，配制成浓度6.0g/L的溶液，以3BV/h流速上柱进行吸附。再先用蒸馏水以2BV/h的流速洗脱除去水溶性杂质，再用85%的乙醇溶液以1.5BV/h流速洗脱，收集洗脱液，蒸发除去溶剂，干燥得产品，姜黄素含量达80%以上。

2. 方法2

将聚酰胺树脂在140℃下加热5h，除去其中游离水后，用丙酮浸泡3h以达到湿润和润洗作用，湿法装柱。将干燥的提取物试样用丙酮溶解，以2.0mL/min流速上柱吸附。吸附完成后用pH为11.5碱性乙醇以2.0mL/min流速进行洗脱，收集洗脱液，加酸中和调节pH为中性，蒸发除去溶剂，再用水洗涤数次，60℃下干燥得精制产品，产品纯度达93.13%（姜黄素总提取率78.35%）。

3. 方法3

树脂预处理：称取一定量的聚酰胺树脂，过80目筛，用蒸馏水冲洗并浸泡48h，过滤湿法装柱，再用2mol/L NaOH溶液柱内浸泡4h，用水洗至中性，然后用4mol/L盐酸溶液浸泡8h，并用蒸馏水洗至流出液呈中性，最后用80%乙醇溶液浸泡10h，再用水洗至无乙醇气味为止。将姜黄素提取物样品用75%酒精溶解，上样浓度8.58mg/mL，上样量按1g聚酰胺树脂吸附16.3mg总姜黄素计算。吸附后开始洗脱，先用蒸馏水洗脱，再用80%乙醇溶液洗脱，收集洗脱液，蒸发除去溶剂，60℃下干燥得产品，姜黄素含量达80%以上。

（四）硅胶吸附柱法

1. 方法1

称取适量100~200目硅胶。置于120℃烘箱中活化1h、再用氯仿：甲醇=75：25溶剂和硅胶混合，湿法装柱，并洗脱。将姜黄素提取的液浓缩后的产品湿法上柱，并用氯仿：甲醇=75：25溶剂洗脱，收集洗脱液，蒸发除去溶剂，得产品，纯度达81.8%。

2. 方法2

将经过预处理的硅胶用洗脱剂湿法装柱，再将试样粗品湿法上柱，硅胶吸附后，用洗脱剂洗脱，洗脱剂二氯甲烷:丙酮=95:5。收集洗脱液，蒸发除去溶剂，得产品，姜黄素含量79.4%。

3. 方法3

用硅胶树脂法分离总姜黄素的三种成分，姜黄素、脱甲氧基姜黄素和双脱甲氧基姜黄素。将经过预处理的硅胶树脂用氯仿湿法装柱，再将样品溶液湿法上柱，使硅胶充分吸附，用下面三种溶剂分别进行梯度洗脱，二氯甲烷：甲醇=99：1，二氯甲烷：甲醇=98：2，二氯甲烷：甲醇=75：2，可分离三种化合物，收集三色带的溶剂部分，蒸发除去溶剂，可得姜黄素、脱甲氧基姜黄素和双脱甲氧基姜黄素。

4. 方法4

将硅胶先用5% NaH_2PO_4浸泡，滤干。用丙酮浸泡，滤干，置于干燥箱中110℃干燥，活化40min，再过200目筛后备用。湿法装柱，将浓缩姜黄素提取液试样湿法上柱，待液面与硅胶柱顶端齐平时，开始洗脱，洗脱剂为三氯甲烷：甲醇：甲酸=96：41：0.1。按总收集的洗脱液为100%计算。第一段为总洗脱液的40%，洗脱物为姜黄素，第二段为总洗脱液的34%，洗脱物为脱甲氧基姜黄素，第三段为总洗脱液的26%，洗脱物为双脱甲氧基姜黄素。具体控制分段收集点可采用TLC硅胶板层析的方法控制各段收集时间。

5. 方法5

采用ZCXⅡ柱层析硅胶，粒度100～200目，110℃下活化1h。将活化后的硅胶和适量姜黄素浸提浓缩液混合搅拌，使其充分被硅胶吸附，再干法装柱，上样，沿柱壁缓慢加入洗脱剂，洗脱剂为氯仿：乙酸：甲醇=38：1：1，洗脱流速控制在80滴/min，待柱上色带明显分开后，改用氯仿：乙酸乙酯：甲醇=75：1：1进行洗脱，洗脱液总量前38%部分为姜黄素，中段洗脱液总量的35%部分为脱甲氧基姜黄素，最后洗脱液总量的27%为双脱甲氧基姜黄素。柱层析中可用TLC硅胶板层析进行控制。三种成分得率为姜黄素45%，脱甲氧基姜黄素13%，双脱甲氧基姜黄素24%。产品总姜黄素含量达82%。

综上所述，硅胶柱吸附法是纯化姜黄素的一种有效方法，并能有效将总姜黄素的三种成分离，此法已广泛地运用到科研与生产中。

（五）活性炭柱吸附法

研究发现活性炭对姜黄素有较强吸附能力，据测定100g活性炭可吸附8.0g姜黄素。姜黄素在活性炭柱吸附率的高低主要与活性炭预处理、柱长、流速等因素有关。一般来说，柱越长，流速越慢，其吸附率越高，控制好工艺就可以利用活性炭柱提纯姜黄素。工艺参数为将市售活性炭于150℃下加热处理4.5h，再用75%乙醇溶液浸泡后，湿法装柱，制成20cm×1.8cm活性炭柱。将姜黄素提取浓缩液（姜黄素含量3.17mg/mL）加入活性炭柱，流速2mL/min，溶液添加量按100g活性炭可吸附8.0g姜黄素计算。吸附完成后开始洗脱，先用石油醚洗脱除去脂类杂质，再用碱性丙酮洗脱，收集洗脱液，蒸发除去溶剂，水洗至中性，60℃下干燥产品，产品姜黄素含量可达92.33%，姜黄素总回收率为79.62%。此方法简便易行，对除去脂类杂质有明显效果。

四、姜黄素的重结晶

按以上各种柱层析纯化方法所得姜黄素精制产品，姜黄素含量一般在80%~95%，要想得到纯度为98%以上的姜黄素纯品，必须采用重结晶的方法。常用的重结晶方法有以下两种。

（一）甲醇–水重结晶

先将精制姜黄素产品用热甲醇溶解成浓溶液，再向热甲醇溶液中慢慢滴加热蒸馏水至刚出现混浊，再滴加甲醇使混浊变澄清，溶液冷却后逐步析出橙黄色细小针状晶体，分离，晾干得橙色晶体，即为姜黄素纯品，姜黄素含量可达98%以上。

（二）丙酮–水重结晶

用适量丙酮溶解待用的精制姜黄素产品。用滴管向溶液中快速加入蒸馏水，直至溶液全部变为黄色混浊液为止，剧烈震荡5~10min，至混浊液透明并且出现絮状沉淀物为止。以4000r/min离心20min，弃上清液，放入干燥箱中35℃烘干。重复上述操作3次，得姜黄素纯品，含姜黄素98%以上。

除上述溶剂外，还有使用正丁醇重结晶、乙醇重结晶和氯仿重结晶的，但一般需重复2~3次以上才能得到含量98%以上的姜黄素纯品。

第二节　合成方法生产姜黄素

姜黄素的合成目前主要采用香兰素和乙酰丙酮为原料，用硼酸酐保护乙酰丙酮分子内的1，3–二酮的氢原子，并在正丁胺催化下，以三丁基硼酸酯为除水剂，最后使用稀酸破坏硼混合物，制取姜黄素。

一、合成工艺路线

先将乙酰丙酮和氧化硼进行反应，高收率制得乙酰丙酮的硼络合物。之后在N，N–二甲基甲酰胺（DMF）中将香兰素、三丁基硼酸酯及上述制得的乙酰丙酮硼络合物反应，并分4次加入正丁胺，继续反应后，再加入5%乙酸继续反应，反应结束后，将其冷却至室温，析出棕色固体，抽滤，用氯仿–甲醇重结晶，即可得到纯品，反应过程如下所示。

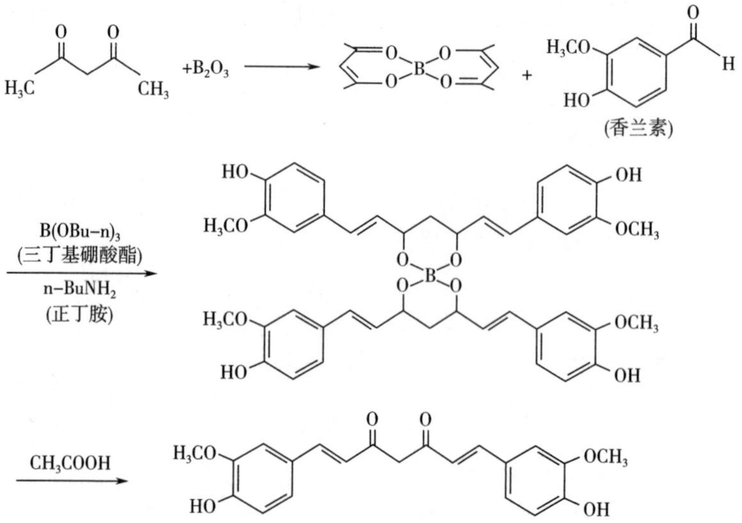

二、合成步骤、方法

（一）三丁基硼酸酯的合成

在100mL三颈瓶中加入10.0g硼酸和50mL正丁醇，安装回流冷凝装置和分水器，加热回流，反应产生的水通过分水器不断分离，反应5h后停止，改成蒸馏装置，除去未反应的正丁醇，然后减压蒸馏得到三丁基硼酸酯30g，得率77%。

（二）乙酰丙酮络合物的合成

在250mL茄形瓶中加入乙酰丙酮37.8mL（0.3mol）氧化硼25.7g（0.37mol）及200mL乙酸乙酯，加热至75℃回流，随着反应进行析出大量白色固体，30min后停止反应，减压蒸馏除去溶剂得到白色固体77.3g，得率100%，无需纯化，可直接进行下一步反应。

（三）姜黄素的合成

在配有温度计的500mL三颈瓶中加入香兰素114g（0.74moL）、三丁基硼酸酯174mL（0.64mol）和150mL的干燥DMF，此混合液于80℃下搅拌10min，然后将上述制得的乙酰丙酮络合物77.3g一次性加入，待体系温度均匀升至80℃后，于1h内分4次加入正丁胺（或三乙胺）15mL（0.1moL），滴加温度应控制在80~81℃，滴毕，于此温度下继续搅

拌反应3h，此时反应液呈深棕色，带有金属光泽。之后，向其中加入预热至60℃的5%
乙酸1L，并继续于80℃搅拌1h。静置，冷至室温，析出棕色固体，抽滤，用氯仿–甲醇
重结晶得纯品姜黄素81.78g，得率60%。滤液再用乙酸乙酯萃取，每次200mL，共3次，
合并萃取液，先用300mL饱和碳酸氢钠溶液洗1次，然后用饱和食盐水洗至中性，无水
硫酸钠干燥。减压蒸馏除去溶剂，所得固体以正己烷:丙酮=3:1为洗脱剂，用硅胶柱进
行柱层析，洗脱组分，蒸发除去溶剂，干燥得姜黄素纯品13.6g，与之前所得共计90.9g
姜黄素纯品，总得率70%。

三、产品鉴定

熔点179~180℃。

HNMR（300MHz，CDCl$_3$），δ 3.87（S，6H，CH$_3$O—），5.80（S，1H，—CHCO），
6.44（d，2H，J=15.9Hz，—CH=CHCO），6.90（d，2H，J=8.2，H–5'5''），7.04（d，2H，
J=2.0Hz，H–2'2''），7.11（dd，2H，J=8.1，20H–6'6''），7.59（d，2H，（J=15.9Hz，
H—1'7''），与标准品一致。

此合成方法是通过Claisen缩合反应直接合成姜黄素，方法简单，步骤少。但因3–亚
甲基乙酰丙酮的酸性比1–甲基乙酰丙酮强，在碱作用下，优先失去质子氢发生反应，产
生较多副产物，所以先将活泼的3–亚甲基乙酰丙酮和氧化硼形成稳定的络合物，避免活
泼的3–亚甲基乙酰丙酮先发生反应。这样可提高姜黄素得率。

第三节　姜黄素衍生物的制取和应用

姜黄素产生药理作用的根本是姜黄素本身独有的化学结构。例如，姜黄素中苯环的
羟基就是产生抗氧化作用和消炎作用的重要官能团。苯环上甲氧基的取代也增加了活
性，β -二酮结构提高了抗肿瘤活性。为了进一步提高姜黄素的药效，近年来许多研究
者在姜黄素基本结构不变的情况下，对姜黄素结构进行局部化学修饰，制得姜黄素衍生
物，使这些衍生物比原姜黄素在某些方面生理活性或药效有一定加强和提高，成为新的
更有效的产品。

一、姜黄素的化学修饰方式

（一）苯环的修饰

对苯环修饰包括酚羟基成醚，或苯环上引入其他基团等。例如，姜黄素酚羟基与乙酸、氨基酸、胡椒酸形成酯，就提高了其细菌细胞壁透过性增强抑菌能力。近年来，经过苯环化学修饰而制得的较有应用价值的姜黄素衍生物有姜黄素衍生物1，抗肺炎链球菌效果很强，其对肺炎链球菌的最小抑菌浓度为1.88mmol/L，是阿莫西林和克拉维酸钾复合药的3.7倍。

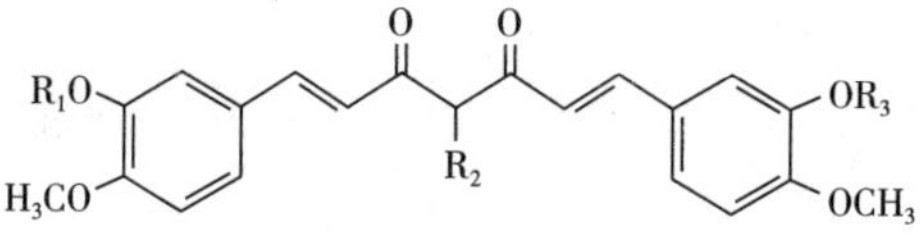

姜黄素衍生物1 $R_1=HN_2CH_2CO=R_3$，$R_2=H$

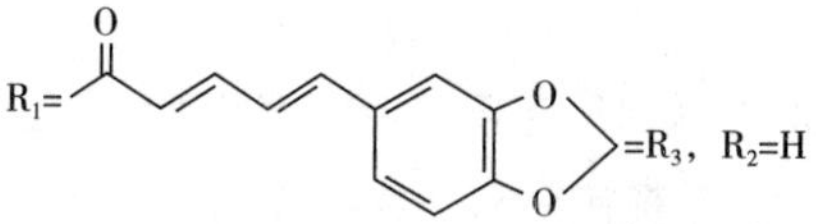

姜黄素衍生物2

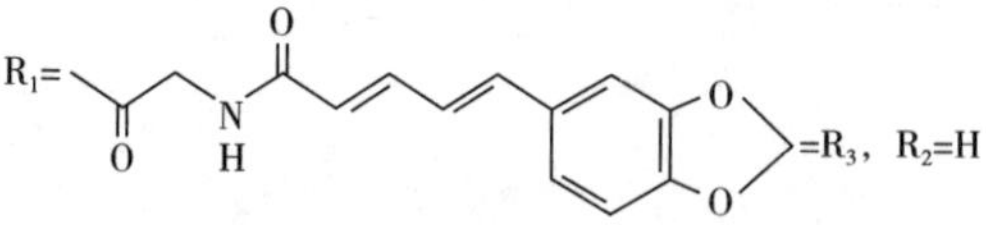

$=R_3$，$R_2=H$

姜黄素衍生物3

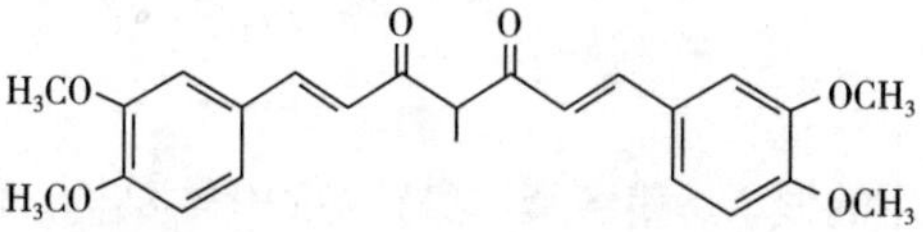

$R_1=$ ，$R_2=H$

姜黄素衍生物4

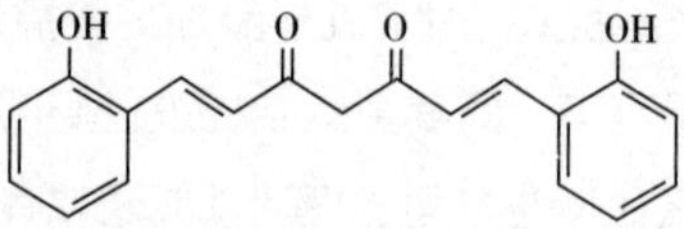

姜黄素衍生物5

姜黄素衍生物2和姜黄素衍生物3，对绿脓杆菌很有效，其最小抑菌浓度为2.5mmol/

L，是头孢吡肟的2.8倍。姜黄素衍生物4具有显著抗雄激素活性，可用于前列腺癌临床治疗。另有研究表明，它对卵巢癌、恶性胶质瘤细胞株有抑菌活性，有研制成抗卵巢癌的药物的可能。姜黄素衍生物5的抗氧化性特别强，是姜黄素的11倍，含有磷苯二酚结构的化合物活性优于含对苯二酚结构的化合物。

（二）β–二酮结构上的修饰

对β–二酮结构上的修饰包括双键的还原、活性亚甲基的取代以及酮基的缩合等。近年来经过β–二酮结构修饰而制得较有应用价值的姜黄素衍生物有姜黄素衍生物6，即四氢姜黄素，其抗氧化性超过姜黄素，对皮肤美白有特殊效果。

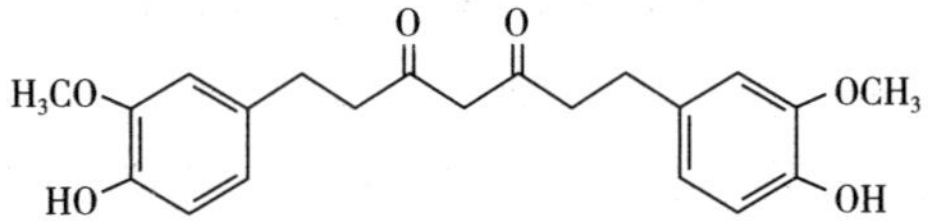

姜黄素衍生物6 四氢姜黄素

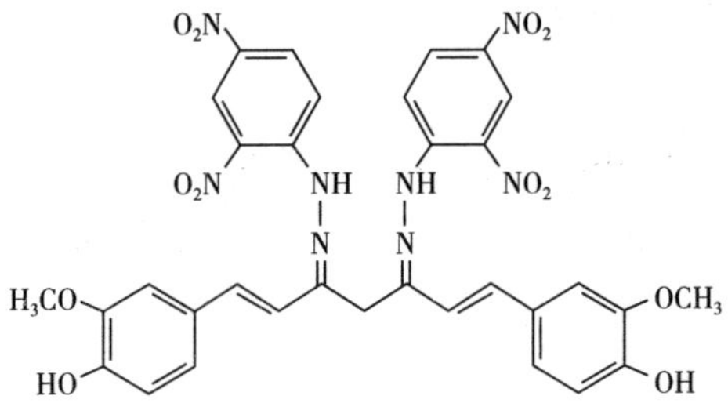

姜黄素衍生物7

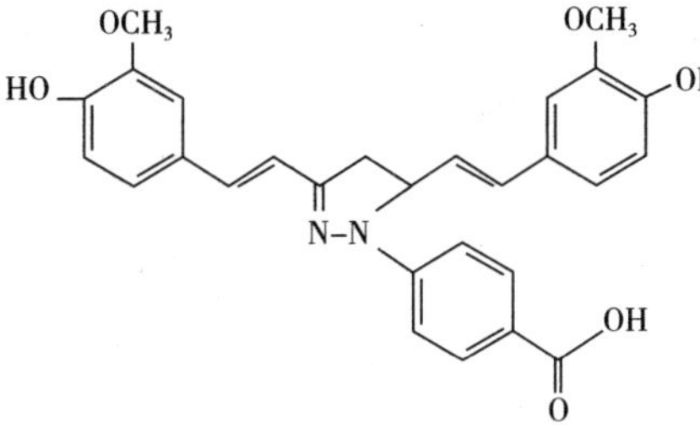

姜黄素衍生物8

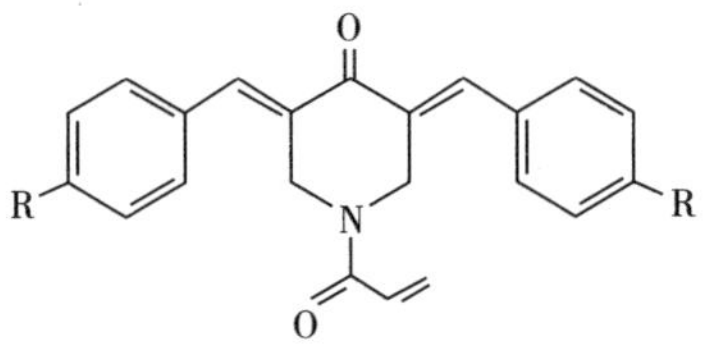

姜黄素衍生物9 R=H,Cl,NO₂,CH₃,OCH₃

姜黄素衍生物7是姜黄素二硝基苯衍生物，对朱砂叶螨有良好防治效果，使用浓度3mg/mL下，处理72h，朱砂叶螨死亡率达99.3%。姜黄素衍生物8是一种姜黄素苯甲酸衍生物，是一种具有独特结构的拮抗剂，可有效抑制结肠癌细胞生长，可研制抗结肠癌靶向药物。姜黄素衍生物9，对肝癌细胞HSC–1、HSC–2和白血病细胞株HL–60具有较强抑制作用，可开发为抗肝癌和抗白血病药物。

（三）脂肪链上的修饰

对姜黄素脂肪链的修饰包括缩短脂肪链的长度，如形成C–3、C–5的短链及在脂肪链上形成杂环或多元环等方法，近年来经过对脂过肪链结构修饰制得的较有应用价值的姜黄素衍生物有姜黄素衍生物10，能诱导人体乳腺癌细胞凋亡，可协同阿霉素抑制MD–MB–231乳腺癌细胞。姜黄素衍生物11，经过体外生化实验发现可以特异性地抑制磷酸化的信号转导与转录激活因子–3，对黑色素瘤细胞和原发性黑色素瘤细胞起到抑制作用。姜黄素衍生物12，具有很强的抗氧化自由基的活性，它的抗氧化自由基活性是姜黄素的20倍，是维生素C的15倍。

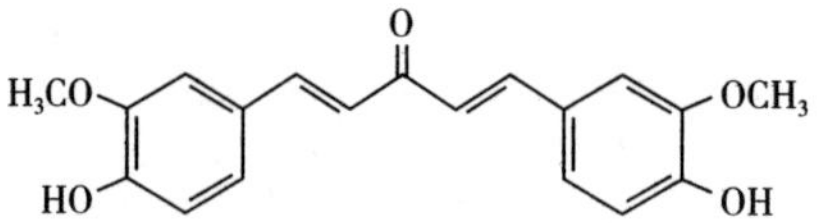

姜黄素衍生物10

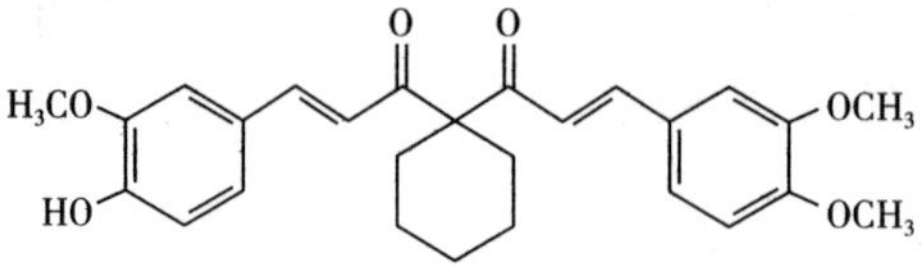

姜黄素衍生物11

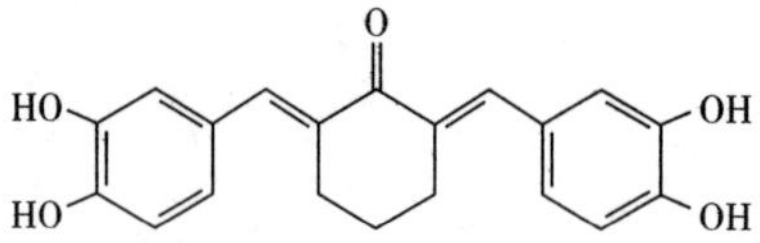

姜黄素衍生物12

（四）金属配合物

姜黄素通过螯合双齿开式与金属离子配位形成姜黄素金属配合物，螯合环的形成使这类配合物十分稳定，而且其毒性低，其作为研制新型高效、广谱、低毒、长效药物成为研究热点，近年来通过金属配合物而制得的较有应用价值的姜黄素衍生物有姜黄素衍生物13。这种以姜黄素为配体合成乙酰丙酮氧锡、锌、铜的配合物，对人的白血病细胞 HL60和K562均表现出一定的抑制作用，而且配合物浓度增加，抑制活性也增强，可进一步研制治疗白血病药物。

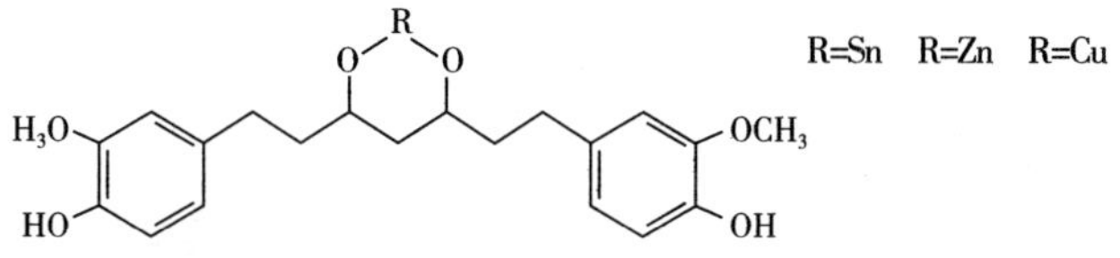

姜黄素衍生物13

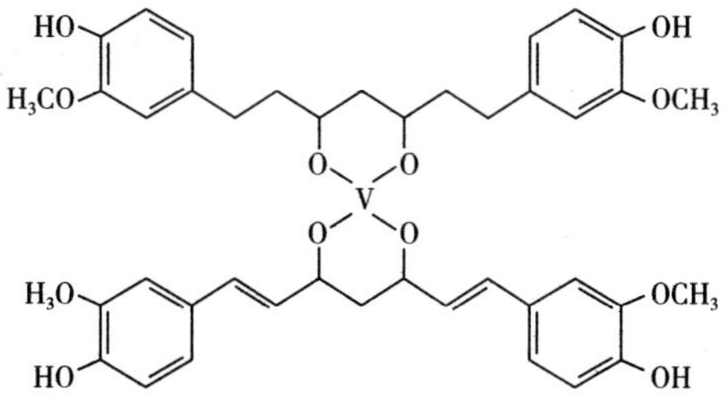

姜黄素衍生物14

姜黄素衍生物14，是一种姜黄素和乙酰丙酮氧钒的配合物，其抗白血病的活性显著高于姜黄素。

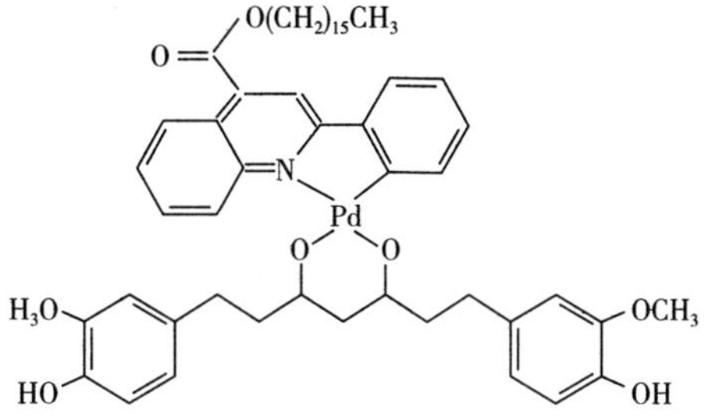

姜黄素衍生物15

姜黄素衍生物15，是一种姜黄素环钯双核配合物，具有抑制人类前列腺DU145细胞的活性，而且抑制活性明显超过姜黄素，也是一种值得研究的抗前列腺癌的物质。

综上所述，通过不同途径对姜黄素进行化学修饰，制取各种姜黄素衍生物，这些衍生物在生理活性和抗病疗效上比原姜黄素有显著提高，成为研制姜黄素新药的热点，具有相当大的研究价值。但是必须注意的是，在研究这些姜黄素衍生物的药用价值的同时，必须重新研究、评估这些姜黄素衍生物对人体的毒性和生物利用度情况，筛选出低毒、高效、广谱的抗病药物。

二、姜黄素主要衍生物品种、性质、制取方法和应用研究

（一）姜黄素加氢还原产物

姜黄素通过催化加氢可得到四氢姜黄素、六氢姜黄素和八氢姜黄素，其清除自由基抗氧化能力和抗炎活性都强于姜黄素。

1. 四氢姜黄素（tetrahydrocurcumin）

（1）结构与性质

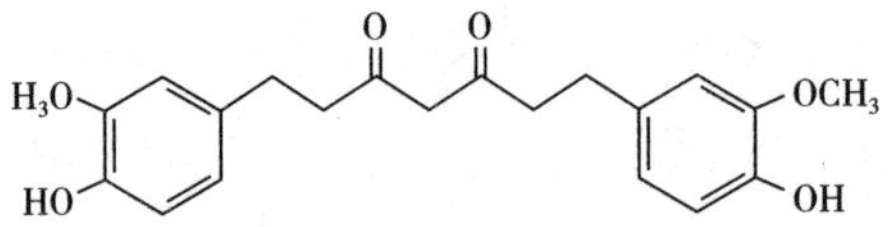

CAS 编号 36062-04-1　四氢姜黄素 $C_{21}H_{26}O_6$　M=372.415

含量＞96%，外观：米白色粉末，微带气味。溶于丙酮不溶于水，干燥失重＜1%，燃烧残留质量＜1%，熔点96~98℃，堆积密度0.63g/mL。

（2）生理活性及药效的研究

①具有强烈的抑制酪氨酸酶和抗氧化作用。酪氨酸酶的过度表达会导致黑色素大量生成，人体组织脂质过氧化，生成活性氧，产生各种自由基等，会引发皮肤色素沉积，产生老年斑、雀斑等，几种姜黄素衍生物对酪氨酸酶的抑制作用如表7-4所示。

表7-4　几种姜黄素衍生物对酪氨酸酶的抑制活性

化合物名称	化合物结构式	IC_{50}/（mmol/L）
姜黄素	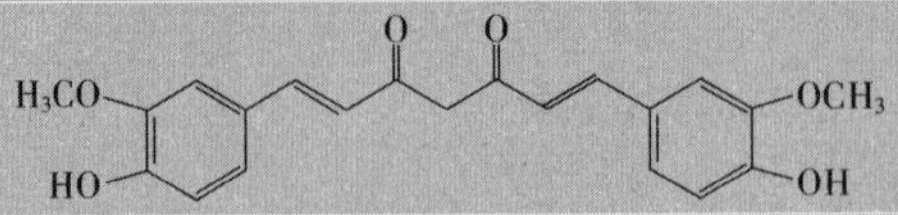	0.570
单去甲氧基姜黄素	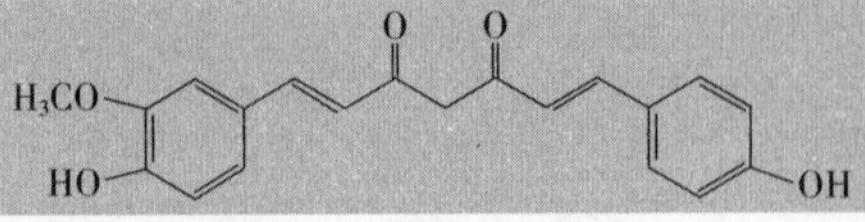	0.076

续表

化合物名称	化合物结构式	IC$_{50}$/（mmol/L）
双去甲氧基姜黄素		0.182
姜黄素乙酸乙酯		抑制率28.6%
姜黄素乙酸		0.056
姜黄素乙酸酯		抑制率20.2%
四氢姜黄素		0.138
熊果苷		5.636

　　表7-4中熊果苷是一种天然活性物质，对酪氨酸酶有抑制作用，可阻断黑色素形成，是目前化妆品行业常使用的一种原料，常用于护肤霜、雀斑霜，美白液等产品中，以此和几种姜黄素衍生物进行比较。从表7-4中可看出，对酪氨酸酶的抑制作用由强到弱的排列是姜黄素乙酸>单去甲氧基姜黄素>四氢姜黄素>双去甲氧基姜黄素>姜黄素>熊果苷。其中，单去甲氧基姜黄素的酪氨酸酶抑制能力是熊果苷的80倍，是四氢姜黄素是40倍。所以近年来，四氢姜黄素等被称为超级美白剂，广泛用于美白、祛斑、抗氧化的各类护肤品，如膏霜、乳液和精华素类产品中。

　　②四氢姜黄素的抗氧化作用主要有以下几种。

　　a.抗活性氧的作用，将四氢姜黄素和绿茶提取物进行抗活性氧作用比较，通过对老鼠黑色素瘤细胞活性氧抑制作用研究、四氢姜黄素和绿茶提取物的IC$_{50}$分别为1.44μg/mL

和2.35μg/mL，说明四氢姜黄素抗活性氧的能力超过绿茶提取物。

b.抑制脂质过氧化。将四氢姜黄素和咖啡提取物对黑色素膜质过氧化抑制作用研究分别测定抑制质过氧化IC_{50}姜黄素为1.37μg/mL，咖啡豆提取物为2.56μg/mL，说明四氢姜黄素抑制脂质过氧化能力超过咖啡豆提取物。

c.清除DPPH自由基的能力。紫外线照射、环境污染及老化等因素会引发机体自由基的产生，进而刺激黑色素的生成，分别测定四氢姜黄素与维生素C对DPPH自由基清除能力的IC_{50}，四氢姜黄素IC_{50}为0.93μg/mL，维生素C IC_{50}为281μg/mL，说明四氢姜黄素清除DPPH自由基能力远远超过维生素C。

d.对氧自由基吸收能力（ORAC）。ORAC是对过氧化氢自由基抑制效果的一个衡量数值，ORAC值是以同等效果Trolox量来表示，Trolox（维生素E的类似物）是过氧化氢自由基标准抑制剂，ORAC值越高说明该物质对过氧化氢自由基的抑制效果越强。四氢姜黄素、绿茶提取物、葡萄籽提取物ORAC值测定结果是，四氢姜黄素为10815μmol Trolox当量/g，葡萄籽提取物4850μmol Trolox当量/g，绿茶提取物4770μmol Trolox当量/g，说明四氢姜黄素对过氧化氢自由基的抑制效果远强于葡萄籽提取物和绿茶提取物。

e.对羟自由基抑制能力（HORAC）。HORAC是对羟自由基抑制能力的一个衡量数值，HORAC是以同等效果没食子酸当量来表示，没食子酸是羟自由基标准抑制剂，HORAC数值越高，说明对于羟自由基的抑制效果越好。经测定，四氢姜黄素HORAC值为3152μmol没食子酸当量/g，葡萄籽提取物为3256μmol没食子酸当量/g，说明两者对羟基自由基抑制能力大致相当。

f.对小鼠黑色素瘤中黑色素细胞生长的抑制作用。研究了四氢姜黄素和氧化奎宁对黑色素抑制作用，当使用氧化奎宁人体允许最大用量0.5mg/mL时，对黑色素抑制率分别是，四氢姜黄素为60%，氧化奎宁为48%。当四氢姜黄素使用量达到5mg/mL，黑色素抑制率可达80%。这说明四氢姜黄抑制素黑色素效果远优于氧化奎宁。

③抗脂肪肝的研究。研究将小鼠随机分为4组：正常对照组、脂肪肝模型组（通过高脂饲料和Cl_4注射建立脂肪肝模型组）、服用复方甲硫氨酸胆碱片组（阳性对照组），服用四氢姜黄素组（为了提高其生物利用度，将四氢姜黄素制成四氢姜黄素固体分散剂）（服用四氢姜黄素固体分散剂组）。按四氢姜黄素不同用量又分为3组100mg/kg组、200mg/kg组、300mg/kg组。实验周期15d。分别测定小鼠肝脏的甘油二酯（TG）、总胆固醇（CHO）、低密度脂蛋白胆固醇（LDL-C），测定结果如表7-5所示。对小鼠肝组织脂变程度的影响如表7-6所示。

表7-5 四氢姜黄素对小鼠肝脏TG、CHO、LDL-C的影响

组别	n	TG	CHO	LDL-C
正常对照组	10	2.22±0.97	0.53±0.05	0.45±0.04
模型组	10	4.43±1.65	1.55±0.56	1.11±0.33
复方甲硫氨酸胆碱组（1.94g/kg）	8	2.44±1.13	1.02±0.44	0.70±0.30
四氢姜黄素组（100mg/kg）	10	3.19±0.75	1.24±0.48	0.91±0.19
四氢姜黄素组（200mg/kg）	10	2.20±0.40	1.18±0.22	0.88±0.18
四氢姜黄素组（300mg/kg）	10	2.15±0.37	1.06±0.14	0.84±0.10

从表7-5可以看出，服用四氢姜黄素可以降低肝脏的TG，CHO和LDL-C，但服用量应在200mg/kg以上，否则效果不明显。复方甲硫氨酸胆碱（东宝肝泰）。是复方制剂，能降血脂，改善肝功能等症状，是当前临床治疗脂肪肝的首选药物，从表7-6中看出四氢姜黄素治疗脂肪肝效果和复方蛋氨酸胆碱相当。总之研究表明四氢姜黄素具有抗脂肪肝的效能。

表7-6 四氢姜黄素对小鼠肝组织脂变程度的影响

组别	n	脂变程度/个			
		−	+	++	+++
正常对照组	10	10	0	0	0
模型组	10	0	2	3	5
复方甲硫氨酸胆碱组（1.94g/kg）	8	5	3	0	0
四氢姜黄素组（100mg/kg）	10	1	3	3	3
四氢姜黄素组（200mg/kg）	10	1	6	3	0
四氢姜黄素组（300mg/kg）	10	3	5	2	0

注："-"表示原始状态；"+"越多表示小鼠血脂含量增加得越多。

④其他活性　早在1978年Holder等已经证实四氢姜黄素具有类似姜黄素的生理活性及药理作用，除上述介绍的抗氧化、美白皮肤以及降血脂的重要作用外，研究表明，四氢姜黄素还具有降血糖、降血压、抗炎、抗抑郁、抗癌等作用。

（3）四氢姜黄素的制取方法　将368mg姜黄素（1.0mmol）溶于20mL乙酸乙酯，加入36mg Pd-c催化剂（45目），不断搅拌，通入氢气，反应8h，清除Pd-c催化剂，蒸干溶剂。上硅胶层析柱，用洗脱剂环己烷：乙酸乙酯=6：4（V/V）洗脱纯化，可得

364mg白色固体化合物四氢姜黄素，得率为98%。

2. 六氢姜黄素（hexahydrocurcumin）和八氢姜黄素（octahydrourcumin）

六氢姜黄素

结构式如下所示：

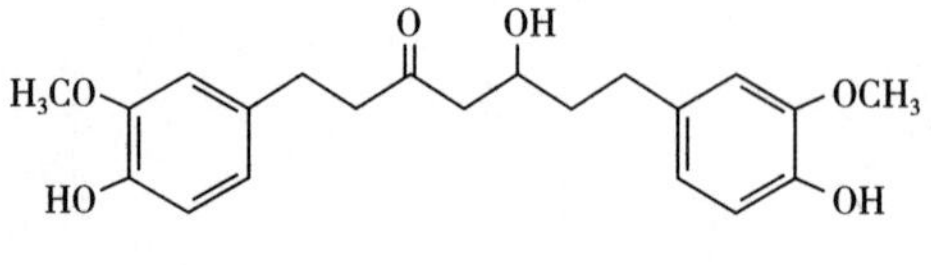

六氢姜黄素$C_{21}H_{26}O_6$，M=374.49，CAS编号36062-05-2

具有抑制iNOS和COX-2的活性，IC_{50}值为0.7μmol。

在动物体内有利胆作用，对泥沙状胆结石有溶解作用，可用于胆结石的辅助治疗。

3. 八氢姜黄素

结构式如下所示：

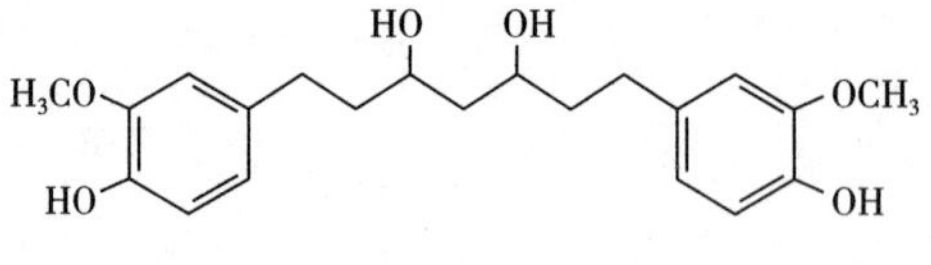

八氢姜黄素$C_{21}H_{28}O_6$，M=367.44，CAS编号36062-07-4

橙黄色粉末，其生理活性和六氢姜黄素类似。

综上所述，在姜黄素的加氢衍生物中，对四氢姜黄素研究的较多，它的抗氧化作用超过姜黄素，是值得关注的产品。

（二）姜黄素酯类化合物

在姜黄素分子中，有两个对称的酚羟基，在适当的条件下进行酯化反应产生姜黄素酯类化合物，现将具有较强生理活性及药效作用的姜黄素酯类化合物介绍如下。

1. 姜黄素对联苯苯磺酸酯

（1）制取方法　在适当条件下，姜黄素中的酚羟基和苯磺酰（氯）化合物进行反应可得到姜黄素苯磺酸酯类化合物。根据使用的苯磺酰（氯）化合物的不同，可得到姜黄素对甲基苯磺酸酯（A），姜黄素对氟苯磺酸酯（B），姜黄素对氯苯磺酸酯（C），姜黄素对溴苯磺酸酯（D），姜黄素对碘苯磺酸酯（E），姜黄素对联苯苯磺酸酯（F）。经研究，以上化合物对朱砂叶螨都有一定的触杀活性，但以姜黄素对联苯磺酸酯（F）。效果最好。

反应路线如下所示：

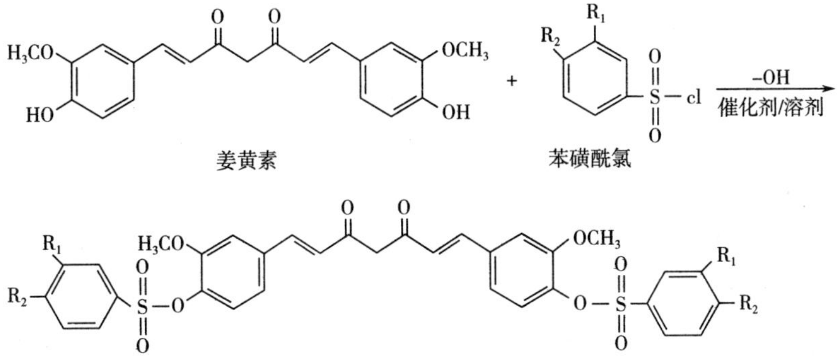

姜黄素对（R_1）苯磺酸酯

化合物（A）：R_1=—CH_3，R_2=—H；化合物（B）：R_1=—F，R=—H；化合物（C）：R_1=—Cl，R_2=—H；化合物（D）：R_1=—Br，R_2=—H；化合物（E）：R_1=—I，R_2=—H；化合物（F），R_1=—Ph，R_2=—H

制取步骤：向盛有75mL乙腈的三颈瓶中加入姜黄素0.762g（约0.002mol），于30℃下搅拌溶解后缓慢滴加三乙胺0.6mL，继续搅拌1h后分别加入对联苯苯磺酰氯1.011g（约0.004mol）和CuO 0.20g，用薄层层析（TLC）监控反应进程，搅拌反应8h，抽滤得到黄色粉末固体，再将此固体用乙酸乙酯进行重结晶得黄色针状结晶1.608g，此为黄素对联苯苯磺酸酯。

（2）姜黄素对（R_1）苯磺酸酯触杀螨活性　几种姜黄素苯磺酸酯对朱砂叶螨虫触杀活性，如表7-7所示。

表7-7　几种姜黄素苯磺酸酯对朱砂叶螨48h触杀活性

化合物	LC_{50}/（mg/mL）
姜黄素对甲基苯磺酸酯（A）	0.32653 ± 0.17038
姜黄素对氟苯磺酸酯（B）	0.13624 ± 0.17577
姜黄素对氯苯磺酸酯（C）	0.25678 ± 0.17211
姜黄素对溴苯磺酸酯（D）	0.27017 ± 0.15875
姜黄素对碘苯磺酸酯（E）	0.25354 ± 0.15874

续表

化合物	LC$_{50}$/（mg/mL）
姜黄素对联苯苯磺酸酯（F）	0.12731 ± 0.16620
姜黄素	0.87840 ± 0.15085
95%哒螨灵	0.02138 ± 0.00376

从表7–4中可以看出，所有的姜黄素苯磺酸酯对朱砂叶螨的触杀活性都强于姜黄素。其中，以姜黄素对联苯苯磺酸酯为最强，它是姜黄素的6.8倍。但是与哒螨灵触杀活性还有差距。

（3）姜黄素对氟苯磺酸酯微乳液的触杀螨活性   为了进一步提高姜黄素对氟苯磺酸酯的触杀螨效果，将其制成微乳液可显著提高其触杀蝴效果。研究配方：姜黄素对氟苯磺酸酯1.35%，N，N–二甲基酰胺（DMF）3.15%，乙二醇6%，Termul 200–11.2%，十二烷基苯磺酸钠（SDBS）2.8%，蒸馏水75.5%。配制步骤：在30℃下用DMF溶解姜黄素对氟苯磺酸酯后，加入SDBS，搅拌均匀得到黄色透明母液，再边搅拌缓慢加入蒸馏水，得到姜黄素对氟苯磺酸酯微乳液。其对朱砂叶螨触杀活性如表7–8所示。

表7–8　对氟苯磺酸酯微乳液对螨48h触杀活性　　　　　　　　　　　　单位：mg/mL

化合物	药剂作用48h后的LC$_{50}$	
	若螨	雌成螨
姜黄素对氟苯磺酸酯微乳液	0.07627	0.23191
姜黄素对氟苯磺酸酯	0.13624	0.91611
95%哒螨灵	0.02138	0.03519

从表7–5中可看出，姜黄素对氟苯磺酸酯制成做乳液后，其触杀螨虫效果有显著提高，但还是差于哒螨灵。这一结果的产生可能是由于实际使用浓度不够，微乳液浓度为54mg/mL，哒螨灵使用浓度为80mg/mL。

2. 姜黄素烟酸酯

烟酸是临床上常用的调节血脂异常的药物，可降低TC、LDL–C、TG，同时能有效提高HDL–C，但由于烟酸在有些治疗中使用剂量较大，（3g/d），易产生面部潮红、瘙痒，胃肠道不适等副作用。而姜黄素有水溶性差、稳定性差、生物利用度低等不足，通过酯化反应使姜黄素中羟基和烟酸形成姜黄素烟酸酯。姜黄素烟酸酯不仅提高了姜黄素的降脂作用，同时也减少了烟酸中游离羧基对胃肠道的刺激，姜黄素中酚羟基酯化后稳定性提高，此外，由于引入水溶性较好的烟酰基，使水溶性增强，使其生物利用度得以提高。

（1）反应机制

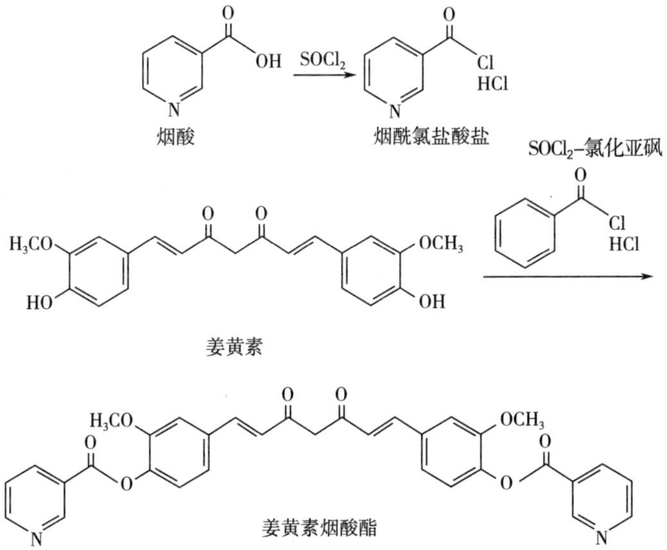

烟酸 → 烟酰氯盐酸盐

姜黄素

姜黄素烟酸酯

（2）制取步骤 在50mL干燥的三颈烧瓶中加入20mL氯化亚砜，装好带干燥及氢体回收的回流装置，于冰水浴中冷却到0℃左右，搅拌，加入3.0g（24.4mmol）烟酸，加5滴二甲基甲酰胺（DMF）。将三颈瓶置油浴中缓慢升温到77℃左右，搅拌回流反应4h，减压蒸馏除去过量的氯化亚砜，残渣加适量二氯甲烷，室温搅拌0.5h过滤，得白色固体烟酰氯盐酸盐3.56g（20mmol）。将装有烟酰氯盐酸盐和适量无水丙酮的反应瓶置于冰盐浴中，剧烈搅拌，先后滴加无水三乙胺和1.85g（5mmol）姜黄素的20mL丙酮溶液，室温（25℃）反应，反应液pH控制在8，用TLC检测控制反应进程。反应完成后，过滤、滤液浓缩，加入适量二氯甲烷溶解，依次用饱和碳酸氢钠溶液、饱和氯化钠溶液洗涤，有机层用无水硫酸镁干燥、过滤，滤液浓缩，加少量无水乙醇得黄色固体，二氯甲烷、乙醇重结晶，得黄色结晶姜黄素烟酸酯1.79g，得率62%，产品熔点：204.2~205.7℃。

3. 姜黄素单叔丁基氧羰基-苯丙氨酸酯（BPC）

（1）BPC的制取方法

①反应机制。

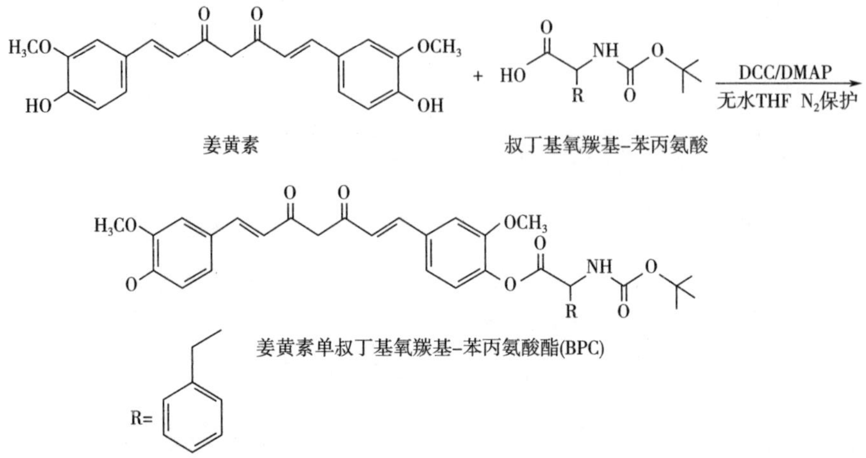

姜黄素　　　　　　　　　　　　　　　　叔丁基氧羰基-苯丙氨酸

姜黄素单叔丁基氧羰基-苯丙氨酸酯(BPC)

R=

②制取过程。将加上叔丁基氧羰基保护的苯丙氨酸与等量的姜黄素以无水四氢呋喃做溶剂，二环己基碳二亚胺（DCC）作为脱水剂，对二甲氨基吡啶（DMAP）为催化剂，氮气保护下反应18h，再减压蒸馏除去溶剂，以石油醚：乙酸乙酯=1∶1为洗脱剂，柱层析纯化得到产品，经红外光谱（IR）、核磁共振氢谱（HNMR）分析鉴定，确认为BPC。

（2）BPC抗前列腺癌活性　建立人前列腺癌PC-3的小鼠模型试验，随机分为3组，A组空白对照组（注射生理盐水），B组（注射姜黄素），C组（注射BPC），隔日一次，共用药15次。停药后24h后，解剖，剥瘤体计算抑制率并检测癌细胞凋亡率，结果如表7-9所示。

表7-9　BPC和姜黄素对PC-3前列腺癌的影响　　　　　　　　　　　　　　　单位：%

组别	肿瘤抑制率	癌细胞PC-3凋亡率
A组（空白对照组）	0	4.2±1.3
B组（注射姜黄素组）	21.76	26.6±7.8
C组（注射BPC组）	55.18	49.2±8.6

从表7-9中可看出，姜黄素经过化学修饰制成姜黄素单叔丁基氧羰基-苯丙氨酸酯，显著提高了对PC-3前列腺癌移植瘤的抑制作用。

4. 姜黄素富马酸脂

富马酸二甲酯具有很好抑菌、防腐作用，是目前食品和饲料工业中广泛应用的防霉、防腐剂。富马酸单酯防霉效果与富马酸二单酯相当且无刺激作用。不引起人体皮肤过敏，是新型食品防腐剂，但这些防腐剂只有单一的抑菌防腐作用。姜黄素除了有抑菌作用外，还具有抗氧化能力，将姜黄素和富马酸结合形成姜黄素富马酸酯，开发出既具有抗氧化作用又能抑菌的新型食品防腐剂。目前重点研究的是姜黄素富马酸单甲酯、姜黄素富马酸单乙酯、姜黄素富马酸单丁酯和姜黄素富马酸单戊酯。

（1）反应机制

①富马酸单甲酯合成。以马来酸酐为原料与醇作用生成马来酸单甲酯，然后在催化剂作用下异构化生成富马酸单酯。（这种方法要比使用富马酸和醇反应生成富马酸单甲酯好，否则易生成大量富马酸乙酯，很难控制）。

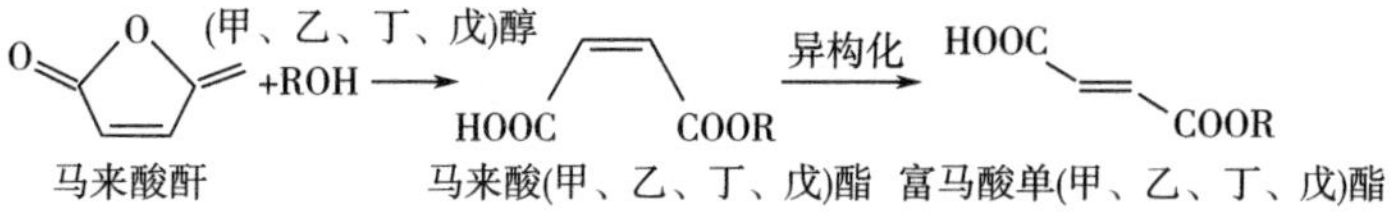

②姜黄素富马酸单甲酯的合成。为提高酯化反应活性，将富马酸单甲酯转化为相应的酰氯，然后在碱催化下与姜黄素发生酯化反应，合成姜黄素富马酸单甲酯。

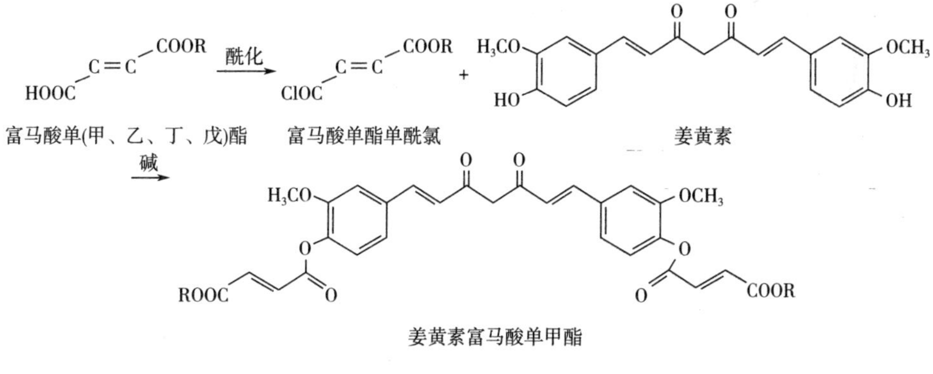

姜黄素富马酸单甲酯

R＝CH₃为姜黄素富马酸单甲酯，R＝CH₂CH₃为姜黄素富马酸单乙酯，R＝CH₂CH₂CH₂CH₃为姜黄素富马酸单丁酯，R＝CH₂CH₂CH₂CH₂CH₃为姜黄素富马酸单戊酯。

（2）制取步骤

①富马酸单酯合成。这四种酯的合成步骤基本相同，只是具体工艺条件有所不同。现以富马酸单乙酯合成步骤为例。在装有冷凝器、搅拌器、温度计和干燥器的250mL圆底烧瓶中加入19.6g（0.20mol）马来酸酐，9.29g（0.20mol）乙醇，恒温水浴加热搅拌

至透明，升温回流醇解一定时间，加入异构化催化剂，异构化反应一定时间，静置过滤，加入一定量的溶剂，回流20min，趁热过滤，反复过滤几次，用正己烷重结晶，收集产品，在真空干燥箱40~45℃下干燥1.5h，得到产品。经过正交实验，各种富马酸单酯的工艺条件如表7-10所示。

表7-10 4种富马酸单酯合成工艺条件

化合物	马来酸酐用量/g	醇用量/g	酯化温度/℃	酯化时间/h	异构化催化剂	异构化催化剂用量/（g/mol）	异构化温度/℃	异构化时间/h	得率/%
富马酸单甲酯	19.8	甲醇6.4	60	2.0	盐酸	2.0	70	2.5	85.8
富马酸单乙酯	19.6	乙醇9.2	60	2.5	无水三氯化铝	2.5	90	2.5	91.3
富马酸单丁酯	19.6	正丁醇14.8	55	3.0	无水三氯化镁	2.5	110	3.5	65.6
富马酸单戊酯	19.6	正戊醇17.6	65	2.5	无水三氯化铝	2.5	105	3.5	69.4

②富马酸单酯单酰氯的合成。以富马酸单乙酯单酰氯为例：在装有搅拌器、滴液漏斗、回流冷凝管（带有$CaCl_2$干燥管和导气管）的100mL干燥三口圆底烧瓶中，加入富马酸单乙酯7.2mg（0.05mol），加热至一定温度，滴入氯化亚砜17.85g（0.15mmol），回流60min，反应中产生的HCL和SO_2气体用10%（w/w）NaOH水溶液吸收，反应完毕，冷却至室温，减压（0.085MPa）蒸馏除去（40~42℃）未反应的氯化亚砜，减压（0.93kPa）蒸馏收集70~72℃馏分，得无色液体富马酸单乙酯单酰氯6.22g，得率86.37%。以上述方法可制取富马酸单甲酯单酰氯、富马酸单丁酯单酰氯、富马酸单戊酯单酰氯。

③姜黄素富马酸单酯的合成。以姜黄素富马酸单乙酯为例，在上述圆底三口烧瓶中加入姜黄素0.736g（2.0mol）和5mL四氢呋喃，微加搅拌至溶液澄清，然后加入吡啶0.5mL，升温到一定温度，用恒压滴液漏斗缓慢滴加含有富马酸单乙酯单酰氯0.3225g（2mmol）的四氢呋喃溶液5mL，然后放入40~90℃油浴中保温40~90min，使反应进行完全（用TCL控制反应进程，展开剂为氯仿∶甲酸=1∶1）。反应完毕，冷却到室温，加入5%（w/w）碳酸钠溶液，搅拌2min，加入10mL，乙酸乙酯搅拌，倒入分液漏斗，静止分层，取上层有机层，下层用10min乙酸乙酯萃取2次，合并有机层，水洗，用无水硫酸钠干燥，过滤，收集有机层，减压蒸馏，得黄色胶凝状物质，用乙酸乙酯∶环己烷=1∶1（物质的量比）混合溶剂在60℃下重结晶，静置过夜，抽滤，置于55℃真空

干燥箱中干燥得黄色粉末状固体，得率83.7%，姜黄素富马酸单乙酯产品。采用相同的方法可以制取姜黄素富马单甲脂、姜黄素富马酸单丁脂、姜黄素富马酸单戊酯。

（3）姜黄素富马酸单酯抗氧化活性测定　按规定方法测定几种姜黄素富马酸单酯对DPPH自由基的清除率，测定各酯类化合物清除DPPH自由基的IC_{50}值，结果如表7-11所示。从表7-11中可以看出，几种化合物比较，清除DPPH自由基的能力依次大到小排列应是，姜黄素＞姜黄素富马酸单甲酯＞姜黄素富马酸单乙酯＞姜黄素富马酸单丁酯＞姜黄素富马酸单戊酯。随着烷基链的增长，抗氧化活性下降。推测是由于烷基链产生的位阻效应。

表7-11　4种姜黄素富马酸单酯清除DPPH自由基的IC_{50}值　　　　　　　　　　单位：μg/mL

化合物	姜黄素	姜黄素单甲酯	姜黄素单乙酯	姜黄素单丁酯	姜黄素单戊酯
IC_{50}	36.22	164.14	166.98	171.97	175.10

（4）姜黄素富马酸单酯的抑菌活性　采用牛津杯法测定几种姜黄素富马酸单酯对金黄色葡萄球菌、大肠杆菌、曲霉及青霉的抑菌圈，结果如表7-12所示。同时通过不同浓度对细菌真菌的作用，测出各种姜黄素富马酸单酯的最小抑菌浓度MIC值，结果如表7-13所示。

表7-12　几种姜黄素富马酸单酯对试验菌抑菌圈直径　　　　　　　　　　单位：mm

化合物	抑菌圈直径			
	金黄色葡萄球菌	大肠杆菌	曲霉	青霉
姜黄素富马酸单甲酯	18	16	20	21
姜黄素富马酸单乙酯	19	18	20	22
姜黄素富马酸单丁酯	18	18	21	20
姜黄素富马酸单戊酯	19	18	200	22
乙酸乙酯（对照）	无抑菌效果	无抑菌效果	无抑菌效果	无抑菌效果

表7-13　几种姜黄素富马酸单酯最小抑菌浓度MIC　　　　　　　　　　单位：g/L

化合物	最小抑菌浓度MIC			
	金黄色葡萄球菌	大肠杆菌	曲霉	青霉
姜黄素富马酸甲单酯	1.5	1.5	0.5	1.0
姜黄素富马酸甲乙酯	1.5	1.5	0.5	1.0
姜黄素富马酸甲丁酯	1.0	1.0	0.25	1.0
姜黄素富马酸单戊酯	0.5	0.5	0.25	1.0

从表7-12和表7-13可以看出，4种姜黄素富马酸单酯对以上2种细菌和2种真菌都有一定抑制作用，其中对青霉抑制效果最好，抑制效果青霉>曲霉>大肠杆菌=金黄色葡萄球菌。4种酯类化物抑菌能力比较，除曲霉外，姜黄素富马酸单戊酯抑菌效果最好，推断随碳链增长，酯类化合物脂溶性增大，对菌的抑制作用有所增强。试验还表明姜黄素富马酸单酯的抑菌防腐性能高于目前常用的山梨酸，与富马酸二甲酯相当，说明姜黄素富马酸单酯可做为一种既有抗氧化生理活性，又具有抑菌功能的广谱、高效的防腐剂。

（三）姜黄素金属配合物

姜黄素的β-二酮结构能和金属反应产生姜黄素金属配合物，其中有些配合物在抗氧化性和抗肿瘤作用方面明显优于姜黄素。这是寻求制备高效、低毒抗肿瘤药物的新途径，下面介绍几种卓有成效的姜黄素金属配合物。

1. 姜黄素钒配合物

（1）制备方法

①反应机制

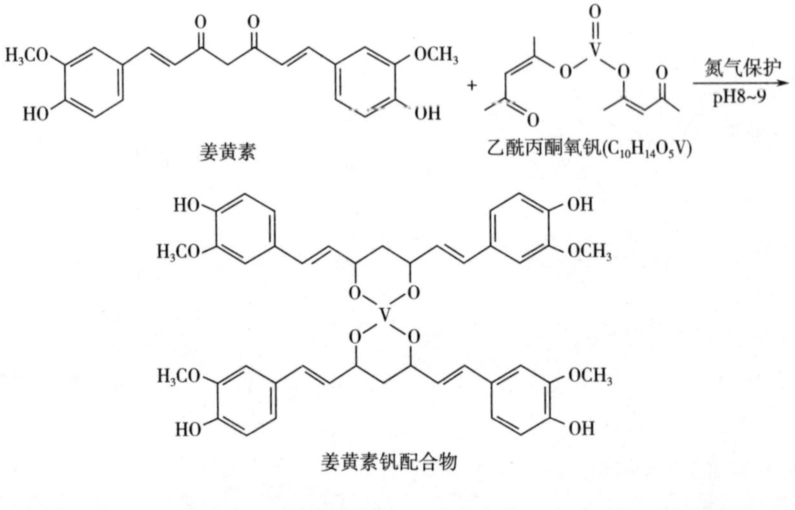

②制取步骤。乙酰丙酮氧钒的合成，取五氧化二钒200g和等摩尔质量的乙酰丙酮在烧瓶中缓慢回流24h，悬浮液趁热过滤，滤液冷却，析出蓝色结晶，取结晶挥发尽乙酰丙酮，用丙酮乙醚洗涤，110℃干燥得蓝色产物，粗品得率60%。将粗品进一步精制，将所得粗品用少量CHCl₃的溶解，除去不溶物，滤液加适量石油醚，搅拌至晶体出现，抽干，置于真空干燥器中备用。姜黄素钒配合物合成，称取姜黄素0.368g（1mmol）

加入60mL的二氯甲烷加热回流，搅拌至姜黄素完全溶解，一次性加入乙酰丙酮氧钒0.132g（0.05mml），溶液呈酒红色，滴加2mol/L NaOH调节pH为8~9。在氮气保护下，回流反应5h，冷却至室温，过滤、滤出物溶于100mL三氯甲烷，搅拌90min，过滤得酒红色固体，用乙酸乙酯和丙酮洗涤数次，干燥，得产品，得率为72%，产物置于真空干燥器中保存。

（2）抗急慢性粒细胞性白血病细胞株活性　采用四氮唑盐（MTT）法则定姜黄素钒配合物对急性粒细胞性白血病细胞株HL-60和慢性粒细胞性白血病细胞株k562增殖的影响，用酶标仪在$\lambda=492nm$处测定吸光度。计算抑制率，求出半数抑制浓度IC_{50}，结果如表7-14所示。

表7-14 姜黄素及姜黄素钒配合物抑制HL-60和k562细胞的IC_{50}　　　　　　单位：mg/L

化合物	HL-60的IC_{50}	K562的IC_{50}
姜黄素	4.1	15.4
姜黄素钒配合物	0.8	9.7

从表7-14中看出，姜黄素钒配合物对HL-60和k562细胞的抑制作用明显超过姜黄素，对HL-60的抑制能力是姜黄素的近4倍。结果表明姜黄素钒配合物是作为治疗白血病很值得进一步研究的药物。

另据研究报告，按上述方法，姜黄素还可和锌、铜、锡形成类似配合物，但其抗白血病的生理活性皆不如姜黄素。所以在这类金属配合物中，以姜黄素钒配合物最有药用价值。

2. 姜黄素铂配合物

顺铂已成而治疗癌症的最重要的临床药物之一，但其毒副作用也很强。为了降低其毒副作用，许多研究者使用安全、具有抗肿瘤作用的姜黄素和铂反应生成姜黄素的配合物，既能保持较好的抗癌活性，又能降低了毒副作用。从研究情况看，目前比较成功的一种是姜黄素乙氧基铂配合物。

（1）制备方法

①反应机制

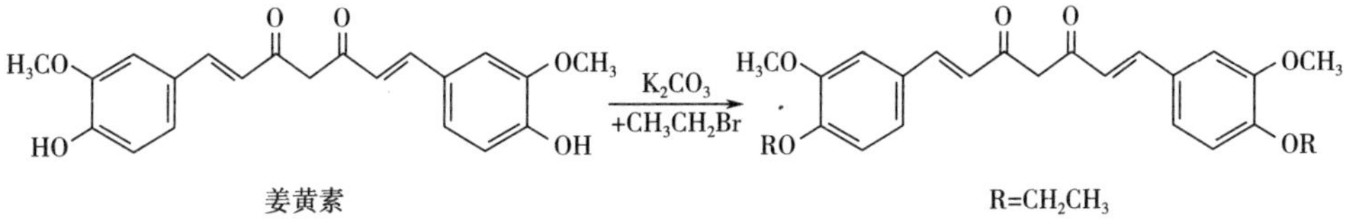

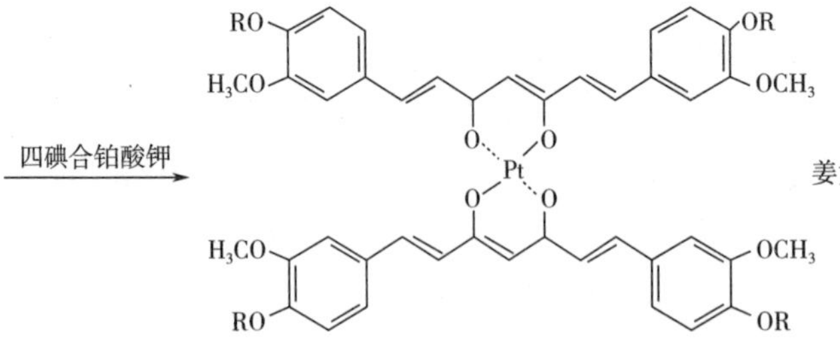

四碘合铂酸钾 →

R=CH₂CH₃
姜黄素乙氧基铂配合物

②制取步骤。1，7-二（二甲氧基-4-乙氧基）苯基-1，6-庚二烯-3，5-二酮的制备（L_1），称取1.1g（3mmol）姜黄素溶于80mL乙醇中，加入0.83g（6mmol）K_2CO_3加热回流，滴加0.68g（6.2mmol）溴乙烷的10mL乙醇溶液，滴完后继续加热回流搅拌反应8h，TLC检测反应进程。冷却过滤，滤液浓缩，残渣用氯仿溶解，采用硅胶柱分离，洗脱液为氯仿:甲醇=9:4（V/V），洗脱液浓缩，除去溶剂，得黄色晶体（熔点113~159℃）。

姜黄素乙氧基铂配合物（A）制取。在60℃并搅拌条件下，将4mmol四碘合铂酸钾的乙醇溶液慢慢滴加到8mmol上述所得配体与0.5mL三乙胺的乙醇混合液中，避光和N_2保护条件下回流反应4~5h，然后冷却至室温、过滤，依次用丙酮、乙醇、乙醚洗涤，真空干燥既得姜黄素乙氧基铂配合物。

（2）配合物体对肿瘤抑制活性 用MTT法测定产品对人肺癌细胞株A549、子宫颈癌细胞株Hela和乳腺癌细胞株MCF-7的抑制作用，并计算IC_{50}，与姜黄素对比，结果如表7-15所示。

表7-15 产品（A）和中间产品（L_1）题对抗肿瘤活性   单位：μmol/L

化合物	IC_{50}		
	MCF-7	A_{549nm}	Hela
顺铂	7.14	8.32	6.213
姜黄素	28.24	35.71	41.25
中间产品/L_1	18.12	19.89	20.24
姜黄素乙氧基铂配合物（A）	13.35	14.48	11.45

从表中可以看出，姜黄素乙氧基铂配合物具有一定抗癌活性，其抗癌活性明显优于姜黄素，虽然不及药物顺铂，但该产安全性提高。

表7-16列出产品（A）不同剂量使用下对A549肺腺癌重的抑制作用。

表7-16 产品（A）不同剂量对移植瘤A549的抑制作用

组别	剂量/（mg/kg）	动物数/只 （始/末）	动物体重/g （始/末）	瘤重/g	抑制率/%
空白对照组	0	8/8	20.2/ ± 1.1	1.86 ± 0.24	0
顺铂组	5	8/6	20.2 ± 1.1	1.43 ± 0.26	78.6
产品（A）-1组	500	8/6	20.2 ± 1.1	1.12 ± 0.22	44.5
产品（A）-2组	800	8/5	20.2 ± 1.1	0.83 ± 0.23	76.3
产品（A）-3组	1100	8/4	20.2 ± 1.1	0.47 ± 0.21	92.7

从表7-16中可看出产品（A）具有抑制A549裸鼠移植瘤生长的作用，其中产品（A）-2组抑制率当于顺铂组。加大产品用量抑制率可进一步提高。

（3）配合物急性毒性实验

通过腹腔注射试验，分别测定对照药物的半数致死量，分别是：配合物产品LD_{50}=945.6mg/kg，顺铂LD_{50}=7.6mg/kg，姜黄素LD_{50}=1203.2mg/kg，可以看出，配合物产品的LD_{50}远大于顺铂，略小于姜黄素，这表明配合物产品的安全性远优于顺铂。说明姜黄素乙氧基顺铂配合物的抗癌作用值得进一步研究。

3. 姜黄素菲啰啉铜配合物（Cur-Phen-Cu）和姜黄素菲啰啉锌配合物（Cur-Phen-Zn）

（1）制取方法

①反应机制

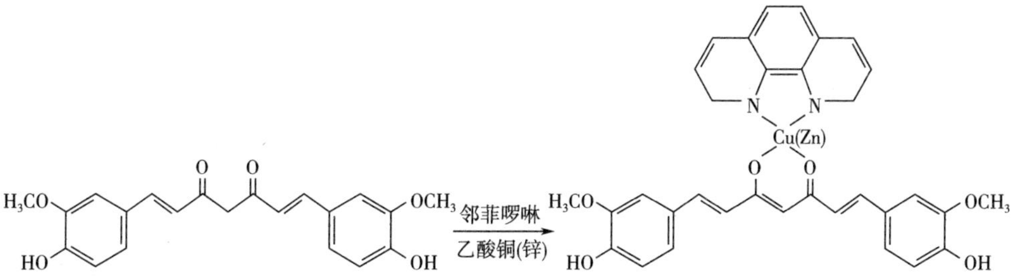

②制取步骤。称取0.50mmol姜黄素和0.50mmol的1，10-菲啰啉（邻菲啰啉）置于50mL锥形瓶1中，加入20mL 95%乙醇，控制温度66℃左右搅拌，完全溶解后待用。另称取0.50mmol乙酸铜（或乙酸锌）放置于另一锥形瓶2中，加入5mL 95%乙醇搅拌溶解，把完全溶解的金属盐醇溶液缓慢滴加入锥形瓶1中，搅拌反应2h，静置，瓶底出现较多固体，抽滤，用95%乙醇进行多次洗涤，真空干燥，得姜黄素菲啰啉铜（锌）配合

物产品。得率分别为7.18%（Cu）和63.3%（Zn）。产品难溶于水、乙醇及DMF，溶于DMSO。

（2）Cur-Phen-Cu和Cur-Phen-Zn生理活性

①抑菌活性。采用纸片琼脂平板法测定配合物和配体对大肠杆菌和金黄色葡萄球的抑菌圈直径，结果如表7-17所示。

表7-17 配合物抗菌能力的比较

化合物	化合物浓度/（mg/mL）	大肠杆菌抑菌圈直径/mm	金黄色葡萄球菌抑菌圈直径/mm
DMSO	0.50	7.0	8.5
1，10-菲啰啉	0.50	12.5	13.5
Cur	0.50	8.0	9.0
Cur-Phen-Cu	0.50	11.0	10.5
Cur-Phen-Zn	0.50	12.5	12.0

从表中可看出，在实验浓度下，配合物皆有一定抗菌效果。抑菌圈直径均大于姜黄素，说明配合物抗菌能力强于姜黄素，而且姜黄素菲啰啉锌配合物的抗菌能力比姜黄素菲啰啉铜配合物强。

②抗氧化活性。采用光还原法测定配合物对天然超氧化物歧化酶（SOD）作用活性，以IC_{50}值（对SOD抑制率50%时的配合物浓度）和反应速率常数k_{cat}表示。

表7-18 配合物抑制SOD活性的IC_{50}值和k_{cat}

化合物	IC_{50}/（μmol/L）	k_{cat}/（10^6mol^{-1}·L·S^{-1}）
Cur	6.29	0.85
Cur-Phen-Cu	0.125	54.2
Cur-Phen-Zn	0.249	24.8

研究结果如表7-18所示。从表7-18中可以看出Cur-Phen-Cu的IC_{50}值最小，是姜黄素的1/50，k_{cat}值最高，是姜黄素的50多倍，说明Cur-Phen-Cu大大提高了姜黄素的抗氧化能力。其抗氧化能力要比Cur-Phen-Zn增强一倍，也说明配合物抗菌能力和抗氧化能力没有直接关系。

4. 姜黄素硒配合物

硒对人体健康具有特殊功能，硒是人体不可缺少的微量元素，多种疾病如肿瘤、衰老、免疫力低下都与机体缺少硒有关。无机硒与有机硒比较，由于其毒性大、活性低、生物利用率低，所以近年来有机硒药物研究得到重视，如依布西林（ebselen）进入三期临床。此外人们还将某些天然产物如芦丁、姜黄素、紫杉醇、喜树碱和硒形成配合物，寻求高效，毒性低的药物。姜黄素硒配合物也做了研究。

（1）制取方法

①反应机制。

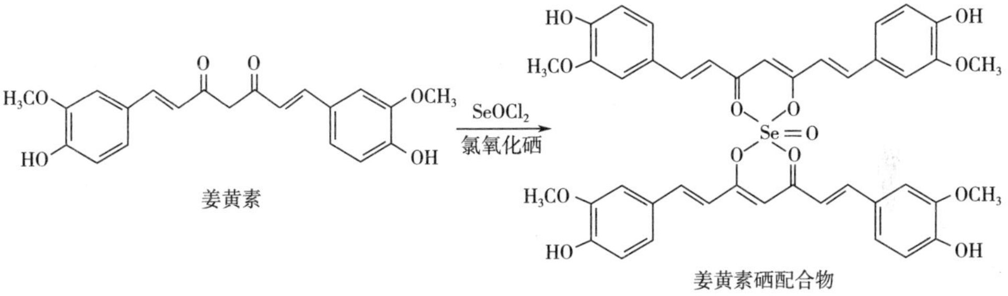

②制取步骤。将1.0857g姜黄素加入20mL丙酮中，搅拌使其溶解，还滴入0.1mL氯氧化硒（姜黄素和氯氧化硒的物质的量比=2：1），边滴加边搅拌，于干燥条件下，常温进行反应。反应中将溶液进行TLC检测，用含0.5%CMC–Na溶液的硅胶铺板，以石油醚：乙酸乙酯：乙酸=9：1：0.1（V/V）为展开剂，点样上行展开。反应结束后，将反应液用旋转蒸发仪浓缩后，反复水洗，除去无机硒，真空干燥。再用硅胶柱精制，洗脱液为石油醚：乙酸乙酯：乙酸=9：1：0.1，收集配合物产品洗脱段（用TCL检测）部分，再蒸干溶液，得产品0.3281g，得率26.9%，产品熔点185.0~187.0℃，每克样品中含硒量为1229μg/g。

（2）紫外光谱分析　取姜黄素硒配合物10mg，用甲醇定容于500mL容器瓶，以甲醇为空白，紫外分光光度在200~700nm波长范围内扫描，其λ_{max}=448nm（姜黄素的λ_{max}=427nm）

（3）抗肿瘤活性　用MTT法检测姜黄素硒配合物，对鼻喉癌细胞株CNE2、胃癌细胞株BGC823、白血病细胞株HL–60、口腔上皮癌细胞株KB及宫颈癌细胞株Hela、结肠癌细胞株LS174T、前列腺癌细胞株PC3的抑制作用，以姜黄素和顺铂抗癌药物为对比，并计算出各自的IC_{50}值。

表7-19 姜黄素硒配合物抗肿瘤活性   单位：μg/mL

化合物	对各癌细胞株的IC$_{50}$						
	BGC-823	CNE2	HL-60	KB	LS174T	PC3	Hela
姜黄素硒配合物	4.57	>100	3.08	1.37	>100	21.76	2.54
姜黄素	5.27	3.48	4.11	4.25	14.8	28.67	12.36
顺铂药物	3.63	1.49	2.63	0.94	0.28	5.87	3.24

从表7-19中可以看出，姜黄素硒配合物对宫颈癌细胞株Hela抑制作用最好，甚至超过顺铂。对胃癌细胞株BGC-823、白血病细胞株HL-60、口腔上皮癌细胞株KB具有明显抑制作用。抑制作用超过姜黄素，接近顺铂化学药物，而对鼻咽癌和结肠癌细胞株CNE2和LS174T抑制作用不明显。

（四）姜黄素氨基化合物

1.联氨基姜黄素（HZC）

（1）制取方法　姜黄素和二盐酸肼（$NH_2NH_2 \cdot 2HCl$）反应即得联氨基姜黄素，又称姜黄素肼。

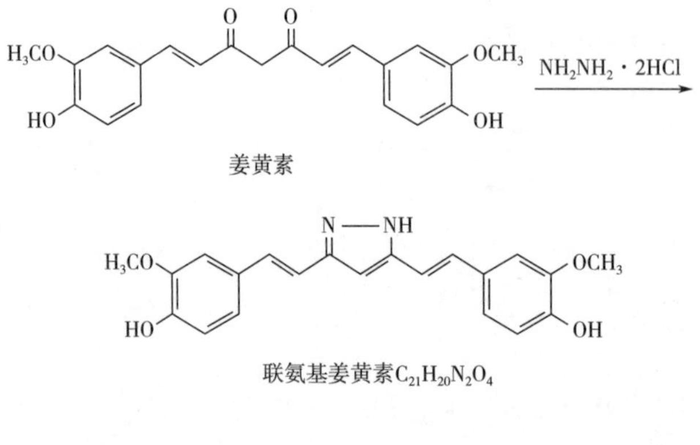

姜黄素

$NH_2NH_2 \cdot 2HCl$

联氨基姜黄素$C_{21}H_{20}N_2O_4$

（2）抗肝癌活性　对肝癌细胞HepG2的抑制作用　使用MTT法测定不同浓度（10、20、40μmol/L）的姜黄素和联氨基姜黄素对HepG2的抑制作用，计算出各自的IC$_{50}$值。并用流式细胞仪检测其对HepG2细胞凋亡率的影响。

表7-20　姜黄素和联氨基姜黄素对肝癌细胞HepG2的的抑制作用

姜黄素				联氨基姜黄素（HZC）			
IC$_{50}$/（μmol/L）	不同浓度/（μmol/L）的细胞凋亡率/%			IC$_{50}$/（μmol/L）	不同浓度/（μmol/L）的细胞凋亡率/%		
	10	20	40		10	20	40
25.43	5.71±0.49	20.86±0.63	45.54±1.22	5.84	7.58±0.14	23.07±0.55	61.79±2.22

从表7-20中可以看出联氨基姜黄素和姜黄素比较，其对HepG2细胞抑制作用要更强。

（3）对外因诱导小鼠肝癌的抑制作用　随机将小鼠分为6组。第一组正常对照组。第二组肝癌模型组（DEN组），按50mg/kg腹腔注射二乙基亚硝胺12周，2次/周，透导鼠肝癌模型。第三组姜黄素组，按80mg/kg腹腔注射姜黄素12周，2次/周。第四组姜黄素防护组（DEN+Cur），按50mg/kg腹腔注射二乙基亚硝胺12周，2次/周，同时按80mg/kg腹腔注射姜黄素12周，2次/周。第五组联氨基姜黄素组（HZC组），按80mg/kg腹腔注射联氨基姜黄素12周，2次/周。第六组联氨基姜黄素防护组（DEN+HZC组），按50mg/kg腹腔注射二乙基亚硝胺12周，2次/周，同时按80mg/kg腹腔注射联氨基姜黄素12周，2次/周。试验除检测存活率，肿瘤发生率以外，还对大鼠肝脏采集标本，进行肝功能检测等。

测定结果如表7-21和表7-22所示。

表7-21　各试验小组生理状况比较

组别	总体重/g	小鼠增重/g	肝重/g	平均生存率/%	肝癌发生率（发病小鼠数量/小组数量）/%	肿瘤结节占肿瘤比例/%
空白对照组	408.9±7.2	299.5±6.9	15.39±0.44	100（10/10）	—	—
肝癌模型组	338.8±8.8	223.1+8.3	16.36±0.49	60（18/30）	100（30/30）	17.17±1.08
姜黄素组	404±7.5	295.5±8.7	15.28±0.47	100（10/10）	—	—
肝癌模型+姜黄素组	386.2±7.0	278.5±7.5	15.72±0.29	83.3（25/30）	36.7（11/30）	13.36±2.17
联氨基姜黄素组	403±5.2	294.7±6.0	15.30±0.37	100（10/10）	—	—
肝癌模型+联氨基姜黄素组	386±5.2	208.9±2.7	15.64±0.29	93.3（28/30）	20.0（6/30）	11.83±3.90

从表7-21可以看出小鼠腹腔注射姜黄素和联氨基姜黄素，能有效抑制肝癌的发生，提高肝癌肝癌小鼠的生存率，抑制肝癌细胞生长，而且抑制效果联氨基姜黄素要比姜黄素更显著。

表7-22 各试验小组肝功能检测比较

组别	ALT/（U/L）	AST/（U/L）	ALP/（U/L）	GGT/（U/L）	TBL/（mg/dL）
空白对照组	50.0±5.5	96.7±7.1	92.5±8.0	10.0±1.3	0.73±0.06
肝癌模型组	284.4±14.2	3983±14.8	237.1±7.8	130.1±9.0	1.67±0.06
姜黄素组	63.5±4.0	107.1±8.7	99.3±5.5	10.7±1.1	0.78±0.06
肝癌模型+姜黄素组	132.6±6.3	235.7±10.6	171.6±6.6	55.9±3.7	1.10±0.05
联氨基姜黄素组	60.7±5.25	106.4±7.5	96.5±5.6	10.7±1.1	0.76±0.06
肝癌模型+联氨基姜黄素组	125.3±8.2	222.7±7.4	164.8±5.4	51.8±4.1	0.98±0.03

表7-22列出了各组肝功能指标谷丙转氨酶（ALT）、谷草转氨酶（AST）、碱性磷酸酶（ALP）、γ谷氨酰转移（GGT）总胆红素水平（TBL）。从表7-22中可以看出，患肝癌的大鼠这些指标都显著提高，反映出肝受到严重损伤，导致血清酶活性发生变化。使用姜黄素和联氨基姜黄素可促使这些指标下降，反映姜黄素和联氨基姜黄素都具有显著保肝功能，两者比较，联氨基姜黄素的保护功能更强。

综上所述，联氨基姜黄素比姜黄素具有更好的抗肝癌效果。据研究HZC还具有抑制其他癌细胞功效，例如，对乳腺癌细胞MDA-MB-231、MCF7、4T1等也具有抑制作用，但HZC对肝癌抑制作用更为显著。

2. 姜黄素二硝基苯肼化合物

姜黄素对某些害虫、病菌具有明显趋避、拒食、熏蒸、生长抑制或杀灭等生物活性，通过和2,4-二硝基苯肼（CDPH）缩合生成姜黄素二硝基苯肼化合物，提高了杀灭害虫的能力，可开发成新的生物源农药。

（1）制取方法

①反应机制。

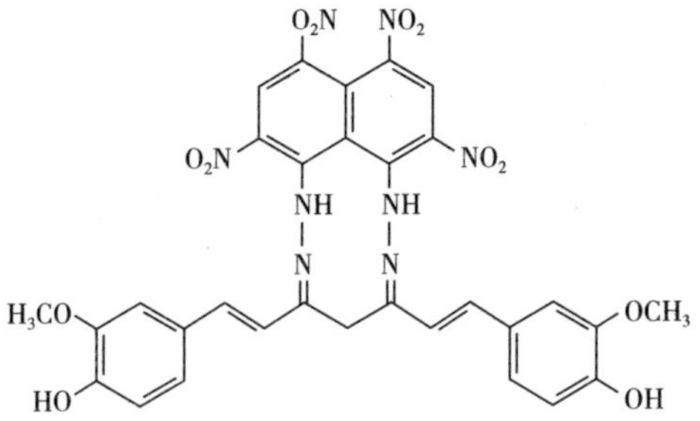

$C_{33}H_{28}N_8O_{12}$
M=728.63

姜黄素二硝基苯肼化合物

②制取步骤。取107mg（约0.54mmol）2，4-二硝基苯肼溶入8mL四氢呋喃（THF）放入三颈瓶中，45℃下，磁力搅拌溶解，然后冷却至室温，缓慢滴加2mL溶有100mg（0.27mol）姜黄素四氢呋喃溶液，约1h滴完，随后于室温下搅拌反应24h。TLC检测反应过程（展开剂乙酸乙酯：石油醚=1：2，V/V）。反应完毕，旋转减压脱溶，混合物用硅胶柱分离，洗脱剂乙酸乙酯：石油醚=1：2和1：1进行梯度洗脱，收集浅黄色部分，蒸除溶剂，真空干燥得浅金黄色粉末78mg，得率为39.8%，熔点204~207℃。

（2）杀螨活性　以室内人工喂养朱砂叶螨为试虫，按照FAO推荐的测定螨虫抗药性标准方法——玻片浸渍法，检测并计算螨虫死亡率。结果见表7-23。

表7-23 姜黄素二硝基苯肼化合物杀螨效果

化合物	药物浓度/（mg/mL）	螨虫死亡率/%		
		24h	48h	72h
姜黄素二硝基苯肼化合物	3	67.6	91.3	99.3
姜黄素	5	17.4	55.8	94.5

从表中可看出姜黄素二硝基苯肼化合物与姜黄素相比明显提高了杀螨效果，药物浓度可降低，而且杀螨速度加快。

（3）抗菌活性　为了进一步研究姜黄素二硝基苯肼化合物的抑菌能力，按照上述制取步骤，分别合成了姜黄素苯胺化合物（Ⅰ）、姜黄素4-甲基苯胺化合物（Ⅱ）、姜黄素苯肼化合物（Ⅲ）、姜黄素2，4-二甲硝基苯肼化合物（Ⅳ）四种化合物，并以红霉素为对照，检测了这4种化合物对金黄色葡萄球菌、大肠杆菌、绿脓杆菌抑制效果。计算出对各种细菌的IC_{50}、IC_{90}及MIC（最低抑菌程度），结果如表7-24所示。

表7-24　4种化合物抑菌浓度　　　　　　　　　　　　　　　　　　　　　　　　单位：mg/L

化合物	金黄色葡萄球菌			大肠杆菌			绿脓杆菌		
	IC_{50}	IC_{90}	MIC	IC_{50}	IC_{90}	MIC	IC_{50}	IC_{90}	MIC
化合物Ⅰ	12.5	25.0	50.0	25.0	50.0	100	12.5	25.0	50.0
化合物Ⅱ	12.5	25.0	50.0	25.0	50.0	100	12.5	25.0	50.0
化合物Ⅲ	6.5	12.5	25.0	12.5	25.0	50.0	6.25	12.5	25.0
化合物Ⅳ	3.12	6.25	12.5	6.25	12.5	25.0	6.25	12.5	25.0
红霉素	0.50	1.0	2.0	1.0	2.0	4.0	0.50	1.0	2.0

合成的这4种的化合物都有抑菌效果，但以姜黄素二硝基苯肼化合物抑菌效果最好，但低于红霉素。

3. 姜黄素二苯腙化合物

（1）制取方法

①反应机制。

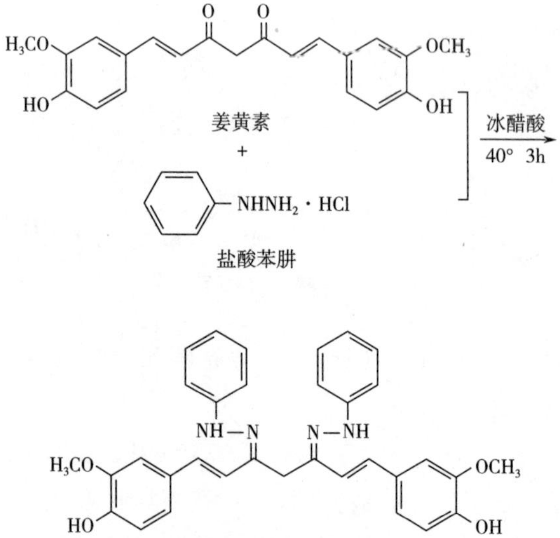

姜黄素二苯腙$C_{33}H_{32}O_4N_4$

②制取步骤。分别将97.61mg（约0.68mmol）盐酸苯肼和110mg（约0.3mmol）姜黄素加入三颈烧瓶中，加入20mL甲醇，常温磁力搅拌完全溶解，升温到40℃，冷

凝回流30h，在此过程中逐滴加入0.6mL冰醋酸催化剂，滴加时间30min。TLC监测反应进程。反应结束后减压蒸馏除去溶剂，得红色黏稠状固体，再上硅胶柱洗脱，洗脱剂乙酸乙酯∶石油醚=3∶4（V/V），重结晶，得铁红色针状晶体，得率36.2%，熔点213~216℃。

（2）触杀螨虫的生理活性　采用联合国粮食与农业组织（FAO）推荐使用的玻片浸渍法，以农药哒螨酮为对照，检测姜黄素二苯腙对4种螨虫触杀效果，计算出IC_{50}值。

表7-25　姜黄素二苯腙对4种螨虫触杀效果　　　　　　　　　　　　　　　　单位：mg/mL

化合物	处理时间/h	对柑桔全爪螨的IC_{50}	对朱砂叶螨的IC_{50}	对府酪螨的IC_{50}	对酢浆草岩螨的IC_{50}
	24	0.5324	24.5701	43.4492	2.9765
姜黄素	48	0.3215	2.6377	32.8262	1.7444
	72	0.2134	0.5186	16.0371	1.0282
	24	0.5236	3.3755	14.0553	1.0123
姜黄素二苯腙	48	0.3025	2.3561	9.3302	0.3968
	72	0.2064	0.9655	4.2647	0.1590
	24	0.4933	0.0905	—	0.4131
95%哒螨酮	48	0.2655	0.0791	—	0.1904
	72	0.1950	0.0628	—	0.1278

从表7-25中可以看出，和姜黄素比较，姜黄素二苯腙对4种螨虫触杀效果都有不同程度提高，但一般低于农药哒螨酮，只有对柑桔全爪螨的处理效果最好，触杀效果接近哒螨酮。这说明姜黄素二苯腙作为触杀柑桔全爪螨农药还是值得深入研究的。

4. 姜黄素双苯甲肟酯化合物

肟酯类化合物多具有杀虫活性，也具有抑菌、杀灭病毒及除草活性，采用生物活性因子拼接的方法将肟酯活性基团引入植物源化合物姜黄素中进行结构修饰，开发出生物活性更高、低毒环保的新农药是目前研究的热点。

（1）制取方法

①反应机制共分三步。

a.中间体姜黄素双肟合成。

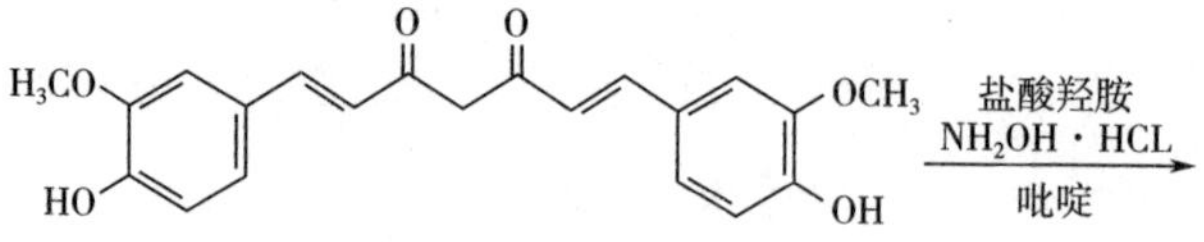

姜黄素

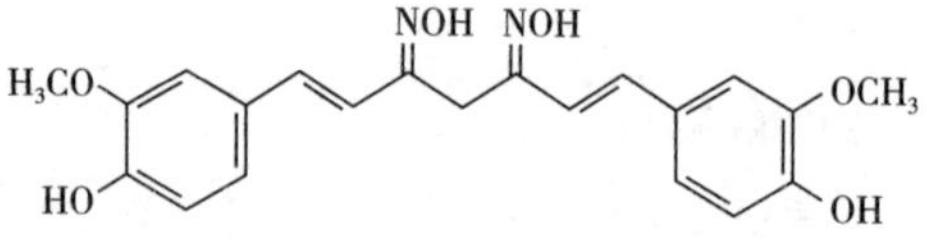

$$\xrightarrow[\text{吡啶}]{\substack{\text{盐酸羟胺} \\ \text{NH}_2\text{OH}\cdot\text{HCL}}}$$

姜黄素双肟

b.中间体苯甲酰氯的合成。

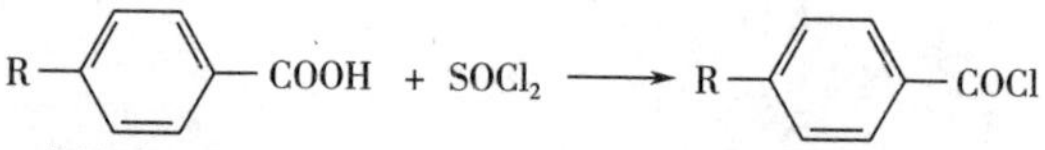

$$R\text{—苯环—COOH} + \text{SOCl}_2 \longrightarrow R\text{—苯环—COCl}$$

苯甲酸(R=H)　　　　氯化亚砜　　　　苯甲酰氯(R=H)
对氯苯甲酸(R=Cl)　　　　　　　　　　对氯苯甲酰氯(R=Cl)

c.姜黄素二苯甲肟酯的合成。

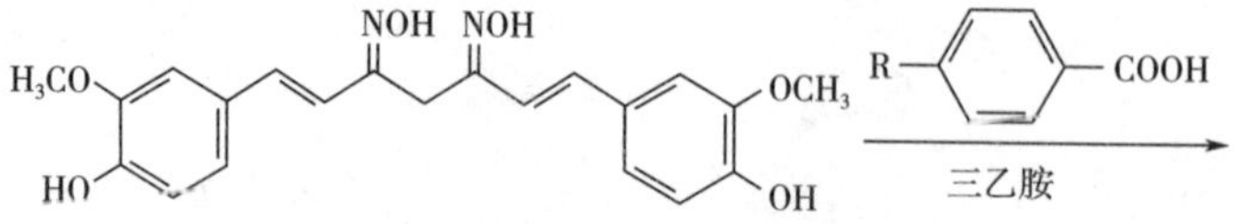

姜黄素双肟

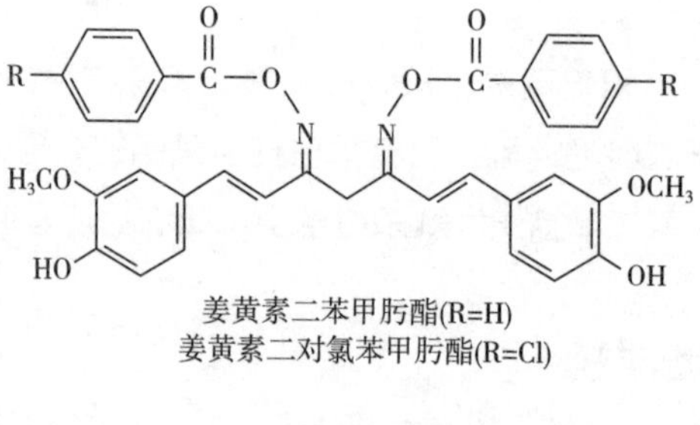

$$\xrightarrow[\text{三乙胺}]{}$$

姜黄素二苯甲肟酯(R=H)
姜黄素二对氯苯甲肟酯(R=Cl)

②制取步骤。

a.中间体姜黄素双肟合成。称取2.789g（40.125mol）盐酸羟胺加入100mL三口瓶中，加3mL水搅拌溶解，缓慢滴加吡啶3.184g（40.25mol），滴加完毕，室温搅拌10min后，加入姜黄素7.360g（20mmol）及适量无水乙醇，升温至回流温度，继续搅拌反应10h，TLC（乙酸乙酯∶石油醚=2∶3，V/V）监测反应进程。反应完毕，按无水乙醇量体积的1/3加入水，静置，析出浅黄色固体，用水∶无水乙醇=1∶3，V/V，重结晶，得浅黄色固体6.126g，得率78.1%。

b.中间体苯甲酰氯的合成。在100mL圆底烧瓶中加入苯甲酸0.73g（6mmol），氯化亚砜6.426g（54mmol），回流反应5h，停止反应，减压旋转蒸出过量的氯化亚砜，得浅黄色油状液体0.780g，得率92.8%。

c.对氯苯甲酰氯的合成。100mL圆底烧瓶中加入对氯苯甲酸0.940g（1mmol），氯化亚砜6.426g（54mmol），苯8mL，回流反应6h，停止反应，减压旋转蒸发除去过量的氯化亚砜，得浅黄色油状透明液体0.988g，得率94.6%。

d.姜黄素二苯甲肟酯的合成。在100mL三口瓶中加入姜黄素双肟酯0.398g（1mmol），加入二氯甲烷40mL，加热至溶解，冷却，加入三乙胺0.202g（2mmol），再在冰水浴中（0~5℃）缓慢滴加苯甲酰氯0.282g（2mmol），冰水浴中反应2h，再在25℃下反应12h。TLC（乙胺乙酸：石油醚=2：3，*V/V*）监测反应进程，反应完毕，减压旋转蒸发除去溶剂，得浅黄色固体，用乙酸乙酯和二氯甲烷重结晶，得到白色固体0.401g，得率66.2%。

e.姜黄素二对氯苯甲肟酯的合成。在250mL三口瓶中加入1.264g姜黄素双肟（3.176mmol），72mL二氯甲烷，加热搅拌溶解后冷却，加入0.481g三乙胺（4.772mol），在5℃下，缓慢滴加1.181g（6.75mmol）对氯苯甲酰氯继续反应2h后，升温至25℃搅拌反应12h，TLC监测反应进程，反应完毕，减压蒸发除去溶剂，得乳白色固体，用二氯甲烷与无水乙醇混合液进行重结晶，得白色粉末1.415g，得率69.9%。

（2）合成物的杀菌活性　二种姜黄素二苯甲肟酯对6种植物病菌杀菌作用的检测和姜黄素进行比较，结果见表7-26。

表7-26 三种化合物对植物病原菌抑制率　　　　　　　　　　　　　　　　单位：%

化合物	玉米小斑病菌	棉花枯萎病菌	小麦纹枯病菌	烟草赤星病菌	辣椒疫病菌	小麦根腐病菌
姜黄素	11.0	10.4	11.1	1.6	10.6	2.9
姜黄素二苯甲肟酯	4.7	-0.5	8.6	5.7	4.0	14.6
姜黄素二对氯苯甲肟酯	6.2	15.2	6.5	3.0	1.1	1.8

从表7-26中可看出，姜黄素二苯甲肟酯对小麦根腐病菌抑制效果最好，从2.9%提升到14.6%，其次是烟草赤星病菌，从1.6%提升到5.7%，其他效果反而不如姜黄素。姜黄素二对氯苯甲肟酯抑制效果与姜黄素比较，最好的是棉花枯萎病菌抑制率从10.4%提升到15.2%，其次是烟草赤星病菌，从1.6提升到3.0%，其他效果反而不如姜黄素。

三种化合物对朱砂叶螨触杀效果如表7-27所示。从表7-27中可看出，姜黄素二苯甲肟酯和姜黄素二对氯苯甲肟酯与姜黄素比较，明显提升了对朱砂叶螨触杀效果，72h触杀死亡率从19.3%提升到92.4%和97.0%，这说明这两种化合物是很好的杀螨农药。

表7-27　三种化合物对朱砂叶螨触杀效果　　　　　　　　　　　　　　　　　　单位：%

化合物	触杀死亡率		
	24h	48h	72h
姜黄素	4.2	12.5	19.3
姜黄素二苯甲肟酯	7.7	82.6	92.4
姜黄素二对氯苯甲肟酯	4.3	48.5	97.0

综上所述，目前姜黄素化学修饰制取衍生物的研究很多，合成的姜黄素衍生物多达数百种，其中不乏具有高生理活性，很有实际利用价值的产品。总结这些化学修饰的目的主要有两种：一种是以改善姜黄素原有性质为目的。例如，提高水溶性、人体吸收能力和生物利用度。另一种是提高姜黄素抑菌、抗氧化或抗肿瘤等的生理活性，使其成为新的产品。而进行化学修饰的途径与方法也分两种：一种是在姜黄素结构上添加新的基团或改变基团位置，如加氢、加羟基、加烷基化合物、加氨基化合物等。二是将用原来具有某些特殊生理活性的化学药物，如抗癌药物5-氟脲嘧啶、金属铂和杀虫剂肟酯等和姜黄素形成新的化合物，以降低化学药物的毒副作用，提高原有药物的抗癌、抗病和杀虫效果。所以制取姜黄素衍生物的评价应从三方面评估，一是新衍生物性质改善情况，如化合物稳定性、水溶性、人体吸收情况、生物利用度等。二是新衍生物对人体的毒副作用，对环境产生污染的程度。三是新衍生物生理活性是否得到明显提高和加强。总之，化学修饰制取姜黄素衍生物还有许多工作需要进一步研究。

参考文献

［1］黄惠芳，吕平，俞奔. 姜黄素提取与精制工艺研究进展. 广西热带农业，2010，20-22.

［2］陈雁虹，秦波，张媛媛，等. 姜黄素不同提取方法比较研究. 中国中医信息杂志，2008，15（7）：55-56.

［3］蔡曹盛，沈波，石蕊，等. 超声波辅助姜黄素提取工艺研究 World health Digest.2007，4（11）：36-38.

［4］黄敏，周如金，刘杰风，等. 超声波法提取紫色姜总姜黄素工艺研究. 中药材，2008，31（11）：1755–1757.

［5］唐课文，易健民，李立. 微波萃取—吸附分离法提取姜黄素的研究，化工进展，2005，24（6）：647–650.

［6］韩刚，万红，李莉丽，等. 甘草酸对姜黄中姜黄素提取率的影响. 中成药，2007，29（11）：1686–1687.

［7］宋长生，武宝萍，王慧彦，等. 用碱溶液法从姜黄中提取姜黄素的研究. 精细石油化工进展，2006，4：39–42.

［8］刘新桥. 姜黄中总姜黄素提取工艺研究. 硕士学位论文，湖北中医学院，2004，10.

［9］董海丽，纵伟. 酶法提取姜黄素的研究，纯碱工业，2000，6：5–57.

［10］罗海，李玉锋，刘瑶. 超临界CO_2流体萃取法提取姜黄素的研究. 2010，26（4）：400–401.

［11］曾志丁，姜黄药材中总姜黄素的提取，精制与分析研究，硕士学位论文，湖南湘潭大学，2011.5.

［12］陈敦国，罗瑾. 分离纯化姜黄素的大孔树脂筛选. 湖北中医学院学报，2010，12（3）：42–44.

［13］王辉，陈世杰，杨贵国，等. 大孔树脂分离纯化双脱甲氧基姜黄素的研究化学与生物工程. 2013，30（4）：53–55.

［14］黄灵芝，李丽峰，董君英. 大孔树脂提取纯化姜黄素研究. 精细化工中间体，2007，37（5）：24–26.

［15］李瑞敏. 鲜姜黄中姜黄素的提取分离及纯化工艺研究. 硕士论文，中南林业科技大学，2013.

［16］王明鉴，张凌，乔雪童，等. 大孔树脂法纯化姜黄素的工艺优化. 中国调味品，2015，5. 40卷No5 39–45.

［17］罗鹏. 印尼姜黄色素的提取及纯化研究. 硕士学位论文，河南工业大学，2006，5

［18］刘硕谦，刘仲华，田娜，等. 柱色谐法分离制备姜素的研究，2004，22（4）：457.

［19］张丽，刘怀金，阎建辉，等. 聚酰胺树脂精制姜黄中姜黄素类化合物的研究. 精细化工中间体，2009：25–27.

［20］张玉领，陈培，王季菇，等. 姜黄素提取条件的正交设计及硅胶柱色谱纯化的研究. 价值工程，2010：241–242.

［21］王平，陈小龙，陈斌，等. 一种分离姜黄素的柱色谐方法. 中国现代应用药学杂志，2005，22（4）：328–331.

［22］秦晓燕，龚菊梅，陈卫东. 总姜黄素3种单体高纯度同时分离方法. 安徽中医学院学报. 2012，1.

［23］张智渊. 姜黄中姜黄素类化合物的提取与分离研究. 北京大学，政学论文集，2001.

［24］高苏亚，范涛，王黎，等. 姜黄中姜黄素的提取与分离工艺研究，应用化工，2011，40（2）：203–205.

［25］王肾纯. 活性炭柱层析法分离姜黄素. 生物学杂志，2002，17（6）：8–10.

［26］刘保启，胡孝忠，王玉春，等. 姜黄素的提取，分离和测定. 中华国际医学杂志，

2003，3（2）:183–184.

[27] 邹春阳，王风秋，田家明. 天然产物姜黄素合成工艺研究. 中华中医药学刊，2011，29（9）: 2101–2103.

[28] 钟益宁. 姜黄素合成方法改进的研究. 江西师范大学学报，2007，31（3）: 282–284.

[29] 韦星船，杜志云，涂增华，等. 姜黄素衍生物与类似物的构效关系研究进展，化学研究与应用，2010，22（5）: 527–538.

[30] 邹皓，周鹏，李宗明，等. 姜黄素衍生物的生物活性研究进展. 安徽中医学院学报，2012，31（2）: 77–81.

[31] 张荣凯，曲建强. 姜黄素结构饰物的研究进展. 化学工业与工程vol.28，No5 2001，28（5）:61–67.

[32] 张瑜. 姜黄素与四氢姜黄素时实验性脂肪肝的干预作用. 硕士学位论文，福建医科大学，2008.

[33] 廖利，华桦，赵军宁. 四氢姜黄素的研究进展. 世界科学技术—中医药现代记. 2014 16（12）: 2708–2712.

[34] 杜志云，徐学涛，潘文沌，等. 姜黄素类化物及姜黄素衍生物对酪氨酸酶抑制作用的研究. 日用化学工业，2008，38（3）: 172–175.

[35] 赵言国. 姜黄素苯磺酸酯类化合物的合成分杀螨活性评价. 硕士学位论文，西南大学. 2011.

[36] 何黎琴，王效山，罗丹. 姜黄素烟酸脂的合成. 化学世界，2011，175–177.

[37] 任德帅，陈方敏. 石家齐等酯键链接韧基团增强姜黄素对肿瘤细胞靶向作用. 南京医科大学学报，自然科学版，2011，31（10）: 1403–1407.

[38] 薛海鹏. 姜黄素衍生合成及其生物活性研究. 硕士学位论义—中南林业科技大学，2010.

[39] 许元明. 姜黄素衍生物的合成. 安徽农业大学，2010，38（30）: 16873–16874.

[40] 陈莉敏，刘洋，李光文，等. 姜黄素金属配合物的合成，表征和抗肿瘤活性研究. 中国新药杂志，2008，17（19）: 1676–1678.

[41] 周双生，薛璇，姜波，等. 姜黄素类铂（Ⅱ）配合物的合成及抗肿瘤活性，化学学报，2011，69（19）: 2335–2340.

[42] 周鹏，芦丁. 姜黄素有机碘化合物的合成及抗肿瘤活性研究. 硕士学位论文，温州医学院，2008.

[43] 兆冀安. 联氨基姜黄素对肝癌防护作用及其机制的实验研究. 硕士学位论文，河北医科大学，2014.

[44] 邹怀波，丁伟，周刚. 姜黄素二硝基苯肼衍生物的合成及活性评价，西南农业大学学报（自然科学版），2006，28（1）:58–60.

[45] 钟益宁，甄汉深，滕建兆，等. 姜黄素衍生物的合成，表征及其体外抗菌活性. 中国实验方剂学杂志，2008年2月，14（2）: 46–49.

[46] 冯小柱. 姜黄素二苯腙衍生物的合成及生物活性评价. 硕士学位论文. 西南大学. 2017.

[47] 罗金香，丁伟，张水波，等. 姜黄素双肟酯衍生物的合成与生物活性研究. 西南大学学报（自然科学版），2008，30（8）: 52–56.

缩 略 词
（按字头英文大写字母顺序）

缩写	英文	中文
5-HT	5-hydroxytryptamine	5-羟色胺
Ⅳ-C	Ⅳ-collagon	Ⅳ型胶原

A

AA	Adjuvant arthritis	佐剂性关节炎
AC	Adenylate cyclase	腺苷酸环化酶
AC	Alcoholic cinnosis	酒精性肝硬化
AD	Alzheimers disease	阿尔茨海默病
ADI	Acceptable daily intakes	每天每千克体重允许摄入量，单位mg/kg
ADM(ADR)	Adriamycin	阿霉素
AF	Alcoholic fibrosis	酒精性肝纤维化
AFL	Alcoholic fatty liver	酒精性脂肪肝
AGEs	Advanced glycation end products	晚期糖化终产物
AH	Alcoholic hepatitis	酒精性肝炎
AHH	Aryl hydrocarbon hydroxylase	芳香基羟化酶
AI	Arthritis index	关节炎指数
AIF	Apoptosis-inducing factor	凋亡诱导因子
AIPC	Agen-independent prostate cancer	雄激素非依赖性前列腺癌
AKB或PKB	Protein kinases	蛋白激酶B
ALB	Serum albumin	血清血蛋白
ALD	Alcoholic liver diseases	酒精性肝病
ALP	Alkaline phosphatase	碱性磷酸酶
ALT	Almnine aminotransferase	丙氨酸氨基转移酶
AO	Acridine orange	吖啶橙
AP-1	Activator protein-1	激活蛋白-1
Apaf-1	Apoptotic protease activating factor	凋亡蛋白激活因子
APO B$_{100}$	Apolipoprotein B$_{100}$	载脂蛋白B$_{100}$
APP	β-Amyloid precursor protein	β-淀粉样蛋白前体蛋白
AR	Androgen receptor	雄激素受体

| AST | Aspartate aminotransferase | 天门冬氨酸氨基转移酶 |
| $A\beta$ | β–amyloid或amyloid β–protein | β–淀粉样蛋白 |

B

BAG–1	Bcl–2–assosociated athanogene	Bcl–2结合抗凋亡基因
Bax	Bcl–2–associated x	Bcl–2相关抗凋亡基因
BCL–2	B–cell lymphoma–2	B淋巴细胞癌–2基因
Bcl–XL	Bcl–as–sociated XL	Bcl2相关抗凋亡基因
Beclin 1	Autophagy – related genes Beclin 1	自噬相关基因 Beclin 1
BFGF	Basic fibro blast grouth factor	碱性成纤维细胞生长因子
BG	Blood Glucose	血糖
BUN	Blood urea nitrogen	血尿素氮

C

C.I.	Colour Index	染料索引号
C/EBP	CAAT/enhancer binding protein	CAAT区/增强子结合蛋白
CAC	Codex alimentarius commission	（联合国）食品法规委员会
cAMP	Cyclic adenosine monophosphate	环磷酸腺苷
CAS	Chemical abstracts service nunber	美国化学文摘服务社编号
CAT B	Cathepsin B	组织蛋白酶 B
CAT	Catalase	过氧化氢酶
CBP	CREB binding protein	CREB结合蛋白
CCFA	Codex committee on food additives	（联合国）食品添加剂法规委员会
CCK–8	Cell counting kit–8	细胞计数试剂盒–8
Ccr	Creatinine clearance rate	肉生肌酐清除率
CDI	Coefficient of drug interaction	两药相互作用指数
CDKs	Cyclin–dependenl–kinases	细胞周期蛋白依赖性激酶
cDNA	Complementary deoxyribonucleic acid	互补脱氧核糖核酸
CFA	Complete freund's adjuvant	完全弗氏佐剂
CHO	Chinese hamster ovary	中国仓鼠卵巢细胞
CI	Combination index	联合作用指数
Cis DDP	Cis–diamminedichloro–platinum	顺铂
CMC	Carboxy methyl–cellulose	羧甲基纤维素
CML	Chronic myelogtnoes Leukemia	慢性粒细胞白血病
C–myc	C–myc proto–oncogene	原癌基因
CNS	Chinese nuber system	中国编码系统.
COX–2	Cyclooxygenase–2	环氧化酶–2
CPG	Cytoxine–Phosphate–guanine	胞嘧啶鸟嘧啶二核苷酸
CREB	CAMP–response element binding protein	环磷腺苷效应元件结合蛋白
CRP	Creact protein	C反应蛋白

CTGF	Connective tissue growth factor	结缔组织生长因子
cTn	Cardiac troponin	心肌肌钙蛋白
Cur	Curcumin	姜黄素
Cur–PLGA–NPS	Plga loaded curcumin nanopticles	聚乳酸-羟基乙酸载姜黄素纳米粒
CVF	Collagen volume fraction	心肌胶原容积分数
Cyclin	Cyclin	细胞周期蛋白
Cys C	Cystatin c	脱氨酸蛋白酶抑制剂C
Cytochrome C	Cytochrome c	细胞色素C

D

DA	Dopamine	多巴胺
DAT	Dopamine transporter	多巴胺转运体
DCA	Deoxy cholic acid	脱氧胆酸
DCM	Diabetic cardiomyopathy	糖尿病心肌病变
DEN	Diethylnitrisamine	二乙基亚硝胺
DM	Diabetes mellitus	糖尿病
DMF	*N,N*–Dimethylfo mamide	$N，N-$二甲基甲酰胺
DMEM	Dulbecco's modified eagle medium	DMEM培养基
DMSO	dimethyl sulfoxide	二甲基亚砜
DN	Diabetic nephropathy	糖尿病肾病
DNA	Deoxyribonucleic acid	脱氧核糖核酸
DPNP	Diabetic peripheral neuro pathic pain	糖尿病周围神经痛
DR	Diabetic retinopathy	糖尿病视网膜病变
DRG	Dorsal root ganglion	背根神经节
DRI	Dosereduction index	剂量缩减指数

E

EAT	Ehrilich ascites tumor	艾氏腹水瘤
EB	Ethidium bromide	溴化乙锭
ECM	Extracellular matrix	细胞外基质
EEC	European economic community	欧洲经济共同体
EGFR	Epidermal growth factor receptor	表皮生长因子受体
ELISA	Enzyme linked immunosrbent assay	酶联免疫吸附实验
EMT	Epithelial–mesen–chymal–transition	细胞上皮间质转化
ERK	Extracelluar regulated protein kinase	细胞外调节蛋白激酶

F

FAO	Food and agriculture organization of the	联合国食品与农业组织（又称"联合国粮农组织"）

		united nations	
FAP	Familial adenomatous polyposis		家族式多发性腺癌
FB	Fibroblast		成纤维细胞
FCC	Food chemicals codex		(美国)食品用化学品法典
FCM	Flow cytometry		流式细胞仪/术
FDA	Food and drug administration		（美国）食品和药物管理局
FEMA	Flavour extract manufacturer's Association		（美国）食用香料制者协会
FGF	Fibroblast growth factors		成纤维母细胞生长因子
FINS	Fasting serum lisulin		空腹胰岛素
FLS	Fibroblast–like synovio cyte		成纤维样滑膜细胞
FN	Fibronectin		纤连蛋白
FOL FOX	Folinic acid fluorouracil oxaliplatin		氟尿嘧啶和奥沙利铂联合用药
FPG	Fasting plasma glucose		空腹血糖
FU	Fluorouracil		氟尿嘧啶

G

GABA	γ–amino buteric acid	γ–氨基丁酸
GAPDH	Glyceraldehyde–3–phosphate dehydrogenase	甘油醛–3–磷酸脱氢酶
GAT	Gaba transporter	γ–氨基丁酸转运蛋白（体）
GB		中华人民共和国国家标准
GFAP	glial fibrillary acidic protein	神经胶质纤维性蛋白
Gli–1	Glima associated oneogene 1	脑胶质病相关基因–1
GLO	Globulin	球蛋白
GMP	Good manufacturing practice	药品生产质量管理规范
GSH–PX	Glutathione peroxidase	谷胱甘肽过氧化物酶
GY	Gray	戈瑞（辐射计量单位）

H

HA	Hyaluronic acid	透明质酸
HaCat	Immortalizedhuman epidermal cell	人永生化表面细胞
HAT	Histone acetyltransferase	组蛋白乙酰转移酶
HbA1c或GHb	Glycated hemoglohin	糖化血红蛋白
HbeAg	Hepatitis viras E antigen	乙肝病毒E抗原
HbSAg	Hepatitis virus surface ntigen	乙肝病毒表面抗原
HBV	Hepatitis B virus infection	乙型肝炎病毒
HCC	Hepatocellular carcinoma	肝细胞肿瘤
HCV	Hepatitis c virus	丙型肝炎病毒
HDL–C	High density lipoprotein–cholesterol	高密度脂蛋白胆固醇
HIF1–α	Hypoxia inducible factor–1α	缺氧诱导因子–1α

HIV	Human Immunodeficiency virus	人类免疫缺陷病毒
HO-1	Home oxygenase-1	人血红素氧合酶-1
HOMA-IR	Homestasis model assessmment of insulin resistance	稳态模型胰岛素抵抗指数
HPV	Human papillome virus	人乳头病病毒
HPVEC	Human pulmonary vascular endthelial cell	人微血管内皮细胞
HP-β-CD	Hydroxyproph1-β-cyclodextrin	羟丙基-β-环糊精
HRCT	High resolution ct	高分辨率 CT
HS	Hypertrophic scar	增生性瘢痕
HSFB	Hypertrophic scar fibroblast	增生性瘢痕成纤维细胞
HSP	Heat shock protein	热休克蛋白

I

IAP	Inhibitor of apoptosis protein	凋亡抑制蛋白
IASP	International association for the strdy of pain	国际疼痛协会
IC$_{50}$	50%inhibiting concentration	半数抑制浓度
ID$_{50}$	50%lethal dose	半数致死量
IFN-γ	γ-interferon	γ-干扰素
IGFIR	Insulin-like grouth factorl receptor	胰岛素样生长因子受体
IHC	Immanohistohemistry	免疫组织化学
IL-1β	Interleukin-1β	白介素-1β
INR	Insulin receptor	胰岛素受体
INS	International numbering system	（CAC1989年通过的食品添加剂）国际编号系统（1996年第二次修订）
IR	Insulin resistance	胰岛素抵抗
ISO	International standards organization	国际标准组织

J

JECFA	Joint fao/who expert committee on food additives	FAO/WHO食品添加剂专家联合委员会
JNK	Jun N-terminnal kinase	氨基末端激酶

K

K	Keloid	瘢痕疙瘩
KA	Kainate acid	海人酸又称红藻酸
KC	Keratina cyte	角质形成细胞
KFB	Keloid fibroblast	瘢痕疙瘩成纤维细胞
KFDA		韩国食品与药品管理局

| KGF | Keratinocyte growth factor | 角质化细胞生长因子 |
| Ki-67 | Nuclcar-associaysd antigen(ki-代表德国基尔大学生产的) | 细胞增殖核抗原 |

L

LC3	Microtubule-associated protein1 light chain3	微管相关蛋白1轻链3（一种自噬蛋白）
LCSM	Laser confocal scanning microscope	激光共聚焦扫描显微镜
LDC-C	Low pensity lipoprotein-cholesterol	低密度脂蛋白胆固醇
LN	Laminin	层粘连蛋白
LNCap	Human prostatic carcinoma cell	人前列腺癌细胞
L-OHP	Oxaliplatin	奥沙利铂
LPO	Lipid peroxidation	脂质过氧化
LSCM	laser scanning confocal microscope	激光共聚焦扫描显微镜
LSD	Least significant diffeerence	最小显著差数法
LTR	long terminal repeat	末端（基因）重复序列

M

MAO	Monoamine oxidase	单胺氧化酶
MAPK	Mitogen-activated protein kinases	丝裂素原活化蛋白激酶
MCP-1	Monocyte chemoattractant protein-1	单核趋化蛋白-1
MDA	Malondialdehyde	丙二醛
MDR	Multidrug resisitance	应用多药耐药性
MIF	Macrophage migration inhibitory factor	巨噬细胞游走抑制因子
miRNA	MicroRNA	微小RNA
MMP	Human matrix metalloproteianse	人基质金属蛋白酶
MNU	N-nmethy1-N-nitrosourea	N-甲基-N-亚硝脲
MOPS	Multiple organ dysfunction syndrome	多器官功能障碍综合征
mPEG-PLA	Methoxyl poly ethylene glycol-poly lactic acid	单甲氧基聚乙二醇-聚乳酸共聚物
MPP+	1-methy1-4-phenylpyridinium ions	1-甲基-4-苯基砒啶离子
mRNA	Messenger ribonuleic acid	信使核糖核酸
mTOR	Mammalian target of rapamycin	雷帕霉素靶蛋白
MTT	3-(4，5-dimethyl-2-thiazoly1)-2，5-diphenyl tetrazolum bromide.(thiazoly blue)	噻唑蓝
MTX	Methotrexate	甲氨蝶呤
MVD	Microvessel density	微血管密度
MWT	Mechanical paw withdvawal threshold	机械缩足阈值

N

| NA | Noradrenaline | 去甲肾上腺素 |

NADH	Nicotinamide adenine dinucleotide	烟酰胺腺嘌呤二核苷酸（还原态）又称还原型辅酶 I
NAFLD	Nonalcoholic fatty liver disease	非酒精性脂肪肝病
NBT	Nitroblue tetrazolium	四唑氮蓝
NFT	Neurofibrillary tangles	神经纤维缠结
NF-κB	Nuclear transcription factor kappa B	核转录因子-κB
NP	Neuropathic pain	神经病理性痛

O

OA	Osteoarthritis	骨关节炎
OD	Optical density	光密度
OGT	N-aćetylglucosamine transferase	N-乙酰葡萄糖胺糖基化转移酶
OX-LDL	Oxidized low density liporotein	氧化低密度脂蛋白
ORAC	Oxygen radical absorbance capacity	氧自由基吸收能力

P

P53	Tumor protein 53	肿瘤抑制基因53
PⅢP	Procollagen-Ⅲ-peptide	Ⅲ型前胶原
PAGE	Polyacry lamid gel electrophoresis	聚丙烯酰胺凝胶电泳
PARP	Poly (ADP-ribose)polymerase	聚ADP核糖多聚酶（DNA修复酶）
PBS	Phosphate buttered solution	磷酸盐缓冲溶液
PCNA	Proliferating cell nuclear antigen	增殖细胞核抗原
P-CREB	Phosphorylated CAMP response element binding protein	磷酸化CAMP反应原件结合蛋白
PD	Parkinson's disease	帕金森病
PECAM-1	Platetet endothelial cell adhesion molecule-1	血小板-肉皮细胞黏附分子
PG	Prostaglandins	前列腺素
PGC-1α	Perxoisome proliferator-activated recep γ coactivator-1α	过氧化物酶体增殖物激活受体γ共激活因子1-α
PGE2	Prostaglandin E2	前列腺素 E2
P-gp	Permeability glycoprotein	P-糖蛋白
PI3K	Phosphatidy linositol 3-kinase	磷脂酰肌醇-3-酶
PKA	Protein Kinase A	蛋白激酶A
PKB	Protein Kinase B	蛋白激酶B又称Akt
PKC	Protein kinase C	蛋白激酶 C
PLGA	Poly(lactic-co-glycolic acid)	聚乳糖-羟基乙酸共聚物
PPAR-γ	peroxisome proliferater-activated recepto-γ	过氧化物酶体增殖物激活受体
PPI	Present pain intensity	现实疼痛强度
PSA	Prostate-specific-antigen	前列腺特异抗原
PTC	Papillary thyroid carcinoma	甲状腺乳头状癌
PVA	Polyvinyl alcohol	聚乙烯醇

R

RA	Rheumatoid arthritis	类风湿性关节炎
Rac-DOX	Racem ic-doxazosin	多沙唑嗪
RAGE	Receptor for advanced glycation end products	晚期糖化终产物特异性受体
RAS		信号通路
ROS	Reactive oxygen species	活性氧簇
RT-PCR	reverse transcription-polymerase chain reaction	反转录聚合酶链式反应

S

Shh	Sonic Hedgehog	索尼克刺猬信号
SIR-2R	Soluble interleukin 2 receptor	可溶性白细胞介素-2受体
SN	Substantia nigra	黑质
SOD	Superroxide dismutase	超氧化物歧化酶
SP	Sonile plagut	老年斑
SREBP-IC	Sterol-regulatoryel emnet binding protein IC	固醇调节元件结合蛋白IC
Stat	Signal transducers and cativators	信号传导及激活因子
STZ	Streptozo toxin	链脲佐菌素
Survivin	A kind of IAPS	一种凋亡前体蛋白（凋亡抑制因子）

T

TBIL	Total bilirubin	血清总胆红素
TC	Totol cholesterol	总胆固醇
TG	Triacylglyceride	甘油三酯
TGF-β	Tran grouth factor-β	转化生长因子-β
TH	Tyrosine hydroxylase	酪氨酸羟化酶
TIMP-1	Tissue inhibitor of metalloproteinase-1	血清基质金属蛋白酶抑制剂-1
TNF-α	Tumor necrosis factor-α	肿瘤坏死因子-α
TWL	Thermal paw withdrawal letency	热缩足潜伏期

U

| UAER | Urinary albumin excretion rate | 尿白蛋白排泄率 |

V

| VAS | Visual-analogue scale | 视觉模拟评分 |
| VEGF | Vascular endothelial growth factor | 血管内皮生长因子 |

| VEGFR | Vascular endothelial growth factor receptor | 血管内皮生长因子受体 |
| VPM | Verapamil | 维拉帕米 |

W

| WHO | World Health Organization | （联合国）世界卫生组织 |

X

| XIAP | X-linked inhibitor of aopptosis protein | X连续凋亡抑制蛋白 |

Y

| YAP | Yes-associated protein | Yes-相关蛋白 |